河南省高等学校哲学社会科学优秀著作资助项目

杏林奇彦

叶 磊 著

U0195307

河南大学出版社
HENAN UNIVERSITY PRESS
·郑州·

图书在版编目(CIP)数据

杏林奇彦/叶磊著. --郑州:河南大学出版社,
2021.12

ISBN 978-7-5649-4984-6

Ⅰ.①杏… Ⅱ.①叶… Ⅲ.①中医学–医学家–生平
–事迹–中国–古代 Ⅳ.①K826.2

中国版本图书馆 CIP 数据核字(2021)第 279380 号

杏林奇彦

XINGLIN QIYAN

策划统筹　杨国安　谌洪波
责任编辑　王丽芳
责任校对　仝一帆
封面设计　陈盛杰

出　版　河南大学出版社
　　　　　地址:郑州市郑东新区商务外环中华大厦2401号　邮编:450046
　　　　　电话:0371-86059752(自然科学与外语部)　　网址:hupress.henu.edu.cn
　　　　　　　　0371-86059701(营销部)
排　版　郑州今日文教印务有限公司
印　刷　广东虎彩云印刷有限公司
版　次　2022年1月第1版　　　　　　　印　次　2022年1月第1次印刷
开　本　710 mm×1010 mm　1/16　　　印　张　18.25
字　数　320千字　　　　　　　　　　　定　价　55.00元

(本书如有印装质量问题,请与河南大学出版社营销部联系调换。)

内容提要

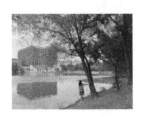

　　祖国医学，源远流长，迄今已有数千年的悠久历史。其间奇才辈出，代有贤哲，他们薪火相传，踵事增华，不但使中医学术日益发扬光大，也为人民的健康事业做出了巨大贡献，值得我们永远尊敬和怀念。本书从众多名贤中撷取了五十余位有各类代表性的医家，对他们的生平家世、个性特色、师承渊源、学术成就、医德医范、典型治案乃至逸闻趣事等均作了生动介绍。务求事之有趣，传之有据，言之有味。他们中间，有脉学的创始人扁鹊，有外科鼻祖华佗，有辨证论治体系的奠基者张仲景，有被后人尊为"药王"的老寿星孙思邈，有针灸铜人的发明者王惟一，有法医学的杰出代表宋慈，有儿科宗师钱仲阳，有各创门户的"金元四大家"，有誉满世界的伟大药学家李时珍，有膏药大王吴师机，还有二十四世医何鸿舫等，他们均以严谨的治学态度、崇高的职业道德、卓越的学术成就和精湛的医疗技术彪炳史册。阅读了解这些杏林名家的生平业绩，拍案称奇之余，对解读传统文化、合理评价中医也会带来有益的启示。

说　明

一、本书选择范围,上自周代,下至清末。篇目排列大体以医家生年先后为序,个别生卒年代不详者只好根据手头资料,估其大概插入其间。

二、本书资料来源,除医药书籍及其序跋外,还多采自经史子集、笔记杂录及各类医家传记,凡遇片鳞只羽值得录用处,无不尽量收集。但因条件所限,加之各人传世史料本就多寡不一,因而书中篇幅长短不等,只能顺乎自然。

三、本书所收人物以主流医家为主,对于一些或医德或案例或历事确有其奇者,也随手掇其零金碎玉,补缀成篇,加以推介,使他们能于千载之后重放光彩,幸读者勿以瓜豆并采见责。

四、本书对所引文献资料尽可能注明出处,以方便读者检索,又因古今纪年方式不同、地名有异,故凡涉及处也一律随文注以公元纪年、今用地名,生僻字皆标以汉语拼音,其他地方则只在个别难解有疑处酌情加注。所加注文十字以内者圈上括号,列于被释词之后;十字以上者,则依序移至每篇文后。

五、对文中出现的通假字、古今字、异体字现象一律随文标示。格式上,通假字注为"某(通某)",古今字注为"某(某的古字)",异体字注为"某(同某)"。

六、本书对于一些有争议的问题,如非已有确证并为学界所公认者,则仍然采用习惯说法。

目 录

医缓、医和

缓、和俱为春秋时秦国名医，正史中未详其姓，称为医缓、医和。由于年代久远，事迹多已失传，唯二人先后为晋侯断病的故事还保留在《左传》《国语》等书中，成为研究我国早期医史的重要资料。

医 缓

提起纪君祥所写的元杂剧《冤报冤赵氏孤儿》，几乎无人不晓。该剧讲述了赵氏孤儿被忠良救下，二十年后报仇雪恨的故事。而团灭赵武亲人的祸首，就是"春秋五霸"之一晋文公之孙——晋景公姬獳(nòu，怒犬)。公元前583年，他就曾听信姐姐庄姬的谗言[1]，将赵氏忠良几乎满门抄斩，制造了他在位期间一起最大的冤案。

事过三年，晋景公游于新田(今山西曲沃县西南)，因见此处田沃水美、山川秀丽，便迁都于此，称作新绛。事成之后，百官朝贺，景公于内宫设宴，款待群臣，当晚便宿于新宫。不久，景公忽觉一阵怪风卷入堂中，随即见一位巨身恶鬼，红睛血口，披头散发，手指景公厉声怒骂："昏君，我子孙究竟何罪遭你屠戮，天帝震怒，特叫我取你狗命！"说毕手持利剑，打坏门户，冲向景公。景公一路狂奔逃窜，正无可避处，忽然惊醒，原来噩梦一场。但遭此惊悸，景公遂一病不起。入治国医虽多，因不识其症，不敢轻易下药。正无计可施，大夫魏锜之子魏相进言说："我听说秦有名医曰缓[2]，师承神医扁鹊之术，通达阴阳之理，善攻内外之症，何不前往秦国借医？"于是晋派魏相星夜兼程奔赴秦国。

当时，秦国正值桓公嬴荣在位，念及秦晋邻邦，又有姻亲故好，遂派医缓同魏相出雍州赶赴晋国。二人尚在途中，晋侯的病已日重一日。这天晋侯昏昏沉沉之中，又做了一个奇怪的梦，梦见体内疾病忽然幻化成两个小孩子，跳出体外。其中一个担心地问："医缓乃当世名医，早晚间便至晋宫。他若用药，我二人必难存命，如何避害呢？"另一个胸有成竹地答道："我们就躲在膏（心尖脂肪）上肓（心脏与膈膜之间的位置）下，看他把我们怎样？"话毕，二童重新钻入体内，景公惊醒，便觉心膈间一阵刺痛，忍不住大叫一声，侍从大臣们急得围床乱转，却束手无策。正忙乱间，门臣急报魏相已携医缓入宫。众人相迎，医缓顾不上一路风尘，径直来到晋侯卧榻前问症、察色、诊脉，斟酌良久，叹口气说："缓已无能为力了！"此时晋侯强忍心痛，询问缘由。医缓说："病邪已侵入膏肓之间，既不能灸攻，又不能针刺，即便服汤，药力也不能及。"景公闻言叹道："你方才所言，正合我梦，真是世间少有的良医啊！"于是厚赐礼金，送医缓归秦。不久后晋景公就在一次如厕时病发而死。

此事梗概见载于《左传·成公十年》，《搜神记》及《东周列国志》中也有类似记载。虽经文人润色加工，难免事涉荒诞，但其基本事实却反映了医缓诊治术的高明，其中"膏肓"及"二竖"已成为成语典故，几千年来广为后人所传用。

【注】

[1]庄姬：也称孟姬。韦昭注《国语·晋语》"赵孟姬之谗，吾能违兵"一句云："孟姬，赵盾之子赵朔之妻，晋景公之姊。"而《史记·赵世家》记为"（晋）成公姊"，颇于事不合，或误。

[2]缓：秦国名医的名字，彼时贵族方有名有姓，一般平民有名无姓。医为贱职，故无姓。

医　和

景公之后历二十四年,晋平公姬彪嗣位。这也是一位昏庸无道的国君,在位二十六年间厚赋敛财,大兴土木,致使民生凋敝,百姓怨声载道,平公也因追求享乐,女色过度而致病。因国医治疗无效,再次求医于秦。那时秦桓公已死,其子景公在位,顾念旧好,于是派医和前往救治。

医和到晋之后,经过仔细诊察,告诉景公说:“您所患之病,名叫蛊疾。得病原因既非鬼神作祟,也非饮食失调,而是由于长期沉溺女色以致丧失了心志。大王此病已难治愈了。”

景公听后,疑惑地问:“女色为什么就不能亲近呢?”医和略作思考,回答说:“应该有所节制。比如前代圣王的音乐,是用来调节各种礼事,以达中正平和之境的。待人进入平和状态时,音乐也就此止歇。如果此时还要演奏下去,便会出现繁复混乱的手法和奢靡不正之音,使人心志迷惑,耳际烦乱。各类事物都是这样,到了繁复之时,就应该停止了,不要因此而生病。有德行的君子接近妻室,都会遵行礼仪,节制欲望,不愿为女色伤身。岂止这一个方面,自然界广泛存在着阴、阳、风、雨、晦、明六种气象,体现在四季变化之中,六气过度失节,都会导致疾病。如阴寒之气过分会导致寒疾,阳亢之气过分会导致热疾,风势过分会导致四肢疾患,雨湿之气过分会导致肠胃疾病,夜寝过迟易患心神惑乱之病,白天多思会产生心劳疲惫的现象。大王您贪恋女色而不加节制,能不染上惑蛊之疾吗?”晋国正卿赵孟一旁侍立,听医和言中晋侯病因,不禁暗暗叹服。出宫后,他将医和请至赵府,详问情由,医和不客气地批评他说:“我听人言‘直不辅(辅助)曲,明不规(规谏)暗,拱木不生危(此指高处),松柏不生埠(bì,低湿之地)。'(语见《国语·晋语八》)您身为晋国重臣,晋国失治,您既不能退身明志,就该力谏晋侯以国事为重。如今平公贪色依旧,如此君王,能健康长寿吗?如此治国,能长治久安吗?"赵孟闻言,面有惭色,便问:"医师也可医及国家吗?"和回答:"上医医国,其次才医人。""那么,平公还有多少时间呢?"赵孟问道。医和冲赵孟竖起三个指头,旋即两手各伸食指相交,低声说道:"依我看,君命少不过三年,多也不过十年。"赵孟听罢,默然不语。医和归国后,当年就听说赵孟病亡的消息。十年后晋平公也死于蛊疾。

这则故事在《左传·昭公元年》和《国语·晋语》中都有记载。其中"医和论疾"一节记录了上古时期"六气致病"的病因说,说明当时医界在与灵巫斗争的过程中,已屏弃了"鬼神病因论",认识到疾病的产生是由于自然界物质的因素引起的,开始重视人与自然之间的关系,并提出节欲养生等传统医学中一些基本思想,反映了中医理论正在形成和发展阶段。而"医和论政"一节则反映了医和作为秦国名医,不只埋头学问,而且积极关心列国大事,头脑清醒,目光犀利,表现出可贵的参政议事精神。

据冯梦龙《东周列国志》所言,缓、和皆姓高,同为秦国太医。只是此书虽近史实,毕竟有三分演义,高姓一说,不知是否可信。

又据《通志·列传》说:"缓即和也,音讹耳。"依《史记》《左传》等史书考证,医缓赴晋国出诊当在公元前581年,而医和则在公元前541年左右,前后相差约四十年,若事归一人,则对医缓寿龄要求比较高。当然,也非绝无可能,所以合二人事迹以备后考。

扁　鹊

　　相传远古黄帝时期,有一种神鸟名曰"扁鹊",专门用长长的鸟喙为人针穴治病,再重的病经它一啄便会痊愈。这种神鸟谁也没见过,但至先秦周代倒出了一位医术全面、医德高尚的良医秦越人,他一生周游列国,名闻诸侯,所到之处救死扶伤,活人无数,于是,百姓们都亲切地称他为"扁鹊"。久而久之,他的真名反被人遗忘了。扁鹊虽然生活在距今两千多年前,但有关他的许多传闻逸事仍代代相传,保留在《鹖冠子》、陆贾《新语·资质》《战国策》《说苑》《列子·汤问篇》及《史记·扁鹊仓公列传》等书中,尤以后者为最详。

　　据《史记》所传,扁鹊是齐国渤海郡[1](今鲁西北与冀东南一带)人而家于郑邑。从医之前,在一家客馆做舍长(主管人),负责送往迎来,招待客人。别看他年纪轻轻,却待人热情,办事周到,加之聪明好学,很受旅客喜爱。店中有位常客,复姓长桑,是一位医术高妙却不求闻达的民间医师,多年在附近一带行医,不辞劳苦地为百姓治病。善良的扁鹊既佩服他的医技,更敬重他的为人,因此在先生住店期间,总是竭心尽力地照顾好他的饮食起居,嘘寒问暖,使孤身在外的长桑先生常感宾至如归的温暖。春去秋来十余年过去了,扁鹊已渐渐步入中年,而长桑先生也成了一位须发皆白的老者,时光无情,在长桑先生的脸上刻下了深深的痕迹,多年忙碌,本来硬朗挺直的腰板已略显佝偻,而这一老一少之间的友谊却日渐深厚,长桑觉得该是向扁鹊袒露心迹的时候了。一天晚上,他将扁鹊叫到自己房中,当时扁鹊刚刚忙完店中事务,以为先生仍像往常一样不愿早睡,随便找他聊聊,便欣然前往奉陪,谈话中,又借机提出许多医学方面的问题,长桑先生面色和悦,一一耐心解答。不知不觉间玉兔飞转,已是夜阑人静时分。扁鹊渐渐发现,长桑先生望着自己的目光似与往日有异,脸上也显出一种少有的凝重之色。他意识到先生今晚一定有什么话要对自己说。果然,一阵沉默之后,先生望着自己缓缓说道:"越人,今晚唤你前来,实为完成一桩多年心事。你我相交为时不短,也知老夫平生所为,志在治病救人。多年行医,颇有所得,常思得一如意弟子以传我学,只是难遇其人。今见你的确是位可以人命相托的君子,老夫欲将平生所学尽传与你,不知你意下如何?"在同长桑先生交往的过程中,扁鹊已对医学发生了浓厚兴趣,听罢此话,自然惊喜不已,忙躬身下拜,朗声说道:"恩师在上,请受弟子一拜!弟子一向钦慕先生为人,今生愿效仿先生,广行医术,治民疾苦!"之后,长桑先生便将自己珍藏多年的医学秘籍和亲手所撰的治验手册全部传给了扁鹊。

从此,扁鹊沉迷于医学宝卷之中,寒来暑往,苦读不辍;春去秋来,反复识练,终于不负老师厚望,学有所成。之后,扁鹊开始实践自己的诺言,行游于列国之间,为百姓疗伤治病。随着医疗实践的逐步深入,他的理论知识日益丰富,实践经验日趋成熟,成为妇孺皆知、名闻天下的一代名医。

从现存史料看,扁鹊最早地全面运用了传统医学中望闻问切四诊法并加以系统化,尤其精于切诊和望诊。

有一次,晋国重臣赵简子患病,五天都不省人事。众位大臣十分担心,群医却束手无策。正焦急中,有人忽然想起,扁鹊刚好现在晋都新田(故城在今山西曲沃县西),据说求他看病的人络绎不绝,何不就请他前来?于是,忙派使者飞马前去相请。约莫一个时辰不到,扁鹊已来到赵简子卧榻前,仔细查验脉象后,不由长长出了一口气,回身对侍立一旁忐忑不安的家臣们说:"好了,不用担心了!血脉运行完全正常!以前秦穆公也曾如此,不出三天,大人就会痊愈。不信你们瞧着吧。"才过两天半,赵简子果然苏醒过来。

又一次,扁鹊路经齐国临淄。他本是齐人,所以来到母国倍感亲切。齐桓侯听说大名鼎鼎的扁鹊来了,忙派人请他入宫,愉快地召见他。座谈之中,桓侯发现扁鹊的目光一直专注地停留在自己脸上,眉头还隐隐现出忧虑之色,不由感到奇怪。这时就见扁鹊站起身,向桓侯深深一揖,说:"大王,恕微臣直言:刚才望大王之色,发现您有病现在腠理之间,如不及时治疗,恐会加深。"桓侯本来正在兴头上,听此言略感诧异,但转念一想,不觉微微一笑,说:"我感觉很好,没什么病。"扁鹊几次想再提此事,都被桓侯转移了话题,扁鹊无奈,只得告辞。望着身影远去的扁鹊,桓侯摇摇头,不以为然地对左右群臣说:"都说扁鹊是德艺俱佳的神医,我看并非如此。寡人近来一向健康,从未感到任何不适。身边国医众多,也从未有人说寡人现在有病。扁鹊此言,无非想拿健康人当有病的人治疗以显示本领,扁鹊虚名大概由此而来吧,寡人偏不上他的当!"群臣听罢,哈哈大笑,纷纷称颂桓侯英明。过了五天,扁鹊又见到了齐桓侯,神情恳切地劝说:"大王,您确实有病啊!现已进入血脉之中,如不赶紧治疗,还会进一步加深!"桓侯听了,认为这仍是扁鹊的把戏,不耐烦地说:"我没什么病。"神色之间已很是冷淡,扁鹊只得告辞。又过了五天,扁鹊挂念着桓侯的病,硬着头皮请求再次朝见。一进朝堂,便向桓侯脸上看去,这一望之下,不由心中暗暗吃惊,忙上前一步,焦急地对桓侯说:"大王,您的病已经深入肠胃之间了,再不治疗恐会酿成重患!"桓侯一听扁鹊又是这话,理都不理他,扁鹊站了一会儿,只得默默告退。桓侯十分不悦,深恶扁鹊屡出不吉之言。几天过后,桓侯仍觉有些心烦意乱,便带着近臣到殿外散心。不料走着走着,一拐弯,和匆匆走路的扁鹊撞了个正着。扁鹊抬头,才看了桓侯一眼,拔腿就跑,一会儿便不见了踪影。桓侯反而觉得有些蹊跷,便派使臣去扁鹊住处询问缘故。扁鹊重重地叹了口气,对来人说:"当初齐侯的病只在腠理之间,用热敷法就可以奏效;病邪进入血脉之后,用针法也可以治愈;位于肠胃之间,就要用酒剂治疗了。可齐侯的病现已深入骨髓,就是神仙也无能为力,何况是我呢!"五天后,桓侯的病发作,遍体疼痛,忙派人去找扁鹊,而扁鹊为了避祸,已带领弟子离开了齐国。齐桓侯终于死去。对此,汉代的司马迁就感慨地说道:"使圣人预知微(此指病兆),能使良医得蚤(通早,及早)从事,则疾可已(痊愈),身可活也。"桓侯身后,给人留下深刻的教训!

　　扁鹊不仅善以四诊法断病,而且医疗技术也十分全面,治病手法多种多样,对于砭石、针灸、熨帖、汤液、按摩等法,无不运用自如。

　　一次,他游医来到小邦虢国,听说虢太子突然病亡,举国上下都在为他举行祭祀活动以求神降福,便带领弟子们匆匆赶到虢国门下,向一位言语间颇通医术的中庶子[2]打听情况。中庶子详细地描述了太子的病情、病状,推论说:"太子的气血运行不正常,体内正气不能有效抑制邪气,邪气内聚而不得疏散,所以暴厥而死,到现在还不足半日哪!"扁鹊又扼要询问了几个关键性问题,经过分析,肯定地说:"太子并没有死,我可以救他,请您通报虢君!"中庶子听罢,仿佛看见了一个怪物似的上下打量了一下扁鹊,不满地说:"什么时候了,先生还有心情开玩笑!人死何以复生?我倒是听说上古时候,有位神医名叫俞跗,只需看一看患者,便知道病灶所在,接着采取各样治法:割开皮肤,解剖肌肉,疏通脉络,结扎筋腱;触动膏肓,梳理膈膜;按治髓脑,清洗肠胃;还能修炼精气,矫正形体。先生您要是有这些手段,太子或可复生;如果没有,还口出狂言,简直连婴儿也欺骗不了!"说罢一扭脸,不再理会扁鹊。呆立片刻,见中庶子果真不愿意通报,扁鹊不禁仰天长叹:"唉! 虢国上下枉知乞求神助,今良医在前却视而不见。越人自从习医以来,所治病人岂在百千! 我只需了解病人的体表症状,就能够得知他的内在病因;知道了内在病因,就能推出他的体表症状。你若不信,可试着入诊太子,会发现他的耳中还在微微鸣响,鼻翼在轻轻扇动,两腿直到阴部尚有余温。"中庶子闻言,目瞪口呆,忙将扁鹊的话告知虢君。

虢君正在伤心,听罢禀告,大吃一惊,心中立时升起一线希望,忙吩咐左右速宣扁鹊进宫,自己则亲率群臣至宫廷中门迎接。一番焦急等待之后,扁鹊一行人被带至面前,中庶子用手一指说:"他就是扁鹊!"未及扁鹊见礼,虢君已抢步上前一把抓住了他的手,悲喜交集地说:"早就听说先生您治病救人、广布医德的美名,此刻前来真是天助虢国! 幸亏见到先生,我们父子今生还能相聚;如若不然,太子一命归西,教白发人送黑发人,我这老迈之身如何能忍受啊……"话未说完,已是老泪纵横,气壅语塞,悲痛得难以自制,容貌也扭曲了。扁鹊见状,连忙安慰道:"大王不必悲伤,太子并没有死,而是得了一种貌似死亡的假死症。只需正确施治,便能活转,快带我们去见太子吧!"到了东宫,扁鹊赶快安排急救措施。首先命令弟子子阳磨利针砭,针刺太子头顶的百会穴,才捻了几下,太子竟然苏醒过来,众人不禁目瞪口呆。接着又让弟子子豹制作药力深入体内五分的熨药,并同八减之剂(古方名)混合起来煎煮,然后交替在太子两胁下作溻渍热敷,过了一会儿,太子已能慢慢坐起。"太子真的活了!"消息传出,王宫上下一片欢腾。虢君、王后更是喜极而泣。扁鹊又为太子精心配制汤药,经过二十天的调理,太子终于恢复健康。从此,"神医扁鹊起死回生"的故事不胫而走,扁鹊听后,却谦虚地摇摇头,对弟子们说:"我哪有本事治活死人。太子之病能被治好,是因为他本来就没有死啊。"

然而,并不是所有的人都欢迎扁鹊。春秋战国时期,虽然医学已逐渐摆脱巫术的束缚,独立并获得发展,但在社会上,巫术仍十分盛行。陆贾《新语·资质》中就记载了这样一件事情:有一次,扁鹊自宋国北入卫国,路上遇见一位生命垂危的病人,便好心跟至家中想为他治疗。不料病人的父亲却十分迷信,不屑地对扁鹊说:"我儿子生病是因为上触了神灵,巫师会代我们向上天谢罪,请求宽恕的。你这不敬神灵的人,赶快走开吧!"说完"砰"地关上门,将扁鹊拒之门外。不久,巫师应邀前来,一面焚香画符,装神弄鬼,一面口出厉言,咒骂扁鹊。可是祈祷未完,病人已一命呜呼。信巫不信医,使父亲断送了儿子的性命,目睹此情此景,扁鹊十分痛心,更坚定了此后反对巫术的决心。

多年来，扁鹊周行列国，救死扶伤，足迹遍及齐、赵、宋、卫、郑、鲁、晋、秦等国，积累了丰富的临床经验。每到一处，他都虚心向同行学习，大胆借鉴民间经验，及时总结自己和他人的医疗心得，勤于探索，勇于实践，不断创新，在当时中医已有的内、外、妇、儿、五官等各科领域里俱有广泛建树，尤其在无色诊病和脉诊方面更是做出了突出贡献。

自古有言："木秀于林，风必摧之。"扁鹊技压群医，一直遭到灵巫和庸医的嫉妒。晚年，扁鹊过函谷关，准备巡医秦国，消息传来，引起秦国太医令李醯的惶恐，他自知技不如人，恐扁鹊为秦君所用，便派人将扁鹊刺杀于途中。可怜神医扁鹊一生不知救活了多少人的性命，自己却惨死在奸人手中！李醯史无别传，唯此一举，留下千古骂名，永遭世人唾弃！

扁鹊凭高明医术和高尚医德赢得了人民的爱戴和信赖，人们纷纷为他建墓立祠，寄托景仰和哀思，至今晋、冀、鲁、豫、陕等处仍有墓祠遗址。其中坐落于汤阴县伏道乡南岗的扁鹊庙，位于县城东南 6 公里处。传说当年李醯就是让人埋伏于此处道旁而将扁鹊刺杀的，所以当地百姓设冢立祠以纪念扁鹊，并更此道为伏道。相传扁鹊身后，他的弟子子豹、子明、子容、子术、子同、子阳、子仪、子游、子越等秉承师训，继续行医民间，传播医学，而且当时学习脉学的人，也都遵从扁鹊之学，由此说来，扁鹊虽死犹生。

值得一提的是，2013 年 12 月在成都天回镇老官山汉墓人们有了重要的考古发现。汉墓中发掘出大量木牍和竹简，其中 3 号墓葬中出土的九百二十支医简是本次发掘亮点之一。医简分为九部医书，除《五色脉诊》外皆无书名，整理者暂定为《敝昔医论》《脉死侯》《六十病方》《尺简》《病源》《经脉书》《诸病症侯》《脉数》。有专家认为《敝昔医论》中"敝昔"二字是"扁鹊"的通假，《敝昔医论》极有可能是扁鹊学派已经佚失的经典书籍。扁鹊是中医脉学的倡导者，而此次出土医书内容也多为脉学，如果这种假设成立，就为今人研究古老的"扁鹊学派"提供了珍贵材料，当然结论如何尚待进一步研究确认。

【注】

[1] 渤海郡：郡名。汉置。《史记》在写前代历史时，所用地名多有以今律古的现象。

[2] 中庶子：负责管理、教育贵族子弟的官员。汉代以后为太子属官。

文 挚

远在公元前战国时代的宋国,有一位良臣,名叫文挚。他不仅为官清正、为人忠义,且"洞明医道,兼能异术"(语见《古今医统大全》卷一),因此声名远播。

恰逢齐国闵王患病,国医莫治,便派人到邻邦请来了文挚。诊视过后,齐太子将文挚请入东宫,关切地询问父亲的病情,文挚当时为难地说:"大王的病倒非不治,只是病好以后,要杀之人便是文挚!"太子听了,感到非常奇怪,文挚叹了口气,解释说:"太子有所不知,你父王之病非盛怒不足以痊愈。只是盛怒之下,必当一意孤行,文挚便成为刀下冤魂了!"太子闻言,以为不至于如此,于是说道:"先生只管放心施治。如有不利,我和母后一定拼力劝谏,誓保先生无虞!"文挚听了也不再说什么,遂和太子议定了治疗方案。

次日早上,闵王一觉起来,便感到些许的愉快,因为头天太子已来禀报过:文先生亲口许诺,只需三次便可愈病,自己已和他说好了看病时间。所以用餐完毕,闵王便让侍臣把自己扶坐床头,静心待诊。然而,约定的时间过去了,文挚却并没有来。第二天,闵王届时等待,结果又是一番空等,派人去寓所催请,也见不到文挚踪影,闵王心中十分恼火,念及文挚乃异邦之臣,只暂且忍耐。到了第三天,约定的时间已过,文挚仍未露面。齐王哪里受过这种"礼遇",一时大怒,正待发作,忽听门臣声声传报:"文挚先生到——",闵王紧抿双唇,努力克制了一下怒气,瞑目以待。不一会儿,见文挚昂然而入,脸上一派坦然,竟丝毫没有屡次失约的惶恐。闵王气得翻转身,不愿理睬。文挚来到病榻前,也不请安,也不脱鞋,便径直上床,盘腿坐下,将闵王的衣袍也压在了鞋下,然后开言问道:"大王,两日未见,病体可好些?"闵王一听此言,怒火腾的一下蹿起,回头怒视文挚,气得竟不知说什么才好。这时的文挚迎视着齐王的眼睛,慢慢也将笑意收敛,冷冷说道:"怎么?大王对文挚不满么?文挚可是大王厚礼请来的客人,既然不蒙欢迎,即时便请告退回国!"说罢将袍袖一甩,转身离去,边走边恨恨说道:"早听人讲齐国闵王粗暴无理、昏庸无道,今日相见,果不其然!"再看此时的闵王,早已气得青筋暴跳,浑身颤抖,手指文挚刚想说话,只觉胸口猛然一热,一口黑血喷出数米,周围侍臣宫女一时吓得手足无措。

文挚此时已回身站住,见齐王终于将瘀血吐出,知道他的病已一怒而愈,而自己正大祸临头。果然,只瞬间,闵王已从吐血的惊悸中反应过来,他竟一跃而起,指着文挚,对左右狂暴地喊道:"还不快将他拿住!我要让他尝尝本王的厉害!"他决定杀掉文挚,以泄心头积怨。太子、王后闻讯,急忙赶来力谏,备述文挚所作所为的原因,无奈此时的齐王已气令智昏,怒迷心窍,认定文挚几次戏弄自己,不杀不足以树威泄愤,于是竟命人在宫中支起油锅,将文挚活活炸死了。

一代良医名臣文挚,用非同寻常的情绪疗法治愈了齐王的痼疾,可是最后却为此获罪,命丧异邦,惨死在昏君手下。读了这则故事,谁能不为文挚的悲惨遭遇而深感痛惜呢?谁又能不对齐闵王这种忘恩负义的暴行而感到痛恨呢?难怪《吕氏春秋》的作者将此事收在《至忠篇》中,并在篇尾悲愤地叹道:作为臣子,"忠于平世易,忠于浊世难"哪!

淳于意

淳于意,复姓淳于,单名意,西汉临菑(今山东省淄博市)人。约生于公元前215年(一说为公元前205年),卒年无考,是西汉时期唯一见于正史记载的医学家。因他曾做过齐国(汉分封的诸侯国)的太仓(京都储粮的大仓)长,所以人们都称他为"太仓长"或"仓公"。司马迁在《史记》中将他和先秦时的扁鹊合为一传,题为《扁鹊仓公列传》,以下内容包括引录皆来自本传。

淳于意出身寒微,少年时即爱好医学,然而用时方治病多不应验。后来听说菑川(封国名,在今山东境内)唐里(地名。未详何处)人公孙光通晓古传秘方,就前往拜师学习,得授"方(秘方)化(调理)阴阳及传语法(指口传医术)",悉心研习后,医术大进。一天,淳于意和老师探讨医理,公孙光听罢,惊喜地称赞道:"君日后必为国工!"于是推荐淳于意到同郡元里公乘阳庆处深造,公乘阳庆是公孙光同母异父的兄弟,家境富足而妙擅医道,收藏有不少古禁方书,因而用药神奇,方术非寻常可比。淳于意师事阳庆时,庆已七十余岁,他通过观察,对淳于意的笃诚勤奋十分满意,于是将多年珍藏的扁鹊脉书上下卷、五色诊病法、奇咳术、揆度阴阳外变法及药论、石神(当指运用石针之神法)等秘籍悉数传给了淳于意。淳于意在老师的指导下,精研其书,透参其理,一年后将所学施用于临床,即颇有效验。待三年学习期满时,淳于意已是一位能"知人生死,决嫌疑,定可治"的大方之家了。《史记》说他是高后八年(公元前180年)拜的师,学成后"年三十九岁",以此推知淳于意的生年当在公元前215年左右。

当时,因为淳于意"诊病决死生有验,精良",各诸侯国王都想让他做自己的侍医,比如吴王、赵王、胶西王、济南王都曾派使者来聘请他,但淳于意不愿把自己束缚在宫廷之中,因而回绝了诸王的邀请,这下就得罪了这些权贵,他们四处造谣说淳于意"不为人治病,病家多怨之者"。淳于意为躲避纠缠,干脆只身远游,一边替百姓看病,一边访师学艺,历事数师后,医术更加精博。就在这期间,齐王刘则生喘病,因淳于意游医未归,被其他医生砭灸误治而死,这就更加激起了权贵们对淳于意的怨恨。于是,他们罗织罪名,上书汉文帝,对仓公进行恶意诽谤和陷害,就这样,淳于意在他四十九岁那一年,被逮捕入狱。

汉文帝十三年(公元前 167 年),淳于意按法定罪,被押去长安服刑。临行时,他的五个女儿悲悲切切地跟在刑车后面,痛哭不止。仓公听了心烦意乱,遂叹道:"生子不生男,缓急无可使者!"小女儿缇萦(tí yíng)听了父亲这句话,十分伤心,决心跟随父亲去长安,上书鸣冤。于是这年五月到了京城后,缇萦怀着悲痛的心情写了一封信,辗转呈于文帝。信中说:"妾父为吏,齐中称其廉平,今坐法当刑。妾切痛死者不可复生而刑(指肉刑)者不可复续,虽欲改过自新,其道莫由,终不可得。妾愿入身为官婢,以赎父刑罪,使得改行自新也。"汉文帝看了这封信后,被缇萦的一片孝心所打动,于是开释了仓公的刑罪,并于当年废除了肉刑法。这便是历史上有名的"缇萦救父"的故事。人们看了这则故事后,不能不佩服缇萦姑娘的机智与勇气,多亏她,父亲仓公才得以保全,继续为医学事业做贡献。

家居几年后,汉文帝想起当初之事,又诏见淳于意,仔细询问他学医前后的经过以及为人治病的具体情况,淳于意一一做了回答。其中叙及自己诊过的二十五例病案,当时称作"诊籍",司马迁将其如数收录在《史记·扁鹊仓公列传》中,于是它们便成了我国现存最早的医案。"诊籍"中,淳于意对于患者的姓名、性别、身份、里居、病名、病理、诊断、治疗以及疾病的转归和预后都有详尽的介绍,反映了他医术之高和行医态度的认真负责,同时,他所创造的这一病历记录格式对于后世医家产生了很大的影响。

从这些"诊籍"中可以看出,淳于意所治人群的范围很广,上至王侯、官吏,下到百姓、奴仆,身份各异;所治疾病种类丰富,以内科居多,旁及外、妇、儿、伤及口腔等科,共有痏疽、气膈、涌疝、热病、风瘅、肺消瘅、遗积瘕(jiǎ,腹内结块)、迵(dòng,通达)风、风厥、热厥、气疝、龋(qǔ,蛀齿)齿、不乳、肾痹、蛲瘕、沓风、牡疝、肺伤等二十三种病名。淳于意对诸病病因的分析,即使用今天的眼光来看,也是比较正确的。比如,认为齐国某中大夫的龋齿病,是由于"食而不漱"所致;认为齐中御府长信(信为人名)的外感病"得之当浴流水而寒甚,已则热";又如论齐国某王孙的气膈病"得之心忧",济北王乳母的热厥"得之饮酒大醉"等,都是非常符合科学道理的。

淳于意对于脉法有着极为深入的研究,"诊籍"中不但记述了浮、沉、弦、紧、数、滑、涩、长、大、小、代、实、弱、坚、平、鼓、静、燥等近二十种单脉象,其中大部分沿用至今,而且还论述了脉大而数、脉大而燥、不平而代、脉深小弱、脉长而弦、回而不属等兼脉。论脉理则有脉无五脏气、阴阳交、并阴、三阴俱搏、脉不衰等多种情况。在他的二十五例病案中,完全根据脉象判断死生的就有十例。比如齐御史成自言病头痛,仓公诊其脉后,告诉他的弟弟说:"此病疽也,内发于肠胃之间,后(指过若干时间,下同)五日当痈肿,后八日呕脓死。成之病得之饮酒且内(指房事)","成即如期死";又如齐中郎破石(人名)堕马生病,仓公诊脉后断为"肺伤,不治,当后十日丁亥溲血(即便血)死。"过了十来天,破石果然"溲血而死";再如齐国的淳于司马生病,仓公诊后告诉他得的是迵风(类今所云洞泄),"为火齐(剂的古字)米汁饮之,七八日当愈。"当时医师秦信在一旁,待仓公走后,秦信即笑着对左右阁都尉说:"是不知也。淳于司马病,法当后九日死。"结果淳于司马等了九天后并没有死,于是召仓公复诊并服用了他的火剂米汁,七八天后果然病愈。而阳虚侯相赵章同病迵风,"众医皆以为寒中",可治,淳于意"切其脉,脉来滑",认为病人必死无疑,十天后赵章果如言而卒。诸如此类病案,读后给人留下深刻的印象。

淳于意对于望诊同样驾轻就熟,"诊籍"中通过望诊准确断病的例子也不在少数。比如,齐丞相舍人的一位家奴从朝入宫,在闱门(宫中小门)外用餐,仓公望其色"杀(sà 枯干貌)然黄,查之如死青之兹(蓐席)",就对一旁的宦者平说:"此伤脾气也,当至春鬲(通膈)塞不通,不能食饮,法至夏泄血死。"到了这年春天,舍人奴果然生病,延至四月后,泄血而死。又有一次,齐王黄姬兄黄长卿家有酒召客,尚未开宴前,淳于意望见齐王后弟弟宋建的"太阳色干"[1],即告之曰:"君有病,以往四五日内,一定腰胁疼痛,不可俯仰,又不得小便。如今病已客肾,此所谓肾痹也。"宋建听了连连点头,说:"我确实正苦于腰脊痛。此前四五天,下着小雨,黄家诸婿到我家来玩,见仓门口有方巨石,便举之为戏,建亦欲效仿,效之不起即复置之。不想到了晚上,腰脊疼痛不止,且不能小便,至今不能痊愈。"淳于意便为他开了几付柔汤,宋建服用后,大约过了十八天,病即告愈。《难经》言:"望而知之谓之神,闻而知之谓之圣,问而知之谓之工,切脉而知之谓之巧。"纵观仓公病案,"神圣工巧"可谓具备矣!

在各类疾病的治疗上,淳于意除主要使用药物外,还兼擅针刺、艾灸、冷敷等方法,并能根据疾病性质灵活选用汤、散、酏、含漱、栓塞等不同剂型。比如菑川王美人(美人为嫔妃的称号)怀子不产,急请仓公治疗。他用莨菪(làng dàng)药一撮,以酒调服之,顷刻,婴儿便生了出来。莨菪又叫天仙子,是一种茄科草药,具有解痉、镇痛、行痹的作用,例中仓公用配酒服用的办法助产,当为同类应用中最早的记载。《医方考》卷六也记载了此事,并分析说:"乳,产也。怀子而不乳者,气血凝涩,宜产而不产也。莨菪能行痹气,酒性能行滞血,故主之而旋乳。"又如仓公治齐中大夫的龋齿病,先灸其左手阳明脉止痛以治标,既而采用苦参汤作为含漱剂用以杀虫治本,既可使药物直接作用于牙齿,又可避免苦参汤久服伤肾,在药物的使用上,确可谓独具匠心。此外,淳于意为菑川王治疗厥病时,"以寒水拊其头,刺足阳明脉,左右各三所,病旋已(痊愈)",这又是采用冷水降温法治病的最早记录。

淳于意还极力反对秦汉之际逐渐兴起的炼丹服食之风。有一次,他去拜访齐王侍医遂(遂为医生名字)。当时,遂正生病,于是自炼五石[2]服治。仓公听说后,便严肃地告诫他说:"公得的是中热病,千万不可再服五石。否则邪愈深而热愈甚,必为重困于腧经,使恚发为疽。"遂自信知医,听后不以为然,三个多月后,果然乳上生疽,热毒侵入缺盆(锁骨上缘凹陷处)而死。

淳于意为人虔诚质朴,不尚虚名。他在承对"诊籍"时,既总结了自己的治疗经验,也从不掩饰自己的短处,在二十五例医案中,他坦率地谈到了四例预后推断上的差错。当文帝问他:"诊病决生死,能全无失乎?"他回答说:"时时失之,臣意不能全也。"尤其他曾为阳虚侯刘将闾治过重病,在已经治愈的情况下,他还要主动坦言:"诊之时吾不能识其经解,只识其病之所在。"这种实事求是的作风是多么可贵啊!

淳于意不仅在继承并发扬前人学术上取得了很大成就,而且还是一位医道的热心传播者。他的门下弟子很多,见诸记载的有宋邑、高期、王禹、冯信、杜信、唐安六人。宋邑是临菑人,跟仓公学过一年的五色诊病;高期、王禹是济北王的太医,跟仓公学过经脉高下及奇经八脉之理;冯信是菑川王的太仓长,跟仓公学过按摩、方药等。学习过程中,淳于意善于根据弟子们的不同特点和爱好,授以相应的医疗技术。比如高永侯[3]的家臣杜信,素喜脉法,前来投师,仓公即教之以上下经脉及五色诊病法。由于因材施教,他的教学效果也十分理想。比如唐安本是临菑召里人,投师之后,仓公即教之以五色诊病、上下经脉、奇咳术及阴阳应时之候,尚未学成,唐安便因医术大进而被齐王聘为侍医。由此可见,淳于意在医学教育方面也很有贡献,称得上是一位承前启后的重要医家。仓公的"诊籍"不仅是后世研究古代医学史的珍贵资料,而且他就中反映出的科学求实的治学精神也堪为后世表率。

【注】

[1] 太阳色干:太阳穴部位颜色枯干。实指两颊部位,为肾所现部位。

[2] 五石:为五种矿石的合称,历来说法不一。据葛洪《抱朴子·金丹篇》所载,五石指丹砂、雄黄、白矾、曾青、磁石。

[3] 高永侯:清梁玉绳《史记志疑》云:"史无高永侯,其地亦不知所在。"恐属误记或误传。

壶　翁

　　费长房，东汉汝南（今河南平舆北）人，曾在一处做市掾（yuàn，管集市的小官）。集市中有一老翁摆摊卖药，口不二价。他的药无人能识，却次次药到病除。常在招牌上悬一空壶，人称壶翁。集市一散，就跳入壶中，一市之中没人看见，只有费长房在楼上偶然发现，非常惊奇，便产生结交之意。之后不仅日日将壶翁的摊点打扫得干干净净，还常常供应饭食，壶翁坚辞不受。这样过了很久，费长房才准备酒脯，前去正式拜望。壶翁也知道费长房将自己看作神仙，就告诉他说："你明天再来吧。"费长房次日拜见，壶翁携他同入壶中。但见壶中琼楼玉宇，华屋轩堂，美酒佳肴随处可见，壶翁邀他共享美味。用毕，长房只觉口有异馥，体有奇香，陶然而醉，怡然而乐。正回味无穷间，又被壶翁携出壶外，并告诫他千万不要告诉别人。之后，长房不时去与壶翁相叙，而壶翁从不回访。一日，费长房正闲坐无事，见壶翁竟一步步走上楼来，忙起身相迎，询问此来情由，壶翁正色道："实不相瞒，我本是神仙之人，以过见责人间，今事毕当去。楼下略备薄酒，聊以话别。"长房闻言惋惜不已，忙派人下楼去取，说话间那人满脸大汗地上来，说：取不动。又多叫了几个人去取，不一会儿只听楼下乱叫，说依然取不动。壶翁听后，笑着下楼，食指一钩，便轻轻提起，众人看得目瞪口呆。这酒壶无非一升左右，饮之却终日不竭。之后，壶翁起身，从袖中拿出几卷帛书，神色端严地对长房说："早知你有意于此，今日相传，望好自为之。"说罢飘然而去。长房自此潜心研习，不仅能治病消灾，还能驱遣鬼神，也成了一代名医。

　　这事在《后汉书》及《神仙传》中都有记载。那么，壶翁到底何许人也？《水经注·汝水篇》说壶翁姓王，《三洞珠囊》中又说壶翁是谢元，可见壶翁本是传说中人物，又被人神化，不一定实有其人，但后人将那些医术高明、广救众生的行为誉为"悬壶济世"却是由此而来。

郭　玉

　　据《后汉书·方术列传》记载：东汉光武帝年间，四川涪水附近，有位常来垂钓的老者，姓名不知，人称涪翁。他通晓医术，擅长脉法和针术，常乞食于人间，遇有百姓生病，便主动为之治疗，总能手到病除。曾著有《真经》《脉诊法》。弟子程高追随多年得其所授，又将所学尽传郭玉。

　　郭玉，广汉郡雒县（今四川广汉市北）人。身为涪翁再传弟子，也以针术和脉学著称，在广汉一带行医，广有医名，遂被汉和帝刘肇招为太医丞，负责协助太医令处理医疗行政事务，因与人治病"多有效应"（语见《后汉书·方术列传》），受到时人称颂。尤其他"断脉识男女"的佚事更是广为传扬。

　　原来，和帝见郭玉出自民间而技压国手，也暗暗称奇，决心出个难题，试他一试。一番苦思冥想之后，心生一计，为其怪异难料，出乎常情，和帝因此兴奋不已，忙传见平日那些仪容秀美的侍臣。然后，吩咐他们一字排开，捋起衣袖，一臂前伸，自己则兴致勃勃，逐一审视，口中还念念有词，什么"太粗太壮""手又不像"等，臣子们见状，面面相觑，既不知所以，又不敢相问。正莫名其妙间，忽听和帝一声叫好，捉住一臣手臂，一边上下打量一边说："朕观你十指如葱，玉臂纤美，形貌仿佛女子，妙极妙极！"说罢，也不管众人诧异，挥手屏退众臣，独留此人。复令一队宫娥揎臂与之一一做比，未过三五人，便选定一女。接着，召二人与左右近前，如此这般，密嘱一番，众人欣然领命，依计而行。一切安排停当，郭玉已奉诏来到后宫，君臣相见后，和帝面显愁容，说道："朕有宠妃连日不适，闻知先生脉学精微，请善为诊视。汝可各诊一手，详察证候。"郭玉遵命而行，隔幕诊脉。双手抚脉已毕，郭玉面露疑惑之色，垂首蹙眉，状若沉思。和帝见状，心中得意，窃喜计出所料，难倒了太医丞，仍强压笑意，催问病情。郭玉略一沉吟，缓缓回复："陛下，适才诊脉，左阳右阴，似分男女，非一人之脉，不知是何缘故？"一语才出，一旁侍女早已笑出声来，和帝也捻须颔首，一脸笑意。郭玉环视左右，愈加不解，和帝遂手指帷幕，说："先生请看！"就见厚幕一挑，出来二人，正是适才所选一男一女，望郭玉深深一揖，口称得罪。和帝笑对郭玉说："久闻太医丞医术高明，今日之事，试先生耳！朕所选男女，其手臂之修短大小肥瘦肤色极相仿佛，不料一经断脉，仍逃不过先生巧术，着实名不虚传，佩服！佩服！"至此郭玉方才恍然大悟。

郭玉仁厚慈爱，生性善良，即便贫苦百姓找他治病，也"必尽其心力"（语见《后汉书·方术列传》）助其痊愈，可是为贵人看病，却时有不愈的情况发生。和帝曾令一病臣穿上破衣烂衫，居于陋室之中，请郭玉诊病，结果，一针下去即告病愈，和帝百思不得其解，便召见郭玉询问缘由。郭玉如实回答说："治病是一个思维的过程。行针用药，差之毫厘，谬以千里。医师必须无拘无束，才能充分发挥才智专长，将病人治愈。而给贵人看病，他们或刚愎自用，或将身不谨，或体质虚弱，或好逸恶劳，本来就有'四难'。加上他们居高临下，虎视眈眈，卑臣难免恐惧紧张、惴惴不安，便无法施展才能了。"和帝听后，认为他的分析很有道理，便未加责怪。

郭玉一直在京城任职，直至年老卒于任上。

华　佗

　　《三国演义》这部书可以说是家喻户晓，里面的许多故事早已广为流传，比如"关云长刮骨疗毒"就是其中之一。事情的大概过程是说：当年关羽大败魏军、占了襄阳之后，又将剩勇追穷寇，率军攻打退守樊城的曹仁，结果城前叫阵时不小心中了流箭，登时跌下马来，幸得关平等人一力拼杀救回大帐。本来箭中右臂并无性命之忧，怎奈箭上涂有乌头（一种有毒的植物），未久毒入骨髓，右臂青肿，不能运动，自然也就无法挥动那柄有名的青龙偃月刀[1]（据说有八十二斤重）于马前征战，一时军中上下一筹莫展。正在这关键时刻，忽有一名"方巾阔服""臂挽青囊"的医人，驾一叶小舟自江东飘然而至，来到蜀营，自报家门，要求给关公治病，方法是剖开臂膊，刮骨疗毒。这个手术无疑带有一定的危险性，可是关云长一听来者大名便慨然应允，几杯酒下肚后，手术就在没有麻醉的情况下开始了。接下来小说的描写十分"生猛"：这边神医剖肌刮骨，"悉悉有声""血流盈盆"，将士两厢见状，无不"掩面失色"；而另一边，关云长则"饮酒食肉"，谈笑风生，并与马良博弈如常。至此，小说家将关云长的英雄气概渲染得淋漓尽致，读者看到这儿也无不心惊肉跳，敬佩之至！然而，转念再想，又不免心生疑惑：这是真的吗？

　　熟悉《三国演义》的人恐怕早已猜出，这位医人便是东汉末年大名鼎鼎的医中圣手华佗华元化。据《襄阳府志》记载："关羽镇襄阳，与曹仁相拒，中流矢，矢镞入骨，佗为之刮骨去毒。"

　　众所周知，华佗是"麻沸散"的发明者。他在东汉末年战事频繁导致外科技术空前发达的大背景下，经过艰苦的努力和大量的实践终于创制出这种中药全身麻醉剂。于是早在一千七百多年前,这位杰出的外科医生就能成功地为患者实施全身麻醉手术了。《后汉书·方术列传》中对此有过生动的描述:"若疾发结于内,针药所不能及者,乃令先以酒服麻沸散。既醉无所觉,因刳破腹背,抽割积聚。若在肠胃,则断截湔洗,除去疾秽,既而缝合,敷以神膏,四五日创愈,一月之间皆平复。"《三国志·魏书》中也有类似记载。华佗的这些麻醉手术在我国医学史上无疑是空前的,历代的中药麻醉,都是在他的启示下发展起来的。同时,他的麻醉术后来还远传阿拉伯等地,产生了相当的国际影响,在世界麻醉学和外科手术史上,也占有重要地位。由于华佗的外科成就极其突出,近两千年来一直被杏林内外尊为外科鼻祖。于是我们有理由相信,既然华佗发明麻沸散就是为了减轻病人痛苦、提高手术成功率,那么真是他毛遂自荐,主动为关羽"刮骨疗毒"的话,又怎能允许关云长冒这么大的危险呢? 所以《三国演义》中那些触目惊心的描绘多半是小说家的艺术加工而已。实际上,无论《后汉书》还是《三国志》(以下并称二史)都明确记载了华佗死于仓舒(曹冲字仓舒)之前,而仓舒是建安十三年(公元 208 年)去世的。《三国演义》中"刮骨疗毒"的故事却发生在建安二十四年(公元 219 年)水淹七军之后,准此手术实施者应该另有其人。《三国志·蜀志》云:羽尝为流矢所中,贯其左臂,后创虽愈,每到阴雨,骨常疼痛。医曰:'矢镞有头,毒入手骨,当破臂作创,刮骨去毒,然后此患乃除耳。'羽便伸臂令医劈之。"文中也的确没有提到华佗的名字,文学作品之所以把这件事附会在华佗身上,不正说明华佗在科外领域有着广泛的影响力吗?

除"麻沸散"之外,华佗还有一项重要发明:他是世界上首套医疗体操的发明者。华佗一向认为"人体欲得劳动,但不当使极(疲劳)尔。动摇则谷气得消,血脉流通,病不得生"(语见二史。下同)。用今天的话说就是,人只有不断坚持运动,才能活跃血液循环,促进消化功能,增强人的体质,抵抗各种疾病。因而他在继承古代气功导引的基础上,模仿虎、鹿、熊、猿、鸟等五种动物的活动姿态,创制了一套系列体操,名字叫"五禽戏"。"五禽戏"不仅动作规范,而且保健防病的效果极好,华佗有位弟子吴普,曾得老师指导,坚持做操,结果活到九十多岁还"耳目聪明,齿牙完坚",华佗自己也深受其益,史传他进入老年后还"貌有壮容"(语见《三国志·魏书》),这为他长年从事艰苦的医疗活动提供了良好的身体基础。

可以说,仅此两项发明,华佗就堪称伟大。然而实际上,他在医学领域中的贡献远不止这些。华佗医疗技术极其全面,无论内、外、妇、儿、针灸等各科兼善并长,是一位当之无愧的多面手,用"小大方圆(小心大胆行方智圆)全其才,仁圣工巧(即望闻问切)全其用"(语见《病家两要说》)来形容他的医道,怕也只差强人意吧。上述二史书中便载有他的多则医例:

府吏倪寻、李延平日住在一起,一天,二人同时得了病,而且病状都是"头痛身热",华佗为二人诊视后却说:"倪寻要用下法,李延则应该发汗。"两边弟子听了,心中十分疑惑,有人便忍不住问道:"先生,二人既然同居一室,病状又一样,为何用药却大相径庭呢?"华佗听了点点头,认真地回答说:"医之为道,精深微妙,医人断不可拘于表象。故有异病同治,又有同病异治。倪寻、李延分属内实、外实,自然治法不同。"说罢给二人开了药方,二人服用后次日病就好了。

东阳(治所在今安徽天长西北)人陈叔山有个孩子,到了两岁时忽然得了痢疾,泻肚之前常伴以啼哭,屡治屡犯,眼看一天天衰弱下去,夫妻二人忙携子来寻华佗就诊。华佗为母子二人都把了脉,然后笑着告诉他们病根所在:原来,孩子母亲又怀孕了,因而阳气俱已内养胎儿,致使乳中虚冷,病儿仍食母乳,遂领受了母乳的虚寒,所以泻病时时发作。之后,他为陈妻开了四物女宛(通菀)丸,"四物丸"可补血安胎,女菀可止下利,服用十天后,孩子的病就好了,这就是神奇的子病治母疗法。

又一次,华佗听说朋友徐毅得病,就前往探视。徐毅见了华佗,诉苦说:"我因为偶感不适,昨天请医官刘租来看,他为我针过胃脘后,我便一直咳嗽不止,以致坐卧不宁、夜不能寐。"华佗听后语气沉痛地说:"那刘租显然误刺了肝脏,流出的血积于横膈上下,因刺激肺藏引发了咳嗽,可怜此刻病已不治,你我五天后恐再难相见。有何未了之事,徐君赶快办吧!"五天后,这位做督邮[2]的徐毅果然卒于任上。

一次,有位彭城夫人晚间上厕所,不知被什么毒虫蛰了手,手很快肿起老高,又痛又痒,难受得不知怎样才好,只是无奈地呻吟。医生、家人都束手无策,只好连夜去请华佗。华佗了解病情后配好方药,命人赶快煮制药汤,然后让夫人将手浸于热汤中,不久,彭城夫人就感到痛痒大为缓解,因为折腾了半天,又累又困,一会便沉沉入睡。华佗在嘱咐丫环勤换药汤以保持热度后也去安歇。第二天早上，夫人刚刚醒来便去看自己的"病手"，这才发现除了上面还有一处红点外已一切如常。

又一次，华佗乘车外出，途中见不远处有一行人推着一辆双轮车匆匆而来，车上躺着一人，呻吟声清晰可闻，显然是个病号。华佗忙令弟子停车，前去询问病由。一行人听说来者竟是名医华佗，不禁惊喜交集，忙将病人的情况详述一番。原来，病人患了咽塞症，想吃东西却不得下咽，已经两三天了，得赶快救治。华佗听后微微一笑，安慰他们道："此症易治。刚才我经过的地方有一户卖面食的人家，你们再往前走走，问店家要些大蒜，捣成蒜泥，再兑些醋汁，让病人喝上三升，自会痊愈。"说罢登车而去，随行弟子不解其故，向老师发问，华佗解释说："病人咽部梗塞，嗜食而不得咽，说明所患为虫症，且病位偏上，按法当吐，故令服蒜齑大醋，则胃与虫受辛辣、酸味激惹不能耐受，必致大吐而虫出。"且说华佗走后，病家如言而行，患者果然大吐不已，秽物中隐隐有些虫子一样的东西。吐完后病人自觉病感消失，一时胃口大开，便在店家连吃了两大碗面，才填饱那饿了几天的肚子。这则医案中，我们不难看出华佗对民间医术的吸收运用，同时也能感受到这位大医的古道热肠。

早在《素问·举痛论》及《灵枢·本神》等篇中就有将情志相胜作为治病手段的记载，《吕氏春秋·至忠》篇更有文挚以怒法为齐王治痼疾的实例，而华佗这位善采各家之长的大医对于情志疗法自然也是运用自如。二史及《读异志》中就记录了这样一则病案：有位郡守患病，延华佗诊治。华佗切脉察色后，私下对他的儿子说："使君（汉代称刺使为使君）的病非常严重，有积血瘀于腹中，必须盛怒呕血，方可获愈。只是此事还需郎君相助。"其子自然喏喏连声。华佗便接着说："你可将父亲平生错事细细告我，待我修书一封，重重骂他。"郡守子也点头应诺。再说郡守，自将华佗接进府中后，每天好酒好菜殷勤款待，家中金银财宝也送了不少，可是几天过去，也不见华佗来给自己治病。又耐着性子等了几天，发现华佗竟不辞而别，正愤恨间，家丁手拿一书，双手奉上，说是华佗医师屋中所留，郡守心想：总算留下一帖药方。急忙展信观瞧，却见劈头一句"无耻狗官"刺目扎眼地迎面扑来，接下去便将郡守平生错处极尽渲染地夸述一番，字字似针，句句似剑，将郡守骂得体无完肤。郡守看罢，双手发抖，气得七窍冒烟，厉声喝令左右追杀华佗。幸亏郡守子了解事情真相，及时将捕快拦住。郡守听说儿子也与自己作对，气上加气，只觉胸口一热，一股黑血喷将出来。儿子眼见父亲已将瘀血吐出,登时欣喜异常,这才扶住父亲将事情由来急急告诉一番。不用说,郡守此时身体大觉畅快,然而想想华佗信中所骂,并非向空画饼,心上又不免十分懊恼。

对中医略有了解的人都知道,传统的四诊法中,尤其以望诊、切诊最难掌握,一般医人常不敢自信于此,而华佗对这两种方法已达到妙用如神的地步,这从他的病案中就可看出:

有位甘陵(今山东临清东)相的夫人怀孕到六月份上,突然腹痛难忍,众医处以安胎药都不见效,于是急请华佗诊视。华佗一摸病人的脉又涩又牢,当即断言说:"胎儿已经死了,是个男孩。"病妇喝药后,果然产下一个死胎,病也随即痊愈。

华佗有位做督邮的朋友,名叫顿子献。子献曾大病一场被华佗治愈,于是前来华府表示谢意,华佗为他切脉后,神色严肃地告诫他说:"你的病虽然好了,身体却还十分虚弱,近期内千万莫行房事。"后来督邮的妻子听说丈夫病体已安,便从百余里外的乡下赶来探望,督邮遂将朋友的嘱咐抛在了脑后,三天后他的旧病复发,果然不治而亡。

又有一次,华佗偶然去拜访一位熟人。谈话间,熟人叫来一位年轻人对华佗介绍说:"这是我的亲戚梅平,家住广陵郡(今江苏扬州),因为身体不适退伍还家,途经此处,准备小住几天,华先生看他可有什么病?"不料话音才落,华佗便重重地叹了口气,摇头说道:"倘若梅君早早见我,大约不致如此,如今病已不治,即刻回去或能与家人团聚。"梅平听了这番话后惊惧不已,边流泪边收拾行囊,匆匆与亲戚告别,五天后刚进家门就病发而亡。

沛相陈珪之子陈登陈元龙在广陵太守任上患了重病,只觉胸中烦闷异常,面红耳赤,食欲不振。华佗诊脉后,发现他胃中有虫,认为是久食生腥食物形成的腹内痈毒,于是令煎二升汤剂分两次服用。之后陈登竟然一吐而愈。更为难得的是华佗还准确预料到陈登此病的复发时间,嘱咐他届时寻良医方可获救。三年后,陈登果然旧病复发,当时华佗不在,遂不治而亡,时年仅三十九岁。

陈寿在《三国志·魏书》"华佗传"中列举了华佗的十五则医案后,总结说:"佗之绝技,凡此类也。"这说明尚有很多例子未能收入。长期大量的医疗实践不仅造就了华佗的高明医术,也造就了中国医学史上的这段奇迹。华佗一生,全面继承了祖国医学的优良传统和优秀的民间经验并将它们发扬光大。他治病,或针或灸,或汤剂或丸散,或内服或外敷,或开刀手术或情志相胜,或民间经验或自创新招,无不信手拈来、运用自如,他的医术已全然达到了神而明之、炉火纯青的境界,甚而许多方面为今人所不及。

华佗的医名远震大江南北,渐渐就引起了一个人的注意,此人便是华佗的老乡——同为沛国(封国名,在今豫、皖、苏三省交界处)谯(今安徽亳州市境内)人的曹操曹孟德。曹操挟天子以令诸侯,由一个骁骑校尉(下吏)而位至丞相,百官俯首,众将听命,可谓春风得意。只是月满必亏,曹操有一桩大大的烦恼:他不知怎么得有一种不易治愈的头风病,每次发作都心乱目眩,非常难受。因此曹操在得知华佗医名后,很快将他请到许昌做了侍医。华佗本是针灸的高手,自此每当曹操犯病,他都能用几根小小银针驱疾于无形。一时华佗医名更盛,许多达官贵人争相延请他来看病,为他的绝技而震惊。

一次,将军李通的妻子患了重病,请华佗诊脉。华佗看后认为病妇乃为妊娠所伤,现已胎死腹中。李通听后十分诧异,脱口说道:"拙荆确如先生所说,伤于妊娠,然而胎儿已经生出了呀!"华佗坚持说:"根据脉象,胎儿未离母体。"李通听了不以为然,遂不再用华佗。华佗离开后,病妇的情况渐渐有所好转,不料三个多月后又再次发作,因病情严重,众医束手,只好再请华佗。华佗只略略诊脉,便神色坚定地对李通说:"按照脉象来看,病妇的确腹有死胎。上次将军反复说胎已先下,经我考虑可能是这种情况:贵夫人本来怀的是双胞胎,只是一儿先出,产妇出血太多,后儿不及生下,母亲自己不知道,稳婆也想不到再去迎产,于是胎死腹中,慢慢燥着于母亲的后腹部,故使母体多脊痛。现在只需一服汤药并针一处穴位,此死胎必出。"李将军听罢华佗一席话,虽然信疑参半,因别无良策,只好应允试试。病妇服汤用针后,不一会儿就腹痛如割,像要生产一样。华佗料想死胎因久枯腹中,恐怕不能自出,所以建议李通找稳婆相助。如言而行后,病妇果然生出一具死婴,手脚完整,颜色枯黑,长约一尺,李通见状这才叹服不已。

自从做了侍医后,华佗名气更大,俸禄也十分优厚,然而他的心中却并不快乐。早在从医之前,华佗本是一介儒生,对《诗》《书》《礼》《易》等儒家经典都有过深入的研究,因而早早地,他的博学之名就上通下达,先是沛相[3]陈珪举他为孝廉[4],继而太尉[5]黄琬又征召他做官,华佗皆辞而不就,一来因为他对汉末时局有着清醒认识,对官场腐败深恶痛绝,二来也是孤傲清高的个性使然。经过痛苦的抉择,华佗放弃了"高贵"的儒生生涯,选择了行医济世、自食其力、清白守节的人生之路。可是几十年之后绕山绕水,自己如今又被迫做起了侍医,日日周旋于达官显贵之间,被呼来喝去,还时常被病家以全生相逼,华佗心中怎能不溢满苦涩?多日反复思考之后,华佗决心离开曹操重返家乡,回到以前的生活中,于是便以探亲为由请了长假。这一时期,曹操的头风病有愈演愈烈的趋势,见华佗久去不归,便写信相催。华佗在回信中以妻病为由再次请假。几番书信往来都是如此,诏令郡县长官促驾也难动其身。曹操一时大怒,立即指派官员前去调查,声色俱厉地指示说一旦发现华妻诈病,立即将华佗逮捕并押送回京。可怜一代名医就这样成为死囚,被投入大牢。消息传出后,朝野一片哗然,不少名士因受华佗之恩,纷纷进言为他开脱求情,其中大谋士荀彧(yù)就一针见血地指出:华元化医术之高,已关系到许多人的生死,理应加以宽恕!怎奈曹操毒怨已深、一意孤行,还是很快将华佗杀害了。可叹这位普救众生、广施善德的神医最后竟然死在自己的病人兼同乡手中!

据说曹操曾说过一句臭名昭著的话:"宁叫我负天下人,休叫天下人负我。"(语见《三国演义》第四回)不管是不是真的说过,起码冤杀华佗便是这种思想行为的具体体现。他为一己之利、一己之便而将恩人杀死,不但害了自己,使他的头风病断绝了治愈的希望,更害苦了许多赖华佗以活命的病人。

当年,有位叫李成的军人,因咳嗽不已、时吐脓血,以致昼夜不能安卧,人们都以为这是肺部的毛病,华佗诊后却断为肠痈,并用二钱自配的散剂治愈了李成的病。不仅如此,他还预见到李成的病在十几年后会再次复发,因而又配了二钱散剂嘱李成好好保存。五六年后,李成有位亲戚得病,症状竟和他一模一样,于是求他道:"您现在身强力壮,而我就要死了,您就忍心把药藏起,然后眼睁睁看我死去吗?不如您先借给我,我好了之后,再去向华佗重讨一份给你。"李成听罢想想有理,就将散剂给了亲戚。之后李成因一直惦记此事,特地到谯郡寻华佗索药,不巧那时官府正在逮捕华佗,匆忙之间李成不忍相扰。到了第十八个年头,李成旧病果然复发,因华佗已死,无药可服,终于死去。

可以想象,李成不止一个,悲剧也不止一出,竟连曹操之子也深受乃父之害。曹操这位爱子,大名曹冲,字曰仓舒,乃侍妾环夫人所生,因天生异秉,号称神童,曹冲称象的故事在历史上便十分有名。可惜曹冲十三岁时患了重病,群医百般挽救也没能留住他的性命,曹操当时曾抚尸流泪,仰天叹道:"我真真悔杀华佗,令仓舒儿活活死去啊!"害人又害己,终使曹操落了个老年丧子的下场。

史传华佗曾将自己平生行医的经验汇集成书,并于死前托付给狱吏,希望它能流传出去,造福百姓。可恨那位狱吏畏法不受。华佗也不勉强,索火烧之,使得多年学术毁于一旦。即便如此,华佗的医名事迹仍千古传扬,他的"五禽戏"也一直为人所珍视,保留至今。人们在他的基础之上不断补充完善,发展出诸如八段锦、十二段锦、太极拳、易筋经、内拳功等许多新的医疗保健体操,在人民的保健事业中,继续发挥着巨大的作用。

【注】

[1] 青龙偃月刀:据考晚至宋代方有此刀(见《武轻总要》),《三国志·蜀书·关羽传》也并无关羽使用青龙偃月刀的记载,只说他曾"策马刺良于万众之中,斩其首还",据此推测,关羽所用应该是矛而不是刀。此姑从众说。

[2] 督邮:汉代官名,为郡守佐吏。掌督察纠举所领县违法之事。

[3] 沛相:沛国的相。汉景帝平定"七国之乱"后,改封国的丞相为相,由中央直接委派,掌握实权。

[4] 孝廉:汉代选拔官吏的两种科目。孝指孝子,廉指廉洁之士。后来被举荐之人也称"孝廉"。

[5] 太尉:汉代掌握军权的最高长官。

张仲景

张仲景,名机,东汉南阳涅阳(故城在今南阳境内)人,约生于东汉和平元年(公元150年),卒于建安二十四年(公元219年)[1]。宋本《伤寒论》序引用唐代《名医录》内容,说张氏曾"举孝廉,官至长沙太守",因而又有"张长沙"之称,著有我国医学宝库中最具临床价值的医学著作——《伤寒杂病论》,确立了中医辨证论治的基本原则,奠定了中医临床各科的基础,是我国古代最伟大的医学家之一。

仲景还在少年时期,已显出非同寻常的思辨能力。一次,他去同郡名士何颙(yóng)家里玩,何颙对他已观察多日,这时便告诉他说:"君用思精而韵不高,日后必成良医!"当时,仲景正从当地名医张伯祖学医(语见《何颙别传》)[1]。几年后,仲景随何颙一起客游洛阳时,何颙忍不住对人称赞说:"仲景的医术,已经超过乃师伯祖了!"(事见《襄阳府志》)可见仲景在医学方面成才极早。仲景生活的年代正值东汉末季,皇帝已形同虚设,社会动荡不安,世家豪族割据一方,纷纷拥兵称雄,并为了各自利益相互侵夺,以至于战乱连年不已,各地大疫不断流行,据史书记载,从建宁四年(公元171年)三月到中平二年(公元185年)正月仅十四年间就发生了五次大疫。兵疫肆行之下,造成了人口的大量死亡,曹操在他的《蒿里行》一诗中,曾用"白骨露于野,千里无鸡鸣"来描写当时生灵涂炭的惨状,而其子曹植在《说疫气》一文中写到疫情带来的重灾时更是括以"家家有僵尸之痛,室室有号泣之哀;或阖门而殪,或覆族而丧"之语,看了令人触目惊心,不忍卒读。以仲景家族为例,自建安纪年(公元196年)以来,未到十年,死于大疫者竟达三分之二,其中亡于伤寒者就占十分之七。作为一名医家,生逢此时,亲眼看到这些地狱般的人间惨象一幕幕地发生,张仲景倍感伤痛和凄凉,他发誓要精研医道,为救助多灾多难的百姓尽一己绵薄之力。于是他"勤求古训,博采众方"(语见《伤寒论·自序》),并多次深入疫区,探索治疗经验,经过不懈努力,终于写成传世名著《伤寒杂病论》。

所谓伤寒,有广义、狭义之分,前者指一切外感热病,后者专指外感风寒之邪。中医的伤寒应理解为前者,与现代医学所说伤寒概念不同,不能混为一谈。仲景的《伤寒杂病论》即主要论述各种急性热病的发病规律和辨证论治的法则,他对《内经》《难经》等相关理论进行了重要发挥,从而取得了许多重大成就,比如书中以六经[2]论伤寒,从脏腑论杂病,创造性地发展了辨证论治的法则,使它成了祖国医学的一大特色。

中医所谓"辨证",就是认识、辨别、分析疾病的症候;而"论治"就是辨证明确之后,运用相应的治疗法则。辨证论治,既不同于头痛医头、脚痛医脚的"对症治疗",也不同于某病固定用某药的"辨病治疗",而是根据一种病在不同阶段可能出现的不同症候,采取不同的治疗方法,即所谓"同病异治";或者,疾病虽然不同,因其在发展过程中可能会出现同样的症候,便运用同一治疗方法,即所谓"异病同治"。这种辨证观一直指导着中医学的发展,历代医家宗此而予补充完善,从而逐步建立了中医辨证论治的理论体系。

此外,仲景将汉以前临床各科常用有效的方剂加以总结和发挥,除去重复,共收方剂三百七十五首[3],其中用药达二百一十四种,所用剂种之多,更是远远超过了以往医籍及简牍所载医方内容,在审因立法、以法定方及遣方用药上积累了丰富经验,从而使汉代方剂学有了空前发展和提高。

遗憾的是,仲景此书写成以后,由于遭逢乱世,到西晋已散佚不全了,幸得王叔和整理编次,才使原著得以流传。到了宋代,杂病部分又一度散失,直到仁宗时才由翰林学士王洙于馆阁旧藏中捡得《金匮玉函要略方》的残简,后经高保衡、孙奇、林亿等人整理校订,将其中杂病部分厘为三卷,定名为《金匮要略方论》,简称《金匮要略》。从此,仲景的《伤寒杂病论》一书便被分成《伤寒论》和《金匮要略》两个部分。其中《伤寒论》共分十卷,计二十二篇、三百九十七法、一百一十三方。书中以六经辨证为纲,对伤寒各阶段的辨脉审证大法和立方用药规律,用条文形式作了全面论述。《金匮要略》共三卷,计二十五篇、二百六十二方,论述了内、外、妇产等科的多种杂病,其中以内科杂病为主。其辨证论治精神与《伤寒论》一致,只是不以六经分症,而以病症分篇。它分类简明,辨证切要,对病因、病机及诊断、治疗的论述均透辟精当,还强调根据疾病转变的情况预先采取防制措施。

从整部《伤寒论》来看,实际上已经概括了中医的望、闻、问、切四诊,阴、阳、表、里、寒、热、虚、实八纲,以及汗、下、吐、和、清、温、补、消(利)等八种治疗方法,是一部理、法、方、药俱全,理论与实际相结合的不朽之作,它正式确立了中医辨证论治大法,并具体指导临床实践,为我国临床医学的发展奠定了坚实的基础。因而一千七百多年来,仲景其人被历代医家一致推为"医中之圣""医中尧舜",他的书也被誉为"众法之宗""群方之祖",迄今为止历代研究、注释、整理、发挥《伤寒论》者已达八百余家,注释《金匮要略》者也近二百家,足见仲景其书在祖国医学发展史上所拥有的非同一般的深远影响。唐宋以后,此书还远传国外,对当时日本、朝鲜、越南、蒙古等国的医学发展起着相当大的促进作用。

然而,令人遗憾的是,仲景虽然对祖国医学做出了巨大贡献,正史却不曾为其作传,医书中对其生平也少有记载,因而有关他的生平历事、个性情怀等详细情况已无从得知,只能根据一些星星点点的史料,甚至传说来推测一二。

纵观仲景《伤寒杂病论》一书,自始至终贯穿着朴素踏实的文风,使人不免有文如其人之想,再以其书其序验证,可知仲景确是一位勤奋质朴、不尚浮华、恫瘝(tōng guān,病痛)在抱、同情百姓的高尚医家。

那时,士子们大多各为其主,忙于名利,仲景对这种现象却十分鄙视,不无讥讽地规劝他们应留心医药,以身体健康为重。他自己生逢乱世,就能力避浮躁,潜心于医药学的研究,致力于解救百姓疾苦,其间反差,简直判若云泥。相传他做长沙太守时,仍念念不忘为百姓治病,于是择定每月初一和十五两天为应诊时间,大开衙门,让病人进来,自己则端坐大堂之上,挨个地为群众治病。时间一长,形成惯例,消息也传遍四方,于是每逢初一、十五这两天,衙门口就会聚集众多的病人等候看病。后来人们之所以将坐在药铺里为人治病的医生通称为"坐堂医生",即源本于这个传说(事见《名医治学录》)。

对于医学,仲景始终认为它是一项高尚神圣的事业,起着救死扶伤的重要作用,医家必须本着救世之念全力投入,才能学好、掌握医术,因而他对当时医界许多医生不学无术、墨守成规，面对疫情不愿做出求索，对待病人只会敷衍塞责的恶劣作风深恶痛绝、严加斥责，甚至悲叹仓公之后，再无真医，可见他是一位头脑清醒、疾恶如仇、具有高度责任感的正直医家。同时，仲景对汉代迷信泛滥、巫祝盛行的风气也极为反感，指出疾疫的流行是由物质因素和一定社会原因引起的，与鬼神无关。他激烈抨击那些"信巫不信医"的儒生们，生了病只知"降志屈节"拜倒在神汉巫婆脚下，最后只会落得束手待毙的可悲下场。早在一千七百多年前的东汉，仲景能具有以上认识，无疑是十分可贵的。

仲景生年大约七十岁，从医生涯当有半个世纪之久，他生前一定有大量的精彩医事，可惜年移代革，迄今不传，所幸晋代医家皇甫谧的《甲乙经·序》中还保存了一则仲景望色知病的珍贵医案，终使我们得窥其全豹之一斑。仲景从事医疗活动的范围除涅郡外，还有洛阳、许昌、襄阳、修武等地。一次，他在许昌结识了侍中王仲宣。仲宣名粲，是"建安七子"之一，当时虽然只有二十多岁，已颇有文名。仲景运用精湛的望诊，发现仲宣患有麻风病，于是恳切地告诫他："君有病，四十当眉落，眉落半年而死。"令服五石汤可免。仲宣当时自觉身体一切如常，嫌他的话不中听，因而受药未服。三天后仲景又见仲宣，一望而知其"色候固非服汤之诊"，并对他提出严厉批评，王粲仍然低头不语，心中不以为然。可是二十年后，他果然眉落发病，历经一百八十七日而死，一切皆如仲景所料。仲景去古未远，博读医籍，在其《伤寒论·序》中他曾对"才高识妙"的前代医家充满了崇敬之情，自云每次读到秦越人"望齐侯之色"的神奇故事时都不能不"慨然叹其才秀也"，其实他本人又何尝不是如此呢？难怪皇甫谧为此叹道："虽扁鹊、仓公无以加（超过）也！"（语见《甲乙经·自序》）

仲景除了深究各种医学典籍外，还尽力采集民间经验，虚心向同行求教。据说当他得知襄阳同济堂有位绰号"王神仙"的名医有治疗搭背疮的经验时，便卷起行李奔赴襄阳，隐姓埋名拜"王神仙"为师，对王神仙用药施治的独到之处均用心体会，认真吸取；听说茅山清云观中有位老道用梨子治疗消渴[4]重症非常有效后，又跋山涉水，拜访老道，虚心求教。他后来收入书中的青龙汤、真武汤、白虎汤等方剂也是从道士那里收集来的。又如救治自缢的人工呼吸法，也都来自民间。他在书中对民间喜用的针刺、灸烙、药摩、粉扑、温熨、坐药、洗浴、润导、灌耳、吹耳、浸足、舌下含药等治疗方法进行了多方面的探讨，应该就是广收博采的结果。

《伤寒》之外,仲景的著作尚有《辨伤寒》十卷、《评病药方》一卷、《疗妇人方》二卷、《五藏论》一卷、《口齿论》一卷等,可惜都已失传,唯《伤寒杂病论》一书独步千古,流益无极,我们今人读仲景的书,不仅要从中借鉴他的丰富经验,更应学习他"勤求古训"、扶危救厄的伟大精神,只有这样,才是对这位伟大医家最真切的纪念!

【注】

[1] 此非《后汉书·党锢列传》中的《何颙传》,而是指《名医别录》和《太平御览》所引录的《何颙别传》

[2] 六经:中医指太阳、阳明、少阳、太阴、少阴和厥阴。

[3]"共收"句:据张灿玾、张增敏《〈伤寒〉〈金匮〉》医方考》(《上海中医药杂志》2004 年第二期)一文考证,如果算上禹余粮丸方,宋本《伤寒论》收方一百一十三首、《金匮要略》收方二百六十二首,合《伤寒杂病论》,计收方三百七十五首。今本《金匮要略》较宋本略有脱失,收方为二百五十五首。

[4] 消渴:中医病名。泛指具有多饮、多食、多尿症状的疾病。

王叔和

　　脉诊是"中医四诊法"之一,中医脉学有着十分悠久的历史,早在《周礼》中就有关于切脉诊病的记载,《内经》《难经》等古书中也有丰富的脉学内容。不过历史上有关脉学的资料曾零乱不一,极有必要进行专门的研究和整理,而王叔和正是在这方面取得突出成就的一位医家。

　　王叔和名熙,字叔和,魏晋时期山西高平人,曾任太医令。关于其生平事迹,正史无传,医书中也少见记载。只在后魏高湛的《养生论》[1]及唐人甘伯宗的《名医传》中分别记有"博好经方,洞识摄生之道,尝谓人曰:食不欲杂,杂则或有所犯"和"性度沈静,通经史,究研方脉,精意诊切,洞识修养之道"等泛泛之论,并且,高湛在书中讲王叔和是高平(今为何处有争议)人,而甘伯宗进一步断言叔和为晋太医令。目前,关于王叔和的籍贯问题有几种不同的说法:一仍高说,其他还有山东兖州人、山东鱼台人、山东东平人、山东济宁人等多种说法,各有各的道理,还有待进一步的考察。至于王叔和为晋太医令的提法,似可证其不实。叔和一名,最早见于皇甫谧的《甲乙经·序》,考皇甫谧撰写《甲乙经》,开始于魏甘露年间,约成书于公元282年,则序当作于成书前后,序中称王叔和为"近代太医令",而不称今太医令,可知王叔和不是晋太医令。晋太医令可考者为程据,自西晋受魏禅起,至灭亡都是程据一人担任,不可能为王叔和。又,《诸病源候论》论寒食散,有皇甫谧云"近世尚书何晏,耽声好色,始服此药"的记载。这位何晏,就是魏曹芳正始年间的尚书何晏。近世与近代同义,这也可作为王叔和并非晋而或许是魏太医令的一个佐证。

　　王叔和在脉学方面的最大成就是撰成了《脉经》这部我国现存最早的脉学

专著。他将魏晋以前及当代知名医家有关脉学的论述参以个人临床经验，按"百病根源，各以类例相从"（语见《脉经·序》）的方法，分列纲目，依类编排，使中医脉学走上了系统化、规范化发展的道路。

整部《脉经》共分十卷九十七篇，十万余字，内容涉及相当广泛，举凡脉形脉法定位、三关病候治宜、三部九候脉证、脏腑脉候主病、百病生死脉诀、四时损至脉证、平病怪脉辨疑、娠脉所合男女、奇经八脉病辨及古圣先贤妙诊、经典医著精论等均一一详述，包罗无遗。括其要者主要有五：第一，王叔和将纷繁复杂、千姿百态的脉象归纳为浮、沉、迟、数等二十四种临床常见、使用价值较大的脉象，生动形象地描述了每种脉的体象和指下感觉，从而使脉象的名称、定义得到统一规范。第二，书中肯定了《难经》"独取寸口"（桡动脉搏动处）的切脉方法，并对寸关尺三部的位置作了更为明确的规定，即以腕后拇指侧高骨（即桡骨茎突）所在部位为关，关前为寸，关后为尺。这一定位法给临床带来了极大便利，所以后世切脉者，大都以此为准。第三，书中论述了切脉时宜、轻重取法及六脉脏腑归属等问题，至今仍有相当的参考价值。第四，对于不同脉象所主之病和各种病症的常见脉象及证治，该书均作了切合实际的详尽描述，并对疾病预后做出预测，其中不乏精辟之论。前者比如"寸口脉浮，中风。发热头痛，宜服桂枝汤、葛根汤"、"关脉数（shuò）[2]，胃中有客热，宜服知母丸"、"尺脉沉，腰背痛，宜服肾气丸"等等；后者如"诊伤寒热盛，脉浮大者生，沉小者死"、"热病已得汗，脉安静者生，脉躁者难治"、"水病，脉洪大者可治，细微者不可治"等等。此外，书中还保留了许多古代医家及古医籍中的宝贵资料，着重辑录了扁鹊、华佗、张仲景等人有关脉象主病、脉证逆从宜忌的不同论述及其察色闻声要诀，对于研究这些医家的学术思想、整理文献典籍具有重要的参考价值。

总之，《脉经》一书全面继承了西晋以前的脉学成就，成为其中的集大成之作。它的出现，使脉学成为医林中一门独立的分支，极大促进了后世脉学的研究和发展，故而得到后世医家的高度评价，比如明代缪希雍誉之为"医门之龟鉴，百世之准绳"（语见《脉影图说》缪序），清代廖积性也赞此书"首宗黄岐，附以诸贤，参以己见，称之曰经，不为僭矣"（语见爷廖本《脉经》廖序）。唐代太医署及宋代太医局均将它列为习医的基本课程之一，后学者更是将此书奉为医界宝典、脉学正宗。此外，本书还先后传到了日本、朝鲜及阿拉伯等国，受到各处医家的重视,比如十一世纪阿拉伯伟大医家阿维森纳在其所著《医典》中就曾大量引用《脉经》资料,十四世纪波斯出版的《伊尔汗的科学宝典》一书中也特别提到了《脉经》和王叔和的名字。十七世纪以后,这部著作又被译成英、法等国文字,在欧洲广泛传播,足见此书影响之深远。

王叔和对祖国医学所做的另一个重大贡献是整理保存了张仲景的遗著《伤寒杂病论》。当年仲景此书著成时,正值兵荒马乱之年,不到几十年的时间这部宝贵的中医典籍就散失不全了。对伤寒病深有研究的王叔和不忍心看到这部伟大的医著被兵燹(xiǎn,野火)所毁,于是尽力收集仲景"旧论之散落者"(语见《医经溯洄集》),对其进行校对、编次、整理和补充,使其"撰次成叙,得为完帙"(语见《注解伤寒论》严序)。其后各代医家之所以还能读到仲景此书,实在要感谢王叔和当年的努力,正如《注解伤寒论》严器之序所云:"(伤寒论)迄今千年有余,不坠于地者,又得王氏阐明之力也。"

【注】

[1] 高湛《养生论》:语出《太平御览》卷七百二十:"高湛《养生论》曰:王叔和,高平人也。博好经方,洞识摄生之道,尝谓人曰:食不欲杂,杂则或有所犯。"但是考之汉唐史籍所载书目,并无高湛《养生论》的记载,只有张湛撰《养生要集》十卷的记载。此处高湛《养生论》或为张湛《养生要集》之误。更详细的考证可参严泽、舒秀明等《"食不欲杂"出处文献考》一文(载于《北京中医药大学学报》2013年第4期)。

[2] 数:中医指一种脉来急速、一息五至以上的脉象。

皇甫谧

皇甫谧,字士安,幼名静,晚年自号玄晏先生。安定郡(治所在今甘肃灵台)朝那县(今宁夏固原东南)人。生于东汉建安二十年(公元 215 年),卒于西晋太康三年(公元 282 年),享年六十七岁。

朝那皇甫氏是东汉声名显赫的士族显姓,自皇甫谧六世祖以来一直在朝中担任重要官职,如其曾祖皇甫嵩,汉灵帝时官至太尉。直至其祖、父两代家境才渐趋没落,祖父皇甫叔献为霸陵令,父亲叔侯仅举孝廉。

皇甫谧自幼过继给叔父为子,并随其迁居新安(今河南渑池东)。由于家庭的过度溺爱,十七八岁了依然游荡无度,不知学习,不求上进,乡人视为痴傻。叔母任氏为此十分伤心。有一次,他在外面得到一些瓜果,拿回来孝敬叔母,任氏看着盘中的果子,又望望大而无成的养子,禁不住流下泪来,凄然说道:"《孝经》上说,三牲(牛羊猪)之养尤为不孝。而孝莫大于欣亲,如今你年近二十,依然心不入正道,目不存教化。辛辛苦苦将你养大,你又拿什么安慰我的心呢?我究竟有什么罪过,使得你这么愚钝无知呀!端正品行,研究学问,自是你自己受益,我又能得到什么好处呢?"叔母言罢默默垂泪,伤心不已,平日因操劳而过早衰老的脸更显憔悴。望着这位二十年来给予自己慈爱与关切的老人,正是为了自己而沉浸在悲哀之中,皇甫谧被深深地触动了!默想以往种种行为,竟无一处值得夸称的地方,时光倏忽,弱冠在即,自己收获的却是荒唐和无知,实在愧对先祖和亲人哪!从此他幡然悔悟,决心近善向学、痛改前非。此后,他拜乡人席坦为师,开始系统学习儒业。他刻苦攻读,努力钻研,果然与从前判若两人,叔母叔父为此感到莫大的安慰。由于家境清寒,须"躬自稼穑",他不能专力为学,便常常"带经而农",半耕半读。身贫少书,无力多买,他就想方设法,广为借阅。陋室简屋中、田间地头上处处留下他勤奋读书的身影。通过数年不懈努力,遂"博综典籍百家之言"。伴随着学识增长,皇甫谧心志日渐高远,个性也变得"沉静寡欲"。乡人见皇甫谧鸡声灯影,满腹经纶,却不事功名,便劝他修名广交、崇接世利,免得一生潦倒、埋没田间。他却认为"食人之禄者怀人之忧",难免要扰精耗神,不若摆脱名利的牵挂,修身全道,自得其乐为好,因作《玄守论》以答之。在读书过程中他领略了无穷的乐趣,在挥毫畅叙中他又找到了自身的价值,因而决心效法先贤隐士,安贫乐道,毕生以治学著述为务,故自号玄晏先生。(事见《晋书·皇甫谧传》。下同)

皇甫谧四十岁时,叔父的原配任氏早亡,续娶的婶母也于这年去世。所幸后母之子已加冠成人,可以独立支撑门户,于是皇甫谧回归故里,返还本宗,依旧是过着一卷经书,两袖清风的日子。长年"耽玩典籍,忘寝与食",使他得了个"书淫"的雅号。人们感于他过分用功,怕影响到他的身体,便好心地加以规劝,他总是淡然一笑,说:"朝闻道,夕死可矣。"苦读之余,他还勤奋笔耕,所编著的《帝王世纪》十卷(见《隋志》)、《年历》六卷(见《新唐书·艺文志》)、《朔气长历》(见《通志·艺文略》)、《高士传》六卷(见《隋志》)、《逸士传》一卷(见《隋志》)、《列女传》六卷(见《隋志》)、《玄晏春秋》二卷(见《旧唐书·经籍志》)、《韦氏家传》三卷(见《旧唐书·经籍志》)、《鬼谷子注》三卷(见《隋志》)和《郡国记》(卷数不详,见《太平寰宇记》)等著作以及所写诗、赋、诔、颂、论等文章,在社会上广为传播,深受好评,他本人也早已成了知识界赫赫有名的学者,在经学和史学界享有极高的声誉。

皇甫谧生活在一个特殊的时代背景下。他生于东汉之末,长于曹魏,死于西晋,在其六十余年的生涯中,经历了三次政权交替。其间,纷争不已,战乱不休,吏治腐败,疫病横行,造成人口大量死亡,土地大片荒芜。目睹这些社会惨状,皇甫谧痛心疾首,感慨万分,这更加坚定了他隐居不仕、不与统治者同流合污的决心。然而随着声名日隆,皇甫谧不可避免地成为统治者网罗的对象。魏曹奂景元元年(公元260年),相国司马昭征召皇甫谧等三十七人入京,"同命之士莫不毕至",皆拜官赐爵,唯士安不行。此前魏郡曾召其为上计掾,又举为孝廉,也皆不应。乡亲戚友或以错失良机为惜,或以忤逆世情为虑劝其应命,皇甫谧不为所动,并以宾主问答的形式作《释劝论》以申其志。其中,他以苏秦、张仪、廉颇、乐毅、公叔痤、孙膑、范蠡、屈原等先贤名臣与其所辅君王盛衰更迭、荣辱交替的史实来说明"君无常籍,臣无定名"这一残酷的道理,显示了他对历史的深刻洞察力,也曲折表露了他不愿问津仕途的重要原因。此后,晋武帝慕其大名"频下诏敦逼不已",十来年间先后征召他为"贤良方正""太子中庶子""议郎""著作郎",司隶校尉刘毅也请其为"功曹",均被他托词借病、婉言相拒,仅于晋太始四年(公元 268 年)表奏武帝,借书一车以满足不断求知的欲望。

皇甫习医,起于四十岁以后。他的一生,经历了两种重大考验。对于荣华富贵,他视若浮云,轻松推却;而另一种考验则要沉重许多。在归宗的第二年,也就是四十二岁时,他突然得了风痹症,先是全身各处呈游走性疼痛,关节不灵,活动不便,进而半身不遂,右脚偏废,耳朵也聋了,病困简直像约好了似的接踵而至,使皇甫谧难以招架,痛不欲生。为挽回"躯半不仁"的苦境,五年后他又误服"寒食散",结果适得其反,加重了病情。在燥热的逼迫下,他隆冬也须裸坦食冰,暑夏更是如炙如焚,加上咳嗽喘逆、浮气流肿、四肢酸重,真是行不能举步,卧不能起坐,睡不能安床。精神和肉体倍受煎熬下,他感到生不如死,曾想以结束生命的方式求得解脱,幸亏有位叔母发现,及时劝止。叔母责备他道:"你身为儒人,有父母在堂,怎能轻易言死,况且读书正是为了明理,你饱读诗书,当知历史上多少志士仁人生平坎坷,遭遇曲折,经受重重打击,却没有向命运低头,比如左丘明双目失明,身陷无边黑暗;司马迁身历腐刑,遭受奇耻大辱;孙膑双膝被残,心怀深仇大恨,他们都曾苦闷彷徨,甚至想一死了之,但是挫折之后,他们都战胜了脆弱,变得更加坚强,终于取得种种不朽业绩而名垂青史。以史为鉴,你也该振作起来才是呀!"一番话引起他深刻思考:是啊!自古英才多磨难,在病魔面前自己怎能表现得如此脆弱!如今虽是体困身残,却仍然有手可以握卷执笔,有眼可以观花赏月,有口可以讲经论道,有脑可以体会思考嘛!疾病是令人痛苦的,却不能夺走人生所有的欢乐,自己为什么不能接受命运的挑战,变得振作起来呢?最初的激愤渐渐平息,皇甫谧又成了以前的皇甫谧。病痛的折磨、误药的教训使他深感一个男儿纵有堂堂七尺之躯,若不知医事,也不过是无用的"游魂"。从而发奋研究医学,希望能像扁鹊、仓公、华佗、仲景一样成为一代名医,医人医己,有裨于社会。于是他克服了常人难以想象的困难,勤力不息,"集揽经方,手不释卷,遂尽其妙"(语见

《古今医统大全》),犹透悟于针道,对于针灸文献的整理做出了重要贡献。

皇甫谧在研究针灸过程中发现《素问》《针经》《明堂孔穴针灸治要》这三部医学典籍同时论述针灸之道却"文多重复,错互非一"(见《甲乙经·自序》。下同),于是他根据三部书的不同内容,分类归纳加以改编,"使事类相从,删其浮词,除其重复,论其精要",于公元282年编撰而成《黄帝三部针灸甲乙经》,简称《针灸甲乙经》或《甲乙经》,为后世的针灸学确立了规范。

该书共十二卷(《四库全书》本作八卷),一百二十八篇。卷一主要论述人体的生理功能。卷二论十二经脉、奇经八脉之循行、主病及骨度分寸。卷三列周身654腧穴、主治及检穴法。卷四议诊法。卷五言针灸大法,详述九针的形状、长度、作用及针刺补泻手法、禁穴、禁忌症等。卷六以阴阳五行学说论述人体生理、病理等有关问题。一言以蔽之,以上论述的是祖国医学的基础理论和针灸学的基础知识。从卷七至卷十二则为临床治疗部分,共载内、外、妇、儿各科病症150余种,列腧穴主治近千条,从而奠定了针灸治疗学的基础。

在书中,皇甫氏首倡分部依线取穴法,将头、面、项、胸、腹四肢等划分为35条线路,对《内经》的十二经循经取穴法进行了重大改革,为临床针灸取穴带来了极大方便。另外,他在针灸手法上也多有发挥,比如补泻迎随手法的应用等。全书内容丰富,系统连贯,既总结了晋代以前的针灸疗法,又多有发明,汇聚了作者自身的临床经验,在我国医学史上占有重要地位,在针灸学发展史上也起到了承前启后的作用,后世如唐代甄权《明堂图》、孙思邈《千金方》、王焘《外台秘要》、宋王惟一《铜人俞穴针灸图经》、明杨继洲《针灸大成》、清廖润鸿《针灸集成》多宗其法,准其书。

《针灸甲乙经》也是一部重要的医史文献,保存了古代医学中很多宝贵资料。书中引用的三部医典,《明堂孔穴针灸治要》已经亡佚,《素问》《灵枢》流传至今也有许多错讹之处,《甲乙经》较早、较完整地保存了这些医籍的资料,所以成了复原《明堂孔穴针灸治要》及校勘《灵枢》《素问》的重要参考。

总之,《针灸甲乙经》是一部具有重大参考价值的中医理论典籍,对晋以后中医学的发展具有深远影响。三百多年后,此书又漂洋过海,远传日本、朝鲜、法国、德国及东南亚等国,成为学人研究针灸学的主要参考书,今天的国际针灸学会还把它列为必读之书。

《甲乙经》之外,在医学方面,皇甫先生还撰有《依诸方撰》一卷(见《隋志》)、《论寒食散方》二卷(见《隋志》引《七录》)及《内经仓公传》(见《郡斋读书志》)等著作,可惜如今多已亡佚。

文、史、医外,皇甫先生在教育方面也成绩显著,他的门人中诸如挚虞、张轨、牛综、席纯,才华超凡,志趣不俗,出而为官,皆为晋代名臣。

西晋太康三年(公元282年),皇甫谧病逝于朝那。生前他曾作《笃终篇》论葬送之制,内中反映了他对于生死大事、丧葬之礼的许多真知灼见。他认为:人死后"神不存体,与气升降,尸不久寄,与地合形。形神不隔,天地之性也;尸与土并,返真之理也。今生不能保七尺之躯,死何故隔一棺之土?"而且他还奉劝欲行厚丧的生者:"如令魂必有知,则人鬼异制,黄泉之亲,死多于生,必将备其器物,用待亡者。""如其无知,则空夺生用,损之无益,而启奸心,是招露形之祸,增亡者之毒也(指盗墓)。无异于戮尸地下,重伤死者。"所以《易经》所云"古之葬者,衣之以薪,葬之中野,不封(不积土为坟)不树(不种树以标其处)",才是最为理想的丧葬方式。文后他明确表示,自己死后,"不设棺椁,不加缠敛,不修沐浴,不选新服,殡含之物,一皆绝之",只需幅巾束发,故衣着体,粗席裹尸,麻系两头,挖坑十尺以埋,土与地平即可。告诫子孙无信卜筮,无拘俗言,无立神主,无须墓祭,丧服家居,设祭百日可止。后来其子童灵、方回遵其遗嘱,将他薄葬于张敖家堡[2]。

观玄晏先生一生,身世坎坷,多灾多病,弱冠始学,大器晚成。病困不能摧其志,贫贱不能夺其乐,富贵不能动其意,俗趣不能扰其心。一生博览群籍,广著众书,于文、于史、于医多有建树,他的顽强、他的勤奋与他的才华和业绩,使一代代的人深受感动与激励。人们在其家乡为他立起一座贤人祠,时至今日,每每有后人来到祠中,追忆着玄晏先生的种种往事,缅怀想象着他的音容笑貌,想那神态之中,一定兼含了仙风道骨与大智大慧吧!

【注】

[1] 汉制,每年年终各县长官将该县户粮田等出入编为计薄呈送郡、国,郡守、国相汇编后再呈送中央考核,称为"上计"。凡入京执行上计的人员,概由地位较高的掾使充任,故称"上计掾"。魏晋沿袭了这一制度。

[2] 一作张鳌坡。据《大清一统志》所载,其墓在甘肃灵台县西北十里。

葛　洪

　　对于熟悉历史的人来说，葛洪并不是一个陌生的名字。他既是两晋时期道家门庭中赫赫有名的炼丹家，又是医学史上大名鼎鼎的医药学家，还是留名于古代科技史上近代化学的前驱，一生十分奇特地集迷信的行为动机与客观的科学发现于一体，成为一个集褒扬与贬斥于一身，是是非非令后人深思慨叹的人物。

　　葛洪，字稚川，丹阳句容(今江苏句容县)人。约生于晋武帝太康三年(公元283年)，卒于晋哀帝兴宁元年(公元363年)。他的祖父葛系是东吴名臣，历任吏部尚书、大鸿胪、光禄勋、辅吴将军，封寿县侯，有"经国之才"的美称；父亲葛悌仕吴时曾任中书郎、廷尉平、中护军，吴平入晋后为邵陵(今湖南邵阳市)太守，"以孝友闻，行为士表，方册所载，罔不务览"(见《抱朴子外篇·自叙》。下同)葛洪为悌幼子，对他而言，衣食无忧的日子没过多久，十三岁时父亲就去世了，战乱流离中，家道急剧败落，以至于篱落垣缺，室敝屋漏，饥寒困悴，度日维艰，一家人只好"乘星履草"，躬执稼穑。

　　然而，家庭的不幸、生活的磨难并未瓦解葛洪读书向学的决心。家里穷得连必要的学习用具都没有，他就"躬薪卖之，以给纸笔"。夜读无灯，他又想出燃薪代灯的方法用以照明。对于每一张来之不易的纸，他都倍加爱惜，总是正正反反充分利用，直到写得密密麻麻、"人鲜能读"为止。为了练字与省纸兼顾，他还捡枝为笔，以地为书反复练习。家中累遭兵火，先人藏书也渐至一空，视书为命的葛洪"农隙之暇无所读"，常负笈徒步，四处求借。有时为寻书问义，他不远千里，崎岖跋涉，期于必得。在后来所写的《抱朴子外篇·勖(xù 勉励)勤》中他自述当时读书之勤："孜孜而勤之,夙夜以勉之,命尽日中而不释,饥寒危困而不废,岂以有求于当世哉,诚乐之自然也。"就这样,葛洪博读书册,究览典籍,成长为一个以儒学知名的青年学者。

也许是过早告别了官府少爷的生活,饱尝了世态炎凉之苦,作为名门之后的葛洪,身上没有一丝一毫世家子弟的遗风习气,相反在外人眼里,他的个性和行为倒有着许多"古怪离奇"的地方。两晋时俗,清谈之风盛行,讲究名士风流,社会贤达、知识名人在人们心目中享有很高声誉,士子多以结交为荣。而葛洪虽然满腹经纶,却秉质木讷,拙于言辞。他既不善清议,也不以名士自居,对名人的概念也十分淡漠,《晋书·葛洪传》说他在余杭山上曾亲遇当时名气很大的何幼道、郭文举,竟然不做攀谈,仅四目相对、"目击而已"。葛洪天性又十分耿直,他不事权贵,痛恨弊俗,不慕豫亲之好,不结浮杂之交,"故巷无车马之迹,堂无异志之宾",权豪之家即使比邻而居,他也"莫或相识"。对于常人而言,嬉戏玩乐、适时放松是人之常情。而葛洪却终日扶笔案头,闭门守静,无所爱玩,"不知棋局几道、樗(chū)蒲(一种失传的古代博戏)齿(即骰子)名"(语见《晋书·葛洪传》。下同)。时人斗鸡逐狗、走棋玩牌作各种游戏,他都视若无睹,有时被人强迫观看,也是木然呆立,"有若昼睡",丝毫不感觉有什么乐趣。他在生活上一直非常节俭,质朴天成,始终不以享受为乐事,当时人的装束"或忽广领而大带,或促身而修袖,或长裙曳地,或短不蔽脚",进行着各种变化时,他却"冠履垢敝,衣或褴褛,而或不耻焉",并且对于时装的频繁变化感到十分不解,由此可见他与世俗的格格不入。他的居室常是庭院荆棘丛生,屋阶遍生杂草,他也不以为意。

正因为他性钝口讷,自甘清苦,不事功名,默然自守,人们都称他作"抱朴之士",葛洪也自认不讳,索性以"抱朴子"自号。

联系葛洪成名后的具体情况来看,他的"见素抱朴"尤为可贵。他少时曾学过射箭及刀戟杖术,晋惠帝太安年间(公元302年—303年)流民石冰起兵反晋,吴兴(晋郡,治所在今浙江吴兴)太守顾秘为义军都督,与周玘等人率军征讨,于是檄召葛洪为将兵都尉,进攻石冰别部,取胜后迁为伏波将军。石冰平后,葛洪则"不论功赏,径至洛阳,欲搜求异书以广其学"。后来眼看兵事纷起,天下已乱,遂南下广州(晋时约统有今两广地域),投奔刺史嵇含(嵇康之孙),为其参军。及含遇害,仍避居南土多年,东晋之后方还故里。在这许多年中,因为当年平叛有功,又"才堪国史",荣华富贵屡屡向他招手。比如东晋元帝司马睿登基以前曾做过丞相,先礼聘葛洪为掾(古代属官的通称),"以平贼功"又赐爵关内侯。东晋成帝司马衍咸和年间(公元326年—334年),司徒(三公之一,位等丞相)王导又召补葛洪为主簿(州郡辅官,职掌簿书),转升司徒掾,迁咨议参军(掌谋划)。东晋史学家、文学家干宝在元帝时以佐著作郎之衔领修国史,素慕葛洪之才,荐其为散骑常侍(掌表诏,往往预闻要政),领大著作(史官名,专掌修史)。对于这些别人求之不得、找上门来的官儿,葛洪一概是辞而不就,弃如敝屣(本段见《晋书·葛洪传》)。

从这些漠视俗利的种种举动中,我们已不难看出道家思想对葛洪的影响。还在早年,他就曾拜曾祖葛玄葛仙公的弟子郑隐为师,悉得其炼丹秘术、胎息大法。后来又师事南海(郡名,治番禺,今属广州)太守、上党(郡名,今属山西)人鲍玄(即鲍靓,字太玄)。鲍玄见他笃学而有操守,十分器重,不仅以女妻之,而且尽传其图谶预占之学。道家有关修身养性、清静无为的思想和他的天性很好地结合起来,从而成为他牢不可破的处世原则。葛玄及弟子郑隐属于道家中的神仙丹道派,受此熏染,葛洪最为着迷的就是道术中的炼丹术。炼丹术起源于先秦战国时期。当时的燕齐方士为迎合统治者"长生不死"的愿望,吸取民间的冶金技术,发明了专以炼制长生不老的"灵丹仙药"为目的的炼丹术。秦汉以后丹术逐渐发展,道家对其极尽渲染夸张之能事,并传下不少所谓秘籍。对此葛洪投入了大量的时间和精力进行研究,他承袭了早期的炼丹理论,成为古代炼丹术承前启后的集大成者。

用我们今天的眼光来进一步探寻葛洪思想发展的轨迹,就会看出他由圣贤之徒一变而为慕道求仙之士绝非偶然。

首先,葛洪生当一个政权更迭频繁、社会动荡不安的时期,思长言短的他熟知历史,也喜欢思考历史,尤其东吴、西晋的兴亡更能引起他的切肤之叹。回溯孙权当年,文韬武略,英豪盖世,金戈铁马中才挣下东吴这片锦绣江山。可他死后才二十五年,孙皓已成末世之君,素车白马、肉袒面缚(亡国之礼)向西晋俯首称臣。而在司马昭父子苦心经营下才建立起来的西晋又何曾太平?先是"八王之乱",后是"五胡举义",只有半个世纪,匈奴兵的铁骑已踏遍洛阳。之后司马睿偏安江南,建东晋于南京,统治者内斗不休,不思光复。大地主封山占水,门阀制度愈演愈烈,不仅普通百姓无以聊生,即便庶族官吏也倍受欺凌。其次，葛洪本人曾由贵乍贱，饱尝世态炎凉；身为南人，又深受北人歧视。所有这些兴衰存亡沉浮不定的变迁、贫富贵贱荣辱有别的安排，又岂是常人所能料定？观察、思考着这一切，葛洪渐渐对这动荡黑暗、纷乱扰攘的红尘浊世失去了信心，于是他由最初的儒道兼修而为独重道学，幻想通过修道成仙来摆脱人世间的一切烦恼，于清虚玄远的仙境尽享优悠放逸、宁静祥和、自由自在、随心所欲的快乐生活。为此，他如饥似渴地收集、研究了大量道家宝卷、仙家秘籍，书中果然告诉他仙境天国是有的，关键在于得道升仙；成仙的方法也是有的，关键在于不怕辛苦，持之以恒。葛洪越读向往越深，越读信心越足。有感于人生苦短，时不我待，他迫切希望将炼丹的方法投入实践。于是约在咸和五年(公元 330 年)四十多岁时，久隐不仕的葛洪主动向成帝请官，要求到盛产丹砂的交阯郡(治在今越南东京州)句漏县(在今越南北境)去做县令。得到批准后，他率领着子侄徒辈等一批"志同道合"的成仙"发烧友"启程南下。无奈行至广州时，刺史邓岳坚留不放，并极力向他推荐位于增城、博罗两县境内的"风水宝地"罗浮山。葛洪听说罗浮山高三千丈，长八百里，有洞周回五百里，景色优美，物产丰富，倒也差强人意，于是带领众人隐居山中，从此过起了艰苦卓绝的炼丹生涯。他们蓬屋陋户，敝衣粗食，栉风沐雨，历暑冒寒，将所搜集到的仙丹大药的炼制方法一网打尽地试验了一遍。然而千回又百转，春去秋复来，整整折腾了二十多年，葛洪也没能见到半点金丹大药的影子，不得不带着无尽的遗恨离开人间。当然他的肉身没有羽化登仙，而是很正常地入土为安。

可是，悲剧并没有结束。葛洪大半生执迷于道术，生前将自己的仙道思想和研究炼丹之术、导养之法的许多"宝贵经验"详加论述，著入书中，致使遗患无穷。后世因受其书蛊惑，步其后尘从而枉费时间、断送性命的代不乏人，比如有雄才大略的唐太宗就死于丹毒。

然而，事物都有两面性。有道是"有心栽花花不活，无心插柳柳成荫"。葛洪炼丹没有炼出什么名堂，而由此带来的"副产品"却"身价百倍"。

首先，炼丹合药的过程中，葛洪做了大量的化学试验，掌握了不少化学方面的技术并将它们记录下来。他曾以号命书写下一部最能体现他思想体系的代表著作《抱朴子》。书分内、外两篇：《外篇》五十卷言"人间得失，世事臧否"；《内篇》二十卷，主要讲"神仙方药，鬼怪变化，养生延年，禳邪祛祸之事"。

其中《金丹》《黄白》《仙药》三卷专讲炼丹合药,集中反映了当时已取得的化学成就。如《金丹》云:"丹砂烧之成水银,积变又还成丹砂。"说明葛洪已观察到硫化汞受热分解出水银,水银和硫磺不断加热又变成硫化汞的现象。《黄白》中讲道:"铅性白也,而赤之以为丹;丹性赤也,而白之以为铅。"即把铅加热,使变为橘色的黄丹(Pb_3O_4),再把黄丹加热,又使其还原成铅。说明他已知道某些金属的氧化还原现象,发现了化学反应的可逆性。又说:"以曾青(即硫酸铜、胆矾)涂铁,铁赤色如铜……外变而内不化。"这表明葛洪已熟知铁与铜盐的置换作用。他用以炼丹的矿物也比前人增加了许多,计有铜青、丹砂、水银、雄黄、矾石、胡粉、黄铜、云母等二十二种。中国道家炼丹术后来远传阿拉伯,又由阿拉伯传入欧洲,成了近代化学的远源,葛洪作为这方面的先萌,自然功不可没。

其次,葛洪认为炼制"金丹大药"的工作是烦琐而艰巨的,求仙的道路是曲折而漫长的;加上生活劳苦、疾病侵袭,许多方士中道夭亡,炼丹半途而废。所以,为了健康地活到"成功"的那一天,葛洪一向十分重视医药卫生知识及养生之术的研究并成为这方面的专家。研究中,他有感于仲景、华佗及百家众方混杂繁复,有求难得,故而收异辑遗,撰成《金匮药方》一百卷(一作《玉函方》,现已失传),均分别病名,按类编排。后来又虑"周、甘、唐、阮"(语见《肘后备急方·序》)诸家各作《备急》,既不能穷其病状,兼多珍贵之药,非贫家野店所能立办,于是精选《金匮药方》中救急、常见、简要、实用的部分编成一部具有临床诊疗手册性质的《肘后救卒方》。其中所记诸方采自民间,历试有效;所用药物,多不出垣篱之内,顾盼可具,即须买者,也为贱价草石,所在皆有,体现了葛洪为贫苦患者着想的良苦用心。称为"肘后",意思是书可悬于肘后,随用随取。此书在流传过程中曾经陶弘景、杨用道增补而易名为《肘后备急方》,简称《肘后方》。

《肘后方》现存八卷七十三篇。一至四卷是"内病",包括中恶、心腹痛、伤寒、时气、中风、水病、发黄等急性病;五至六卷是痈疽、疮疥、耳目等"外发病";第七卷是虫兽伤、中毒等"他犯病";第八卷则是百病备急丸散及牲畜病等。全书卷帙不多,但内容丰富,所述疾病种类很多,几乎包括了临床医学各科,成为标志两晋南北朝时期医学发展高度的代表作。

作为"备急",书中首先介绍了对于卒中(中风)、昏迷、暴死、急腹症等危病的简易救急法。如他介绍的用指甲掐压患者"人中穴"或灸其"承浆穴",用半夏研成粉末吹入患者鼻中或将干菖蒲捣制成丸置于患者舌下等救治昏迷病人的措施行之有效,流传至今。

葛洪承袭了祖国医学注重预防的优良传统,他提出的以朱砂和雄黄进行消毒或在疫病流行时服用某些药物以增强抵抗能力的防病措施十分可贵,简便易行。

他还非常重视食疗。对于脚气病,他首倡以富含维生素 B 的大豆、小豆、牛奶等组方进行治疗;对于水肿与腹水病人,他提出要"常食小豆饭,饮小豆汁,鳢(lǐ,乌鳢)鱼佳也"且"勿食盐"。书中集中介绍了羊肉、胡燕、鸭子、蛋黄等一批富于营养价值且具有治疗作用的食物,为病人较为合理的进餐提供了参考。

在治疗手段上,葛洪除药物、针灸、按摩之外还介绍了冷敷、热敷、醋疗、水疗等方法。理论方面,他的"伤寒、时行、瘟疫三名同一种耳,而源本小异"的观点对后世的温病研究也有一定影响。

不过,此书尤其引人注目之处在于葛洪对某些传染病的详细描述。比如他说:"比岁有病时行,乃发疮头面及身,须臾周匝,状如火疮,皆载白浆,随决随生。不即治,剧者多死。得差后,疮瘢紫黑,弥岁方灭。"并指出这种由"恶毒之气"所致之病是东晋建武年间(公元 317 年)由南方战俘传入的,故名"虏疮"。这些文字成为世界上对"天花"的最早记录,比阿拉伯医学家雷撒斯要早五百多年;对相当于肺结核一类的鬼注、尸注,葛洪除记述其低热、慢性消耗性症状外,还明确指出了它"乃至灭门"的传染性;又云沙虱(又称恙虫)"水陆皆有,其新雨后及晨暮前,跋涉必著人,……其大如毛发之端,初著人便入其皮里,其所在如芒刺之状,小犯大痛,可以针挑取之,正赤如丹,著爪上行动也,若不挑之,虫钻至骨,便周行入身,其与射工相似,皆杀人",对于沙虱病(恙虫病)的昆虫媒介"红恙螨"的形态、习性、传染途径、临床特点、预防方法及预后等均作了准确论述,比美国医生帕姆关于此病的记载早了一千五百多年;又说人被"瘈(zhì)犬"(疯狗)咬伤时,"杀所咬狗,取脑傅之,后不复发",这种由葛洪所首先记载的原始免疫方法足可视为近代免疫思想的先声;又论马鼻疽说:"人体上先有疮而乘马,马汗,若马毛入疮中,或但为马气所蒸,皆致肿痛、烦热,入腹则杀人。"可见对此病的症候及传染途径已有清楚认识,而欧洲人直到

1781年至1889年间经过马鼻涕试验后才得知此病病源。葛洪的这些重要记述充分反映了当时我国医学界在某些传染病的认识领域中所达到的领先于世界的水平。

对于葛洪在化学及医学方面的贡献，任应秋先生在其《通俗中国医学史话》中有一段恰如其分的评价，他说："葛洪不仅是医学史上首屈一指的传染病专家，也是药物化学史上承前启后的重要人物。纵然他当时炼丹的目的，是想长生不老，但因炼丹而发明的多种化合物，实为研究药物化学的最早形式。现在祖国医学外科，普遍地使用升丹和降丹两种药品，也就是葛洪炼丹术的遗留。"

葛洪一生发奋于学，精勤不懈。他博闻深洽，学冠江左；著述宏丰，富于班马。除上面提到的书外，据《晋书》所录，尚有碑诔诗赋百卷、移檄章表三十卷，《神仙》《良史》《隐逸》《集异》等传各十卷，又抄《五经》《史记》《汉书》、百家之言、方技杂事成三百一十卷，且"凡所著撰，皆精覈是非，而才章富赡"（语见《晋书·葛洪传》），由此称葛洪为文学家和史学家实属当之无愧。其他见于阮孝绪《七录》《隋志》《旧唐书·经籍志》《新唐书·艺文志》《通志·艺文略》《宋史·艺文志》及《正续道藏》之中的书籍，或为葛洪亲著，或为后人伪作，更是不计其数。《晋书》作者赞扬他"贱尺宝而贵分阴""谢浮荣而捐杂艺""穷九丹之秘术""总百代之遗编"，确可为盖棺论定之语。

如今，一千六百多年过去了，地处东江之滨的罗浮山依然如当年一样云雾起伏、美如仙境，葛洪炼丹洗药的遗迹犹存。登临其处，缅思古人，我们惋惜葛洪曾有过的荒唐行为，也感佩于他勇于吃苦的惊人毅力，更被他多方面的学识和成就所折服。他的一生带给后人的是绵绵无尽的思考。

褚 澄

褚澄字彦道,河南阳翟(今河南禹州)人,生于东晋义熙十年(公元414年),卒于南齐永明元年(公元483年)。享年69岁。

当初东晋时,澄父褚湛之曾娶妻始安公主,公主死后,纳侧室郭氏,生子褚渊褚颜回。入宋后复娶刘裕第五女吴郡公主,生子褚澄。颜回事君孝谨,深得其爱宠,故湛之去世时,褚渊被立为嫡子。褚澄成年后娶文帝女庐江公主为妻,封为驸马都尉。哥哥褚渊死后,褚澄以一万一千钱从招提寺赎回高帝赐赠哥哥的白貂坐褥,改做为裘衣和缨带,又赎回褚渊的介帻犀带和所乘黄牛以为纪念,可见其兄弟二人感情之深。由宋入齐后,他任吴郡太守。南齐永明元年(公元483年)他被御史中丞袁彖所参,免官禁锢。见恕后升为侍中,领右军将军,以处事勤谨著称,不久卒于任。褚澄有女为南齐东昏侯萧宝卷皇后,故而永元元年(公元499年),萧宝卷追封他为金紫光禄大夫。

褚澄一生历官清要,兼通晓医术,善治各种疑难杂症,大凡久病痼疾经他疗治多能回春转安,《齐史》赞之"望色辨证投剂如神,与卢扁华佗比肩"(语见《褚氏遗书》"跋褚氏遗书后")。

齐高帝(萧道成)建元年间(公元479年—482年)褚澄做吴郡太守时,有位叫李道念的人因公事到吴郡拜见他。刚一照面褚澄便惊呼:"观君面色似有重病缠身,不知可有此事?"道念闻言,神色黯然地说:"太守手眼果然不俗。小人确于五年前罹患冷疾,几年间多方求治,却至今不愈,为此已吃尽苦头。"褚澄听罢点点头,将道念的面色又望了一望,然后示意他坐下,主动为他诊脉,之后告诉道念说:"君病既非冷疾也非热病,像是吃白煮喜蛋过多所致,可速取紫苏一升煮服,当有所吐。"李道念如言而行,果然吐后病愈(事见《南史·褚澄传》)。

又一次,高帝爱子豫章王萧嶷(yí)患病,也是久治不愈。高帝为此忧心忡忡,烦恼不安,竟以大赦天下的方式祈求"因仁得福",当然,这不会有什么效果。后来听说褚澄精于岐黄之术,且得名医杨淳传授秘方,忙召他入宫看视,褚澄稍稍治疗,便妙手回春,高帝龙颜大悦,遂擢升褚澄为左民尚书(事见《褚氏遗书》丁介跋》)。

相信褚澄先生生前妙治如神的医案尚有许多,可惜随着时光流逝已湮没无闻,不过,俗话说:窥一斑而知全豹。仅此二例我们已不难想见褚澄先生当年医术之精妙。不仅如此,他于医学理论及药物方剂方面也甚有研究,颇具发明。《七录》中说他曾写《褚氏杂药方》二十卷,只是今已失传;《河南通志》又载其曾撰《医论》十篇,世称《褚氏遗书》,如今尚存。

《褚氏遗书》成书于公元483年,共一卷,分为受形、本气、平脉、津润、分体、精血、除疾、审微、辨书、问子十篇,偏重于基础理论的阐述,发挥人身气血阴阳之奥。如认为阴阳二气之行昼夜不息,有一偏则病随之生;书中分人身为五体:耳目鼻口阴尻为窍,臂股指趾为肢,双乳外肾为关,齿发爪甲为余,枝肢旁跂为附,并强调五体的保健;其论脉之寸关尺三部,左右上下的位置及所属脏腑与传统说法相反,诸如此类见解均不见于他书。书中论治疗考虑到情志因素及生活习惯的不同,认为"寡妇僧尼,必有异乎妻妾之疗",实乃发前人所未发;指出"吐血、便血、饮寒凉百不一生,尤为千古之龟鉴。"(语见《四库全书总目》)论制剂认为"独味为上,二味次之,多品为下",提倡单方;论运气则指出"气难预期,故疾难预定,气非人为,故疾难预测,推验多舛,拯救易误",告诫医师治病时千万小心从事。在《精血篇》及《问子篇》中,褚澄还明确地提出了晚婚晚育的主张,他说:"合男女必当其年。男虽十六而精通,必三十而后娶,女虽十四而天癸至,必二十而嫁。皆欲阴阳完实而交合,则交而孕,孕而育,育而为子,健壮强寿。"(语见《褚氏遗书·精血篇》)就是说,男女仅仅发育成熟,并非婚配佳龄,只有男女阴阳之气充盛完实,才能生育健康后代,这些主张在早婚成俗的当时显然十分可贵;而《审微篇》和《除疾篇》则提倡防微杜渐、预防为先的观念,重视流行病和传染病的防治,提醒医家治病不仅要关注病人本身,还要留意他所处的群体和环境。

《褚氏遗书》书前有后唐清泰二年(公元935年)萧渊的序,说此书系黄巢起义时期据盗墓发冢者所弃字碑上的内容转刻而来,因此有人即疑此书为萧氏伪托之作,《四库全书提要》更疑为宋人所著。然而我们说,不管此书是不是褚澄所著,它所包含的价值都不容置疑,而褚澄不管写未写《褚氏遗书》,也都不影响他在杏林中占有一隅春色。

【注】

[1] 介帻犀带:帻是古代一种有耳的头巾。耳长者称介帻。犀带即嵌有犀角的腰带。

徐嗣伯

　　徐嗣伯[1]，《南齐书》作徐嗣，字叔绍，南北朝时期南齐著名医家，出身于医学史上赫赫有名的杏林世家，为南朝刘宋时濮阳（疑指南濮阳，今江苏境内）太守徐熙曾孙。

　　徐熙，字仲融，东晋至南朝东莞（今山东莒县）人. 他先寄籍于丹阳（故城在今安徽当涂县东丹阳镇），后隐居于钱塘（故治在今浙江杭州）秦望山（在今杭州市南十二里），徐家与医结缘的历史即发端于此。据《南史·张邵传》记载，徐熙住在秦望山时，有位道士经过他的处所求饮，走时送给他一个葫芦，并且说："君若能教子孙以道术救世，必有善报。"徐熙开瓢视之，里面竟是一本名为《扁鹊镜经》的秘籍宝卷，欣喜之余似有所悟，于是潜心研习，力求甚解，由此登堂入室，渐精医道，后来竟至名震海内。徐熙生子秋夫，"弥工其术"，尤以针道见长，以至于"秋夫疗鬼"的传说广为播扬，流传至今。其后，秋夫生子道度、叔向，也都精通医业。尤其道度，足有残疾仍力学不怠，宋文帝刘义隆曾命他乘坐小轿入殿为诸皇子疗疾，无一不验，因而被封为兰陵[2]太守，他的医技与杜道鞠的弹棋（一种博戏）、范悦的诗、褚欣远的书法、褚胤的围棋被宋文帝并称为"天下五绝"。再后道度生子文伯，叔向生子嗣伯、成伯，皆精于祖业。

　　徐嗣伯与父祖们一样，均以医见仕，历任正员郎、诸王府辅官等职，尤为临川（今属江西省）王萧映所重。其医术远遵黄、扁，近承祖业，加之以力学，殊可谓出神入化，一生上治权贵，下救黎民，疑难杂症、多年痼疾经手而愈，虽其今存医案仅五六则而已，然而嗣伯善以奇招异治取胜的风格仍给人留下深刻印象。我们不妨将这些医案列叙于下并评述于后，由此具体感受一下嗣伯医道之高、治疗之妙。

据李延寿《南史·张邵传》记载,当时,有位直阁将军叫房伯玉,清河绛幕(清河郡属县绛幕,故城在今山东平原县西北)人氏,果敢而有将略,因身染疾病、外现寒症而服用五石散,不料十来剂药入腹后,不仅无益,反添病情,怕冷的感觉变本加厉,即便炎夏酷暑也常须裹以复衣(即夹衣)。嗣伯应邀赴诊后告诉房将军,他所患并非寒病而实为伏热,非待冬月以水发之不可。到了这年农历十一月,冰雪频盛,嗣伯如约前来治病,事先他表情严肃地问房伯玉:"将军可是久为疾病所苦?"伯玉答说:"是!"又问:"一次苦与一生苦,孰苦?"伯玉答曰:"长痛不如短痛!"嗣伯点头,再问:"我所用治法虽然愈病,只是冷彻骨髓,不知将军可否忍受?"伯玉朗声笑道:"身为将军,不免征战沙场,死都不怕,何惧冷哉!""好!"嗣伯表情豁然开朗,昂然说道:"那么将军请晓谕家人仆从,治病时须悉听徐某人安排,不得从中作阻。"房将军如言布令后,治疗开始。嗣伯先让伯玉解衣坐于户外石凳上,由两位精壮男丁从两旁将其按住,然后命人提来冷水一桶一桶从头顶浇下。伯玉蹙眉闭目,咬牙坚忍,二十斛(十斗为一斛)后,房将军竟口噤气绝。家人见状,果然放声痛哭,请求停止浇水,嗣伯喝令家丁将家属撵至房中并守住出口,训令有敢谏止者杖之不赦。又尽水百斛后,伯玉竟然苏醒过来,但觉背上彭彭(彭彭:盛多貌)有气,俄而起坐喊道:"怎么一向惧冷,现又热不可当,请先生饮我冷水!"嗣伯端水与之,竟一饮一升,病症也随之消失。从此体热充盛,寒冬腊月仍然单衣单裤,身体也日益壮硕。例中所谓"五石散",由紫石英、白石英、赤石脂、钟乳石、硫黄等五种石药炮制而成,以其服后发热宜冷食,故又名"寒食散"。魏晋间因名士何晏、裴秀倡服而一时成风。石之为害,病理则为热中,表现则形症各异,比如魏晋名医皇甫谧服石不当,致使"隆冬裸袒食冰,当暑烦闷",是为热症现于外者;本案患者病本伏热,又服散湿中,使热闭于内、阳郁于中而不达于表,因而出现畏寒肢冷的表象,是为热于内而外现寒症者。治此伏热倘用寒凉直拆,病与药捍格不受,难以奏效。嗣伯的高明之处,首先在于辨证精审,其次在于治法奇绝。治疗时间选在冬三月,大概因为此际阳气潜藏于内,既少耗散,又可自内达外引邪外出;治疗方法选用冷水浇身,大概因为患者邪热久积于内,非体表冻馁而不能散发。治疗中,病人初时毛孔闭合、卫气藏内、口噤寒战以抵御外寒,多浇则卫气固护不住,体表卫阳之气耗尽于是气绝昏迷;此时若停止施治则内邪不出,前功尽弃,唯其浇水不止,令表阳大衰,则真元之气外济,内蕴邪热与命门真火乃能大发动,外散阳分;醒转时病人之所以"背上彭彭有气",是因为背部是督脉所行之处,而督脉总督一身之阳,所以命门真火挟热邪外出,首现于督脉之地,继则遍延全身。可见嗣伯此举,不唯旷古奇治,亦且深合医理,故能拔除病魔,予人健康。整个过程中,病人初冷难耐,继而气绝,家属环泣请止,众人忧心忡忡,当此情形下,嗣伯不为所动,坚持施治,终致伏热外出,病原透现,此中除须透察病情外,更须过人胆识,案中嗣伯的诊治魄力确实令人叫绝!

另外,在《南齐书·褚渊传》中载有一则与上例情形约略相似的病案,说是一位"伧(cāng)父"[4]冷病积年,重茵累褥、床下设火犹嫌不足。嗣伯应诊后断为火热症,也于寒冬之际令其裸坐石上以水冷浇之,病人身上水汽环布,蒸腾如雾,次日便行动如常,所苦消失。

有一年春天,徐嗣伯出南篱门赏春游玩,忽听近旁一间由粗竹席搭成的屋子中传出呻吟之声,嗣伯惊道:"闻此声病已甚重,过二日不疗必死!"于是循声往视,见是一位老妇人卧病在床。老妇听明嗣伯来意后落下泪来,说自己已患病多日,体痛难忍,然而家贫如洗,无力治病,撩其衣,但见遍体黑斑。嗣伯见状闻言,深觉怜悯,急回家取药煮汤,得汁斗余亲送令服。服后老妇痛势愈甚,跳叫投床者不已。不久,病体黯黑处皆拔出肉钉,长约寸许。嗣伯又用药膏为她涂抹疮口,三日后即平复,嗣伯这才告诉老妇人所得之症为"钉疽(jū)"[5]。

对于嗣伯的医术,《南史》曾以"妙理通灵,盖非常所至,虽古之和、鹊,何以加兹"一语为赞,上案中嗣伯闻声察病、望体识症,不仅功力非凡令人叹止,且其惜贫怜弱之心也毕现无遗,诚可谓德艺俱佳的一代良医!

【注】

[1] 徐嗣伯事迹并见于《南史·张邵传》和《南齐书·褚渊传》。前者作"徐嗣伯",后者作"徐嗣"。清代陈梦雷等所纂《古今图书集成·医部全录·医术名流列传》亦作"徐嗣伯"。本篇内容和引文除注明外,皆出处《南史·张邵传》。

[2] 兰陵:晋时故城,在今山东省枣庄市东五十里,南朝宋时移治昌虑,在今山东省滕县东南六十里。

[3] 正员郎:正谓正员,员郎即员外郎。此处员外郎与正员相同,不是额外添派的人。

[4] 伧父:南北朝时南人讥骂北人的话,意为鄙贱之夫。

[5] 钉疽:一种疔疮。症见局部焮肿剧痛,按之坚硬,如钉着骨,破溃后恶血淋漓,为极可怖之症。

陶弘景

　　陶弘景,字通明,丹阳秣陵(丹阳郡属县秣陵,故治在今江苏南京西南)人,一生历经南朝的宋、齐、梁三个朝代,为历史上著名的药物学家和道教学者。陶氏出身官宦世家,其先祖本是冀州(古九州之一)平阳(今山西临汾,尧的故都)人,陶唐尧帝之后。十三世祖名超,汉末避乱渡江,始居丹阳。祖父陶隆,曾任宋王府参军。善骑射,好读书,兼通药性,常行救人之善,后因功封晋安侯。父亲陶贞(一作陶真或陶贞宝)亦美风仪,娴骑射,善隶书,博涉子史,且深解药术。曾任建安王刘休仁侍郎、南台御史,与刘宋宗亲刘秉交善。入齐迁孝昌(今湖北孝感辖内)县令。母亲郝氏,信奉佛教,于南朝宋孝建三年(公元456年)夏至日生下了陶弘景。

　　也许得益于家庭环境的熏陶,弘景"幼有异操"(语出《南史·陶弘景传》。下同),聪明好学。四、五岁时,就经常以芦杆为笔,在炉灰中学习写字,六岁便能书写条幅,字体可观。七岁习儒,著文立意,颇有风范。十岁时陶弘景偶然得到一本葛洪写的《神仙传》,昼夜研习,读得如痴如醉,对修仙养生之事暗生向往,就此埋下了日后隐居求仙的宿根。

　　长大后的陶弘景,修形广额,疏眉朗目,神仪明秀,风骨飘逸,每每外出,路人多目随手指,赞叹爱怜。此时的陶弘景精棋道、善鼓琴、工草隶二书,且"读书万余卷",堪称青年才俊,与当时名士刘俣(yǔ,刘秉次子)、江敩(xiào)、褚炫共味而食,同车而游,时号"升明(南朝宋顺帝年号)四友"。正当陶弘景对未来充满憧憬之时,发生了一件对他而言影响深远的事情。当初明帝病危时,因太子刘昱年幼,曾命萧道成、袁粲、刘秉等人为顾命大臣。刘昱死后,刘准即位，是为宋顺帝。顺帝是刘昱的弟弟，当时才八岁左右，骠骑大将军萧道成为辅政大臣，权倾朝野，引起司徒袁粲、尚书令刘秉的不安，遂密谋起事反萧，不料走漏风声，事败被杀。刘秉的三个儿子也被下狱处死。因事情发生在石头城（古城名。故址在今江苏南京清凉山），史称"石头城兵变"。这一年是升明二年（公元478年），陶弘景二十二岁，他悲愤交加、不顾安危地掩埋了刘俣三兄弟。为笼络人心，萧道成对袁粲、刘秉余党并未深究，一年后，萧道成篡宋建齐。入齐后，陶贞被引荐为孝昌县令，陶弘景也做了诸王侍读，可是因为和刘秉父子的过往交情，高帝萧道成及其后武帝萧赜（zé，深奥）并不信任陶弘景，二人执政的十余年里，他虽然才华超拔，却一直担任诸王侍读、秘书一类差事。武帝时，他曾苦心"拜表献颂"，武帝也只是在他丁母忧[1]三年后加授"奉朝请"[2]的虚职。受职后，陶弘景怏怏不乐。他在给堂兄的信中写道："大概我也就四十左右做个尚书郎，出为浙东一县令，粗赏山水，又该年迈辞官了。往昔之志，以为易如反掌，可现在都三十六了，才做到奉朝请，前程已知，不如早去。"

永明十年（公元492年），弘景求为县宰（即县令）不成，次年遂辞官归隐。十多年来，他身在朱门，却闭影息交，唯以读书治学为务，但他的人品和才华却赢得了尊重。离京那天，众人纷纷赶来饯行，一时车马充道，帷帐四设，为宋、齐以来，从未有过的盛事，武帝也御赐束帛、茯苓、白蜜等物供其服食。

那么，陶弘景准备去哪里呢？据《南史》记载，建元三年（公元481年）陶弘景的父亲"为妾所害，弘景终生不娶"。彼时"石头城兵变"在陶弘景心中犹有余痛，政治的凶险、人世的无常使他常感悲凉，而慈父惨死又使他震惊于人心的险恶，就此对女性有了成见，发誓不近女色，终生不娶。三年后的永明三年（公元485年），陶母郝氏辞世，她生前笃信佛教，对弘景影响颇大。两次丁忧后，陶弘景孑然一身，却也再无亲情牵挂，所以他并未返乡。齐都建康（今江苏南京）以东的句容县附近有座草木茂美的句曲山，周回约一百五十里，奇峰秀壁，风光绮丽，山中有闻名天下的天然溶洞，名曰"金坛华阳之天"，传说是神仙住过的地方。陶弘景辞官后便来到这里，于山中筑馆为居，开始了修道生活，并自号"华阳陶隐居"。此后，他一面从东阳（郡治。治所在今浙江金华一带）孙游岳学习道家符图经法，一面遍历名山，寻访仙药，合和炼丹。孔子曾说："知（智的古字）者乐（yào，喜欢）水，仁者乐山。"（语见《论语·雍也》）而陶氏山水两爱,这便是智仁兼备了。据说他身形轻捷,涉险无碍,每经涧谷,必坐卧其间,吟咏盘桓,不舍离去。尝对门人话及往事,深幸当年求禄不成,才有此逍遥自在。当时东阳郡守沈约,爱其志节高尚,多次写信招请他,他都不予接受。

南齐永元初年(公元 499 年),弘景在句容山上造了一座小楼,楼高三层,三檐四簇,玲珑剔透。他独自一人住在顶楼,弟子居中,宾客住在一层,往来应酬之事,唯一家童传递而已。他本来精于骑马射术,晚年皆不乐之,唯喜听人吹笙,又爱听松风,遂于庭院周围遍植松树,自此每当山风吹来,松涛作响,便情不自禁翩然起舞,怡然自乐。有时又独游泉石,与大化同乐,望见者每以仙人目之。

不过,虽是隐居,陶弘景与门阀士族、故旧知交仍有书信往来,因知山外大事。公元 502 年,梁武帝萧衍篡齐称帝,改国号为梁。他早年曾与弘景交善,在灭齐过程中,陶弘景又令弟子戴猛进献图谶(chèn,验;预言),帮助他制造舆论,因此萧衍即位后,对其恩礼有加,书问不绝,曾御赐鹿皮巾,还赠他黄金、朱砂、曾青、雄黄等道家炼丹之物。之后尤以不足,又多次厚聘他出仕,弘景不忍直言,便画了一幅双牛图交于使者。图中一牛散放水草之间,悠然自得;一牛著金笼头,旁有一人执牛鼻绳,以杖驱之。武帝见图后哑然失笑,说:"此人真是无所不作,大概欲学庄子做曳尾之龟吧,又岂有可致之理?"诏请之事于是罢议。然而,每逢国家有吉凶征讨大事,无不遣使咨询,一月之间常有数信,弘景遂被时人称作"山中宰相"。

天监四年(公元 505 年),陶弘景移居到积金东涧。前后四十来年的隐居生涯中,由于他善导引,精养生,能辟谷,因而年至八十还神清气朗,貌有壮容。那时梁简文帝萧纲尚为南徐州(今江苏丹徒)刺史,钦其风素,将其召至后堂,陶弘景一身葛服,翩然来见,与萧纲畅谈数日而去,自此文帝对其敬异之至。弘景平日虽以道士自居,又精丹鼎符箓之学,却也乐闻佛教。晚年因梦佛老授其《菩提记》,乃亲往鄮(mào)县(故城在今浙江鄞县东)阿育王(印度王名)塔自誓受五大戒,法号曰"胜力菩萨"。以陶氏一生来看,他的思想和活动,与葛洪有许多相像之处,只是不如葛洪儒家思想浓厚。如果说葛洪是以道教为主的儒道合一论者,那么陶氏就是以道教为主的佛道合一论者,二人在当时的士大夫统治者中各具一定的代表性。

梁武帝大同二年（公元 536 年），陶弘景八十一岁，他自感亡年将近，因作《告逝诗》一首，不久便无疾而终。终前嘱令弟子：不须沐浴，不须棺椁，只须身着旧衣，裹以两层草席薄葬即可，弟子们遵嘱而行。因弘景终身未娶，堂兄遂以己子松乔为其嗣，在其死后为执孝礼。武帝闻讯叹息不已，诏赠太中大夫，谥曰"贞白先生"。

据《南史》《梁书》二史称，陶弘景为人圆通谦谨，出处冥会，心如明镜，遇物便晓，言无烦舛，有亦随觉。他尚异好奇，顾惜光阴，"一事不知，深以为耻"。平生涉猎的学术领域十分广泛，对于阴阳五行、风角星算、山川地理、方图产物、医术本草、炼丹铸剑、音律书法都有深入的研究。比如他曾以算推知前朝历法节气，虽硕学通儒亦不能悟。又曾造浑天象一台，高三尺左右，地居中央，天转而地不动，发动机关，则天与地相会合，制作精巧之极，可称为古代的天文测量仪。又如中大通（公元 529 年—534 年）初年，他向武帝献过自铸宝刀两把，一名"善胜"，一名"威胜"，被朝廷视作佳宝。

陶氏所善既杂，又性喜著述，因而一生写下了许许多多内容丰富的书籍，仅陶翊《华阳隐居先生本起录》录入的就有《学苑》一百卷、《孝经》《论语集注》十二卷、《注尚书毛诗序》一卷、《老子内外集注》四卷、《抱朴子注》二十卷、《太公孙吴书略注》二卷、《古今州郡记》三卷、《帝王年历》五卷、《玉匮记》三卷、《七曜新旧术》二卷、《占筮略要》一卷、《算数艺术杂事》一卷、《合丹药诸法式节度》一卷、《本草经集注》七卷、《肘后百一方》三卷、《效验施用药方》五卷、《集金丹药白要方》一卷、《服草木杂药法》一卷、《灵方秘奥》一卷、《服气导引汉》一卷等三十六种之多。陶翊为弘景先生的从子（侄子），所记应该比较可靠，而其他见于史志目录者尚有三十余部，其中托名伪撰者当不在少数，但仅凭陶翊所录各种，也足以令人惊叹陶弘景先生治学之广、著述之丰了。可惜的是，除了《本草经集注》《肘后百一方》《养生延命录》《华阳陶隐居集》及《古今刀剑录》之外，其他多部著作都已散失了。

陶氏书中有许多医学著作，他在我国医学史上的突出贡献表现在药学领域。当时，我国最早的药典《神农本草经》传至南北朝时期，因辗转传抄，内容已混乱不堪，或三品杂糅，或冷热舛性，或草石不分，或虫兽不辨，"且所主治，互有得失，医家不能备见"（见《本草经集注·自序》）。有鉴于此，弘景先生遂投入精力，将《神农本草经》中的三百六十五味药物仔细整理和校订，并从《名医别录》中又选出三百六十五种药物补充进去,结合别家及自己的用药经验,撰成了一部《本草经集注》,不仅对《神农本草经》作了一次全面整理和提高,也是继《神农本草经》之后对我国药物学的又一次大总结。概括说来,陶氏此书的成功之处体现在以下几点:

首先,他将《神农本草经》的三品分类法改进发展为玉石、草木、虫兽、果、菜、米食、有名无用等七类。这种按药物自然来源分类的方法,较之原来原始的上、中、下三品分类法自然要科学许多,既便于检索,又利于医家掌握药性,因而在以后的一千多年间一直为后世本草类著作所沿用。另外,他还总结归纳了一份"诸病通用药表",将常用药物按病分作八十多类,如治风通用药有防风、防已、秦艽、芎䓖等,治黄疸通用药有茵陈、栀子、紫草等,使临床处方用药时尤易检索,开后世按药物功用分类之先河。

其次,陶氏在书中对药物的性味、效用以及形态、采集、鉴别、炮制、贮藏等问题都有新的论述。他非常重视药材质量对药效的影响,批评了当时"众医睹不识药"(语见该书。下皆同)"皆委采送之人",使药材"真伪好恶莫测"的现象,强调地道药材的重要。又因《神农本草经》对于药物酸、苦、甘、辛、咸五味的鉴定,多由五行之理推测而来,有许多与实际不相符合之处,故此,陶弘景主张医家应重视药性,而不要盲从药味。他把药物的药性更细致地分为寒、微寒、大寒、平、温、微温、大温、大热八类,特别注重药性的寒热,使人们对于药性的认识有了进一步的提高。此外,他还规定了丸、散、膏、丹、汤、酒的制作规程,考订了古今药物的度量衡,统一、细分了称量药物的斤两标准,在我国本草学发展史上做了许多影响深远的工作。

再次,陶氏一生深受葛洪影响,几乎穷其半生在实践葛洪的炼丹方法,从而对制药化学有着独到的研究,发展了无机化学知识。比如,他已能明确区分出水银的生熟,指出生的是天然产的水银,熟的是人工炼制朱砂所得;他还清楚地说明了汞剂现象,指出水银"能消化金、银,使成泥,人以镀物是也",不仅说明了金、银两种金属能够和水银合成汞剂这种化学现象,同时又对这类汞合金可塑性强、能够镀物的用途做了首次介绍。他还记录了硝石与水硝的鉴别方法,指出:"以火烧之,紫青烟起,云是真硝石也。"这里说的真硝石显然是硝酸钾(KNO_3),燃烧时会冒出紫青色的烟,而烧水硝(即硫酸钠)却不会如此。这个方法和近代分析化学用以鉴别钾盐和钠盐的火焰分析法大体相同,远在一千四百多年前,陶弘景就掌握了这种鉴别化学药品的科学方法,实在是一项了不起的发现。

此外,陶氏所增药物中,除了有枇杷叶、芦根、豆豉等一类常用药,还有花槟榔、葱、蒜、檀香、乳香、苏合香等外来药品,说明他对国外有效药物的收集和研究也十分注意。体例上,他以朱笔书写原经的内容,而以墨笔书写新添的内容,使古今有别,一目了然,显示了他学术态度的严谨和周密。此举也为后世王冰校勘整理《素问》所依循。

陶弘景一生虽隐逸高蹈,却并不脱离群众,《本起录》中陶翊说他,每过穷村僻壤,必四处走访村民,扶贫恤寒,拯危救急,朝夕无倦,且与人为善还不欲人知,显示了高尚的良医之德。为解决偏远地区百姓的医药问题,他还对葛洪的《肘后救卒方》及其未尽之处做了慎重考证和修改,写成了一部急症救疗手册——《肘后百一方》,这一举措同样反映了弘景先生关心民瘼的可贵品质。

【注】

[1] 丁忧:亦称"丁艰",古代指遭遇父母丧事。早在周代我国就形成了子女要为父母守丧三年的丁忧丧俗。而官吏若任职期间父母去世,必须解官离职,返回原籍,为父母守孝三年。彼时若去世的是母亲,称"丁母忧"。

[2] 奉朝请:上古时期诸侯春季朝见天子叫朝,秋季朝见为请,因称定期参加朝会为奉朝请。后世多用以安置闲散官吏,以示优待。

姚僧垣

  姚僧垣,字法卫,吴兴武康(今浙江德清县,属吴兴郡)人。生于南齐永元元年(公元499年),卒于隋开皇三年(公元583年),一生历经南齐、梁、西魏、北周及隋五个朝代,因仕于北周时间较长,故史称其为北周人。《周书》《北史》均有其传,宋人郑樵的《通志》及明人徐象梅的《两浙名贤录》等书也多载其事迹,为南北朝时名闻大江南北的著名医家。

  据《周书·姚僧垣传》记载,姚僧垣是三国时吴太常卿姚信的八世孙,曾祖姚郢为刘宋员外散骑常侍[1],封五城(县名,故城在今四川中江县东)侯;父亲名菩提,仕梁为高平(今阙,在江苏境内)县令,因为久遭疾患,开始留心医药并渐成名家,他常应武帝(公元502年—547年在位)召请讨论方术,言多会意,故而颇受礼待。

  僧垣出生于这样一个累世为宦之家,有着良好的学习环境,加上聪慧好学,从小学业就十分突出,博通洽闻之处非常人可比。尤其他久好文史而不拘于章句之间,商略古今,多有创见,广为当时学者所推重。后来父亲菩提因病去世,僧垣居丧尽礼,于二十四岁时传承家业。

  那时,当君位者仍是武帝萧衍,他多才多艺,不仅于文学、佛学、乐律、书法上各有所长,而且对岐黄之术一直深有所好,起初是与菩提先生常相探讨,后闻僧垣学名,遂召入禁中当面请益,僧垣对答如流,毫无滞碍,令武帝大为称奇。中大通六年(公元534年),僧垣被武帝任为临川(郡名,治临汝,故城在今江西临川县境)王萧正义之左常侍(为国王侍从),从此开始步入仕途。武帝大同五年(公元539年),又移任骠骑将军、庐陵(郡名,故治在今江西吉安县东北)王萧续(衍第五子)之田曹参军(指参军中冠以职名者);四年后加领殿中医师。此前,有位皇室贵戚得了积症,一直医治无效,僧垣于是奉旨赴视,一番治疗后,病人终获痊愈。回来复命时武帝询问情况,僧垣详细汇报了从病人生病到自己进行治疗的整个过程,连病人病势轻重变化的具体时间都记得一清二楚。武帝听后感慨地说:"爱卿用意绵密乃至于此! 怪不得每每手到病除,朕曾因前代名贤多好此术,从而每加留意,恒事研习,自觉颇识治体,今闻卿说,才算是大开眼界矣!"于是转升僧垣为太医正,加文德(镇名,在今广东封开县东北)主帅,直阁将军(宿卫宫殿的领兵官)。不过,萧衍虽然非常欣赏僧垣的医术,但身为一国之君,又久治医药,有时也难免自作主张。有一次,他因为发热想吃大黄[3],僧垣听说后赶忙劝阻说:"大黄虽是快药,然而陛下年事已高,不宜轻用!"武帝不听,坚持服用,果然导致病势危笃,后经诸医全力抢救才化险为夷,事后当然非常后悔没听僧垣良言苦劝。太清元年(公元547年),僧垣又转迁镇西将军、湘东王萧绎(武帝第七子)的中记室参军[4]。

当时北方尚有北魏一国,为鲜卑族拓跋氏所建,于公元439年灭北凉,统一了北方。后政权改为元氏,仍称魏国。至孝武帝元修时,皇权不振,元修屡见逼于权臣高欢,遂西逃长安投奔关西大都督宇文泰,历史上称为西魏。高欢便另立元善见为帝(孝静帝),徙都于邺(今河北临漳县北),史称东魏。东魏有位司徒行台名叫侯景,拥众十万,专制河南。公元548年侯景反魏降梁,被武帝封为河南王,不久他又率部反梁,兵围建业(今江苏南京)。这时,僧垣本来不在君侧,看到局势危急,心中十分焦急,于是抛妻别子赴难勤王,梁武帝深受感动,当即授他为戎昭将军[5]并迁湘东王府记室参军。后来台城失陷,武帝被幽,僧垣随百官逃散,奔至吴兴见到郡守张嵊(shèng)后,各述城陷经过,二人料定武帝凶多吉少,不禁抱头痛哭。很快,侯兵大军压城,又攻至吴兴,血战累日后郡城失守。叛军入城后,到处烧杀抢掠,僧垣东躲西藏了好一阵,终于被侯景大将侯子鉴的属下抓获。幸亏子鉴久知僧垣大名,一直深相钦慕,听说抓的人正是他,忙命解缚相请并殷勤款待,僧垣遂得以免去一劫。公元550年,因武帝遇害,太子萧纲嗣位,是为简文帝。僧垣听说后,告别子鉴,返回南京。这简文帝与僧垣原是故交,早在他做东宫太子时,就因敬慕僧垣忠良敦厚、学博术精而礼遇有加,一年四季,夏伏冬腊,每有赏赐,所以再次见到僧垣,十分高兴,遂又加授中书舍人一职。中书舍人是专门掌管诏诰制敕的显宦,权任极重,由此可见简文帝对僧垣的倚重。孰料世事无常,简文帝在位仅只一年,就被侯景所害。不到两年间,连亡二君,僧垣为此悲痛不已,黯然四顾,茫茫然似无所归,只得沿江北上广陵(故城在今江苏扬州市东北),复投子鉴而去。

公元551年侯景杀简文帝自立为帝时,梁镇西将军、湘东王萧绎正兼任荆州刺史一职,镇守江陵(今湖北江陵县)。闻讯后,即派部下陈霸先、王僧辩率大军分道讨诛侯景,侯景兵败逃亡,被部下杀死,这场使长江下游地区遭受极大破坏的"侯景之乱"方告平息。萧绎于是即梁帝位,建都江陵,是为梁元帝。元帝登基不久,即召请僧垣赴荆州,并授任晋安王萧方智(元帝第九子)府中咨议参军[6]一职。这时,僧垣已经五十三岁了,堪称饱经世事,阅历丰富,医术更是炉火纯青。例如元帝曾患心腹疾病,召诸医会诊,大家都认为龙尊之体不可轻用峻剂,宜进服平药渐事调理,可望痊愈。僧垣却独出己见,力排众议,认为元帝脉洪而实,明示积食不化,非大黄峻下不治。元帝从之,服汤后果下宿食而愈,一时很为自己当初的明智选择而庆幸。需要说明的是,中医临床中对于大黄这种药材,因其性味苦寒,药力峻烈,历来有当用而不避乎高年、产妇之时,又有不当用即使少壮也须谨慎之诫,何去何从,全在医者认证无讹并于用量多少及煎服方法上权衡消息。将此医案与前述"武帝病热"一案比照来看,同服一物,一劝一止,一愈一危,僧垣医术之超乎他人之上者一目了然!

然而,良医可以愈病却难以救世,僧垣一向熟知历史,尤善于以古鉴今,加之历宦多年,目光老辣,于政事颇能洞悉。他在对时局进行了一段时间的观察之后,开始感到忧虑,曾私下对故友说:"观此形势,虽于大乱之后暂归平静,然而朝廷如今任用非才,致使纲纪废弛,政事混乱,我怕祸败即在不久,为今之计,不如闭门谢客,静观时局变化。"朋友听后嘴上不说,心下窃笑,深不以此为然。

然而,后来发生的事情却证实了僧垣的预断。前文提到,魏孝武帝为高欢所逼西投宇文泰。可他哪知,离了狼群又入虎穴,这宇文泰早有问鼎代魏之心,孝武帝落在他的手里结局可想而知。不久,宇文泰便迫不及待地将其毒死,并于公元535年立南阳王元宝炬为傀儡皇帝(文帝),自封丞相、太师,独揽了大权,并派燕国公于谨、中山公宇文护领军五万,南下攻梁,克其都江陵(今湖北江陵县),元帝遇害身亡,僧垣的预言不幸成为现实。当城破在即、众臣四散之际,僧垣却坚持随侍在元帝一旁不离左右,只是后来为军人所止,方泣涕而去。想到君国多故,屡遭动乱,自己五十五岁的人三历失君之痛,疲于奔命,僧垣不禁悲从中来,泪落沾襟。

动荡中,僧垣因身怀起死回生之术,再次受到北魏显贵的注意,先是被宇文护请至营中,后又为燕国公于谨所召,宇文泰听说后也"遣使驰驿征僧垣(语见《周书·姚僧垣传》)",于谨却固留不放,对使者说:"请你回复太师,我今年老体衰,久病缠身,幸得姚参军,望与之偕老。"这番话正说出了僧垣之所以为权贵争相礼聘的原因,从一个侧面反映了他医术之奇。使者回报后,宇文泰忌惮于谨勋德隆重,于是罢手。此后十几年中,姚僧垣因故国已亡,只得随侍在于谨府中。

公元555年,于谨赴长安,僧垣因同行而入魏;两年后,宇文泰之子宇文觉篡魏建周,自封孝闵帝,姚僧垣又入北周,被封为小畿伯下大夫[7]。当时,北周军政实权早已落在升任大冢宰的宇文护手中,宇文觉心有不甘,密谋杀护,事泄后反被所杀。之后,泰子宇文毓被立为帝,是为明帝。不久,护又杀毓,改立其弟宇文邕为帝,是为武帝。武帝鉴于前事,深感危机,遂于建德元年(公元572年)与群侍密谋,乘宇文护入宫见太后时将其击杀于宫内,收回了大权。十几年来目睹宫廷内的流血斗争,姚僧垣触目惊心又无可奈何,然而,作为良医,他却凭借高超医术治愈了许多重病笃疾,给患者带来久违的健康。

比如原来宇文泰帐下有位亲信名叫伊娄穆,他于周武帝保定四年(公元564年)赴金州(治所西城,在今陕西安康县)任刺史,后来不幸得上怪病,自感由胸至脐似有三匝箍缚,两脚缓纵不复自持,汤剂薄贴不知用过多少均不见效,于是特地返京请僧垣诊视。僧垣见他上有束缚不舒的异常感觉,下有两足迟缓不得自持之病,推测当是肺热叶焦、肺失宣降所致,因而考虑治疗上应相应从清宣肺热、滋其化源入手,若能使其上焦如雾开达、津液下行、筋脉得养,则束感必除;上缚一除,中缚、下缚自会相继解除。于是处以宣肺之剂,伊刺史初服一剂,上缚即解;次服一剂,中缚复解;又服一剂,三缚悉除。只是两脚疼痛加剧,仍然挛缩无力。僧垣见状高兴地对伊刺史说:"恭喜大人愈病有日矣!如今气液宣发,末梢得养,久闭不通的络脉才会因脉道不畅而疼痛。不过,筋膜多日失养,不可能一旦通畅,只需合散一剂,使稍得屈伸,待霜降时分自会痊愈!"及至九月伊娄穆果然如言起行。[8]

再如大将军、襄乐公贺兰隆之康复也拜僧垣所赐。襄乐公原本有气疾,后增水肿,喘息奔急,坐卧不宁。按症推测当属今天临床上所云由慢性肺疾引起的肺心病左心衰竭,施治应以益气强心、回阳镇纳之剂,若误用降气发散之剂,则立见败亡;而当时贺公所请医家恰认为病由肺气壅塞所至,劝其服用理气降气的决命大散。幸亏贺公因症重惜命,疑信难决,便去请教姚僧垣,僧垣当即否决大散而另处方剂并劝其急服,结果一剂气通,二剂病除。

天和元年(公元 566 年),僧垣因屡有治功又德高望重而被武帝宇文邕加封车骑大将军[9]、仪同三司[10]。其间,同朝为官的两位大将军先后患病,僧垣准确地预测了他们的病情。一位是乐平公窦集,因为暴感风疾,陡然发作,以致精神错乱,不省人事;另一位是永世公叱伏列椿,虽然早被痫病所苦却仍然能够坚持朝谒。所以于谨便对僧垣发表意见说:"虽然乐平公与永世公俱得痫疾,但照我看来,永世公病势较轻,不知先生意见如何?"僧垣听罢摇摇头说:"自来病有深浅,时有克杀。乐平公虽困,终当保全;永世公虽轻,却不免一死,即使华佗再世,也无能为力呀!"于谨听了,非常吃惊:"怎么会这样呢?那么,先生说的必死,当在何时?"僧垣叹了口气,肯定地说:"不出四个月,永世公必有噩耗传来。"后来叱伏列椿历治无效,果然如期而亡,而窦集服了僧垣配制的汤药散剂之后,却一步步获得了痊愈。按今天的说法,乐平公的症状类似中风或类中风病,外症虽然较重,但如能顺利度过急症期,即可延年不死;而永世公病痫多时,本已阴血内耗,再加天时相乘,脾败必亡。只是,事后评说容易,而在病发当时,能够不被外症轻重所惑、准确把握病情者,却非深通医理、洞察隐微者不可。

北周武帝天和三年(公元 568 年),于谨去世。六年(公元 571 年),僧垣移迁遂伯中大夫[11]。

建德三年(公元 574 年),武帝生母、文宣太后卧病不起,一时医巫并请,杂说纷纭。武帝委决不下,于是将僧垣召至内殿同坐,恳切地说:"太后如今病势不轻,众医都说无虑,朕人子之情,先生可以想见,而君臣之义,重在无所隐瞒。朕请先生来,是想听听实情到底如何?"僧垣听罢望着武帝叹了口气,答道:"臣本无听声视色之妙,不过事医多年而已,准之常人而言,窃以为忧惧。"武帝闻言,不禁潸然泪下:"姚公既然决之矣,知复何言!"不久,太后果然驾崩。其后,武帝以僧垣术高而笃诚,加授他为骠骑大将军、开府仪同三司,并免去他每日朝谒之礼。

上文提到北魏孝武帝西奔后,权臣高欢另立元善见为帝,史称东魏。后来高欢次子、齐王高洋杀元善见自立为王,建国号齐,史称北齐,控制着今山东、山西、河南及辽西一带地方。高洋在位十年,肆行淫暴,滥杀无辜,致使民怨沸腾,传至后主高纬,政权已是岌岌可危。北周建德四年(公元 575 年),即北齐高纬武平六年,宇文邕率兵六万,讨伐北齐。据《北史·周武帝本纪》所载,大军自七月壬午日出发,经二十一天,至八月癸卯日开始进入齐境,四天后克齐汤阴(今河南孟津县东)大城,继而攻其小城,不料激战正酣时刻,宇文邕忽然疾病缠身,先是口不能言,次又目不能视,最后竟一足短缩,不能行走。大军原地待命,情形十分尴尬。当时随军诸医自然是紧急会诊,僧垣诊视后认为武帝诸脏俱病,不能并治,而军中之要,莫过于言,于是处方进药,首先恢复了武帝的语言功能;次又治目,恢复其视觉;最后治足,恢复其行动能力,及至返程华州(今陕西华县),武帝已基本痊愈。考之史料,自武帝发病至其初愈仅历半月左右,病情之严重、症候之复杂与疗效之迅速、显著形成鲜明对比,僧垣先生医术之奇令人称绝,他也因此被加授华州刺史一职,不过仍随侍宫中,不必赴任。那年他七十六岁。

宣政元年,即公元578年,僧垣先生已是年届八旬的耄耋老人,因此奏表辞官,请求归隐,武帝优诏许之。然而就在当年,武帝行幸云阳(郡名,故治在今陕西泾阳县北三十里)时再次卧病,于是急诏僧垣赴诊。内史柳昂见武帝病势笃重,私下婉转地询问僧垣道:"陛下胃口已多日不佳,不知先生诊其脉候如何?"僧垣听罢面现愁容,长长地叹了口气,说:"天子上应天心,或许非凡愚所能料及;只是常人如此,万无一全。"不久,武帝果然因病去世,其长子宇文赟(yūn,美好)嗣位,是为宣帝。

宣帝初在东宫时曾为心痛所苦,后经僧垣精心治疗而获痊愈,因而一直对僧垣心存感激,即帝位后,自然恩礼有加。有一次宣帝问僧垣:"朕常听先帝呼先生为姚公,可有此事?"僧垣答道:"臣蒙圣恩,确有此事。"宣帝于是慨然说道:"当初这样称呼,只是尚龄尊齿之辞,非为贵爵之号。朕如今要将虚称变为现实,为卿建国开家,使子孙永业。"于是封僧垣为长寿县(故城在今山西隰县北)公,领邑一千户,册命当天,还赐赠金带、衣服等物以示恩宠。

宣帝在位仅一年,即传位于太子阐,自称天元皇帝。阐谥号为静帝,年号初称"大象"。大象二年(公元580年),僧垣升迁太医下大夫后不久,宣帝(天元帝)得病,渐至沉重,僧垣奉命宿值侍疾。宣帝吃力地指指僧垣,对隋国公杨坚说:"朕今日性命,全靠此人。"当时僧垣已知宣帝症候危殆,必不全济,因而答道:"臣荷恩久重,唯思效力。只恐怕庸短不逮,哪敢不尽心尽意!"说罢,忍不住流下泪来。宣帝注目额首,不再言语,至五月,宣帝去世。自从建德三年(公元574年)至此,姚僧垣先后断定太后、武帝、宣帝不治皆验,尤其武帝驾崩时年仅三十六岁、宣帝仅二十二岁,在君权至上、臣子动辄获罪的时代,对此等青年、壮年皇帝胆敢口出不吉之言,预断不治,若无十分把握是万万不可轻言的,由此足可想见僧垣先生在医道方面的深厚功力!

静帝嗣位后,又迁僧垣为开府仪同大将军。大象三年(公元581年)二月,相国杨坚废阐称帝,建国号隋,改元开皇。开皇初年(公元581年),僧垣被隋文帝杨坚封为北绛郡(故治在今山西翼城县东南)公。两年后,这位杏林名宿与世长辞,享年八十五岁。身后朝廷不仅赠其本官华州刺史,又追封荆、湖二州刺史。二子姚察、姚最遵其遗命不敛朝服而衣之白袷(古未仕者之服)入棺,灵上也仅置香奁(陶制的随葬明器)、日设清水而已,贵为公爵却薄葬如斯,由此可见僧垣先生欲以清白示人的良苦用心;况且,僧垣先生一生高龄遐寿、历经五代,看惯了沧海桑田、江山易姓,胸中早已廓朗如空、归于平淡,所以那些高官厚禄、荣华富贵在他眼中又能有多少分量呢?

《周书》作者于本传文末写道:"僧垣医术高妙,为当世所推。前后效验,不可胜记。声誉既盛,远闻边服。至于诸蕃外域,咸请托之。"他乃"搜采奇异,参校征效者,为《集验方》十二卷,又撰《行记》三卷",并行于世。可惜时移岁迁,历尽兵烬,两部书现在均已亡佚。不过,因为僧垣先生在世时爵高位显、医术超群,所以书因人重,他的书对其后医家影响颇深,在唐、宋等代诸方药书中多见引录。比如"药王"孙思邈的《千金要方》有相当一部分内容出自《集验方》;又如武则天时任尚药奉御的张文仲曾著《随身备急方》[12]三卷也多处引录《集验方》;再如王焘所编《外台秘要》一书集唐代以前医方之大成,因其书引录原文皆详注出处从而倍受后人推崇,其中征引《集验方》多达近六百条。不仅如此,《集验方》一书还远传日本,对日本的医学教育及医学发展做出了贡献。据富士川游《日本医学史》所载,日本文武天皇大宝元年(公元701年)所定《大宝律令》中的《疾医令》将《甲乙》《脉经》《本草》《小品》《集验方》等书列为日本医学生的必学书目。其他诸如《经效产宝》《医心方》《医略钞》《证类本草》《东医宝鉴》《本草纲目》等国内外医书引录《集验方》亦可称盛,这些情况足以证明僧垣先生《集验方》一书不同凡响的学术价值以及历代医家对他推崇的程度。今有高文铸先生,有感于《集验方》一书妙而不传,乃参据《肘后》《医心方》《证类本草》等十余种方药之书,进行辑复校理,编成《集验方》辑佚本十二卷,高先生此举不唯有益于当今,或亦可告慰于先贤矣!

【注】

[1] 员外散骑常侍：官名。三国魏末始设，初为正员之外添差之散骑常侍，无员数，后为定员官。虽是闲职，仍为显官。南朝宋以后常用以安置闲退官员、衰老之士，地位渐低。

[2] 太医正：陈邦贤《中国医学史》云："梁之太医正不见于《百官志》，当是太医属官。"

[3] 大黄：性苦寒，下肠胃积滞，泻血分实热，下瘀血，破症瘕。药性峻烈，不宜轻用。

[4] 中记室参军：为记室参军的掾属。记室参军为王府掌书之官。

[5] 戎昭将军：官名。南朝梁置，班阶不详。陈沿置，定为拟八品，比秩六百石。北齐亦置，为七品上。

[6] 咨议参军：晋朝公府均有设置，位在参军之上，参与谋议军事。南北朝各王府亦设此官，用备咨询。

[7] 小畿伯下大夫：官名。北周仿周制设官，此官隶属地官府，为畿伯中大夫的副职，正四命。

[8] 伊娄穆验案：考人体针灸尺寸，自尻尾至脐仅同身寸八寸，腰从中横，则腰至脐仅四寸之地。在此数寸之距能有如此分明的上、中、下三匝缚感比较困难，故疑原文"自腰至脐"当为"自胸至脐"之误，且如后者也与病理相合。

[9] 车骑大将军：魏晋时以来车骑将军中资深者为车骑大将军，位比上卿或三公。

[10] 仪同三司：官名。始于东汉。本指非三公者而给予等同太尉、司徒、司空三公的待遇。魏晋以来，凡将军开府设官者，称开府仪同三司。

[11] 遂伯中大夫：官名。西魏仿周制而设，北周沿置。为地官府属官。品级为正五命。

[12]《随身备急方》：今已亡佚，佚文多散见于《外台秘要》。

巢元方

巢元方是隋代著名医家，曾对中医病因证候学的整理做出过重大贡献，但由于史载不详，其籍贯生平已无可考，只知他于隋炀帝大业年间（公元605年—619年）曾任太医博士，后擢升太医令。另据《炀帝开河记》一书记载，当年开凿大运河时，开河都护麻叔谋于宁陵（县名，今属河南）患病，起坐不得，强起则头晕目眩，恶心呕吐，饮食不下。隋炀帝便命巢元方前往治疗。元方诊后断为"风逆病"，认为是"风入腠理，病在胸臆"，可用蒸熟的嫩羊肉掺以药末服治，麻叔谋遵嘱食用，药未尽而病已瘥。此后他每杀羔羊，必与杏酪五味同蒸，日食数枚，"风逆"竟再无复发。这是现存文献中保留的有关巢氏的唯一一则医案。

隋代之前，医学上尚无病因证候学专书，巢元方于是上奏隋炀帝，建议编写一部《诸病源候论》，得到同意后，遂组织人力，进行编写。当时，巢氏除了广泛征集、整理群书各说外，还特别对前人未论或论述不详的疾病进行调查，经过数年努力，终于在大业六年（公元610年）编成此书[1]。

据现有文字记载，《诸病源候论》的刊版印行，始于宋代。大概当初手稿写成后不久，隋炀帝即开始北征辽东，战乱随之而起，此书便被束之高阁了。唐玄宗天宝年间，主持弘文馆（唐代国家图书馆）工作的王焘曾见过此书手稿，读后如获至宝，推崇备至，因而在后来所写的《外台秘要》一书中，在每篇开头均冠以此书相关内容作为自己论述病源的根据。直至北宋天圣四年（公元1026年），此书经翰林医官赵拱、巢宗悫（què，诚谨）、王举等人校订并由国子监负责颁行后才大行于世。

《诸病源候论》是我国最早的一部病因、病理、证候学专著,它成功地总结了隋代以前的医学成就,集中论述了各种疾病的病源与病候,收罗广泛,内容丰富,在祖国医学发展史上起着承前启后的作用。全书共有五十卷,分病源六十七门,列证候一千七百二十论,约二十六万字,包括内、外、妇、儿、皮肤、五官、神经精神等各科。主要病类有关节炎、肺结核、霍乱、天花、疟疾、黄疸、腹水、水肿、支气管扩张、糖尿病、肛门瘘管、寄生虫病、神经官能症等。诸证之末多附导引法。在论述诸病源候的内容中多所创见。

在病因方面,《诸病源候论》能突破前人观念,提出新的论点。如对流行性传染病,隋代以前医家多将其概括于伤寒、温病或时行病中,认为是在气候变异中人们触冒了"六淫"邪气所致;而巢元方则认为除此之外,别有一种传染性极强的"乖戾之气"会致人生病,这就很接近于对病原体的认识了。这种将传染病的病因与气候因素区别开来的见解,是中医病因学的一大进步。关于地方病,巢氏已经意识到其发生和流行与不同地区的气候变化、地理环境密切相关,比如他说岭南的"瘴气"是由"杂毒因暖而生",三吴以东的"射工"(血吸虫)、"水毒"是因水源传染,山区常见的"瘿病"(大脖子病)是"由忧恚气结所生,亦曰饮沙水"(即和情志、水土有关)等等。书中还详细地记述了蛔虫、蛲虫、伏虫、赤虫、寸白虫(绦虫)等多种寄生虫的形态及其传染途径,比如说"白虫相生,子孙转大,长至四五尺,亦能杀人",并发现绦虫病是由于吃了半生不熟的牛肉和生鱼所致,观察十分仔细,记载也是最早的。关于皮肤病,如癞、疥、癣等,不仅与风热伤于皮肤肌肉有关,且有"虫毒"为患,说明当时已明确意识到病原体的存在;又指出隐疹(荨麻疹)的发病与致敏源有关,漆疮所发与人的禀性体质有关。对于破伤风,书中认为多由外科金创、妇女产褥及小儿脐疮感染所致,并与中风、贼风及疯癫等病做出鉴别。关于不育症,强调不能单方面责怪女方,与男方也有关系,实事求是地分析了不育的多种原因。

在病理方面,《诸病源候论》对许多病证作了全面系统的剖析。例如,该书对麻风病病情的发展,症状的变化分早、中、晚各期一一详述。对消渴、渴利、内消诸候的记载,也基本反映了现代糖尿病的大体病情,尤其关于消渴病多引发痈疽或形成水肿的论述,是糖尿病并发皮肤感染和泌尿感染的最早记录。对于脚气病,则叙述了从两脚缓弱、疼痛不止,到心腹胀急、上气以至于肿满等整个发病过程。对于痢疾,不仅记叙了它的不同类型,且对兼证及其变证都有详细论述。其他如对黄疸病、水肿病的分析，都较以前更为丰富完善。外科方面，书中除了对痈、疽、疔、肿诸疮的病理、证候、发展及预后作了详细阐述，还记有肠吻合手术、眼科手术及人工流产、结扎血管等手术，反映当时中医外科手术已达到相当高的水平。另外，对于各种妇科病及小儿病也都描述得更加详细和合理。

《诸病源候论》对于病理的论述是以脏腑学说为核心的，不论内外妇儿各科均以五脏立论。它继承发展了《内经》中"正气存内，邪不可干""邪之所凑，其气必虚"的观点，指出脏腑气血虚弱，是病邪乘虚侵袭人体而致病的主要因素，认为人的脏腑如果气血充盛，则邪气无从危害人体。这种病理分析方法，对于后人创立脏腑辨证理论起到了一定的推动作用。

《诸病源候论》还发展了中医证候分类学，系统化、条理化地将隋代以前和当时社会上存在的各种病名证候加以整理，分类阐述。它的分类方法是：首先分出内外、妇儿、皮肤、五官等各科，然后每科之中又以病因、病理、脏腑、症状等分类，它们各有特点又相互补充。

《诸病源候论》一书具有重要的文献价值。从《汉书·艺文志》到《隋书·经籍志》，所载古代医书近三百种，共五千三百余卷，然而流传至今者已为数不多，其中不少资料是借着此书得以保存下来的，因而此书成为后人研究隋代以前中医学术成就必不可少的参考书。

《诸病源候论》对后世中医学的发展产生了深远的影响。比如同代稍后的孙思邈著《千金方》、王焘著《外台秘要》，均援引该书的大量内容；宋代医官王怀隐等人编撰《太平圣惠方》时，基本采用了本书的分类方法，且于每门都冠以《诸病源候论》原文；再如明代朱橚等人编《普济方》时不仅引用了本书内容，而且沿用了它的体例，甚至连日本著名的古代医著《医心方》中也多见巢氏此书的影响。无怪乎该书被列入"医门七经"之一，与《内经》《难经》并提，成为唐宋以后历代医家的必读书籍。巢元方首倡主持、执笔总成之功可谓大矣！

【注】

[1] 关于此书成书时间，清代朱彝尊《曝书亭集·跋》有"大业六年书成，进于朝"之语。

孙思邈

　　陕西省耀州区以东约三里处有座层峦叠嶂、郁郁葱葱的五台山,当地俗称"药王山",在茂密的山林深处,有座壮观的古庙,人们称它"药王庙";庙内大殿后的"太玄洞",相传是"药王"曾经住过的地方;庙西有个山石开凿的水池,传说是"药王"常用的"洗药池"。每年早春二月,在此举行的隆重"庙会"要持续半个月,前来药王山拜谒的群众辐辏于道,络绎不绝。人们一批批来到大殿内温厚端庄、栩栩如生的"药王"彩色塑像前,注目景仰,虔诚礼拜,追忆缅怀这位生前为百姓健康做出卓越贡献的伟大医家——"药王"孙思邈。

　　孙思邈,京兆华原(今陕西铜川耀州区)人,西魏大统七年辛酉(公元541年)年[1]。出生于耀州区东十五里的孙家塬村,一生经历西魏、北周、隋、唐四朝,卒于唐高宗永淳元年壬午(公元682年),享年141岁,为历代医家之冠。

　　据新旧唐书记载,孙思邈自幼灵敏机智,禀赋超人,"七岁就学,日诵千余言",洛州(洛阳)总管(为督军镇守之官)独孤信一见之下,叹为"圣童"。他天性好学,勤奋不倦。渐生渐长中,对于知识的渴求与日俱增,治经之余,广览博涉,手不释卷,读书精思极义,力求甚解,因而年甫弱冠,便博通经史百家之说,尤善谈老庄,兼好释典,于文、史、哲、医各方面均积累了丰富的学识。如此年少而有才,对孙思邈来说,进身致仕、求取功名本来易如反掌,然而正当华年的他,却出人意外地选择了一条读书行医、自甘平淡的人生之旅,并在这条羊肠小路上留下了一条晖丽耀目、光芒永存的轨迹。考察他的思想体系及成长过程,这个选择并非偶然。

　　孙思邈在他后来所写的《千金要方·序》中曾自述"幼遭风冷,屡造医门,汤药之资,罄尽家产",虽只寥寥数语,却将当年求医愈病之难和经济上捉襟见肘的窘状勾勒无遗。这段痛苦的经历在他幼小的心灵上留下了难以磨灭的印象,使他亲身体味了作为一个病人,失去健康的无奈和凄苦,深刻领会了医道之重要并勉力求之,所以"青衿之岁,高尚兹典,白首之年,未尝释卷",不仅由此对医学产生了浓厚兴趣,并且进行了深入持久的研究。此外,孙思邈的这一选择尚受意识形态的影响:由晋至唐三教逐渐合流,孙思邈既于儒道佛兼善并长,三家学说便在他身上打下了深深的烙印,特别是儒家的忠恕仁义、道家的无欲无求、佛家的普度众生等观念已根植在他的思想深处,使他心性静远、品质高洁,对名利之事无一念在心,却对百姓疾苦关怀备至,把恤贫怜弱、服务百姓当作人生乐事。因此,从医习术、悬壶济世自然而然成了他心甘情愿的人生选择。由于天赋高、起步早、勤奋努力加上广采博收,孙思邈大器早成,二十余岁时就享有医名,临症于乡邻亲友之间,每多良效。

孙思邈治医,十分重视知识结构的全面化、系统化。他强调:"凡欲为大医,必须谙《素问》《甲乙》《黄帝内经》、明堂流注、十二经脉、三部九候、五脏六腑、表里孔穴、本草药对,张仲景、王叔和、阮河南、范东阳、张苗、靳邵等诸部经方……不尔者,如无目夜游,动致颠陨。"(语见《千金要方·大医习业》)不仅如此,他还旁搜远绍,不耻下问,无论切脉、诊候、采药、合和,还是服饵、节度、将息、避慎,凡"一事长于己者,不远千里伏膺取决"(语见《千金要方·序》)。同时,他还很善于吸取民间医生的医学经验,广泛收集各类单方、验方和群众防病治病的办法。他对于经验的学习,绝非机械地照搬,而是结合实践化裁创新、灵活运用。伴随着广泛深入的研究和大量细致认真的医疗实践活动,孙思邈的医道渐渐达至出神入化、炉火纯青的圆融境界,成为古今同道中出类拔萃的佼佼者、他为人治病,随心所欲不逾规矩,用心之奇、用意之巧,常令人拍案称绝。

武德年间(公元618年—626年),有位名叫净明的德行尼身染重病,或一月一发,或一月再发,发时痛苦至死,当时宫中太医蒋许甘巢等人皆不能识,孙思邈诊后,断为霍乱,嘱以人参、白术、干姜、附子、虎掌、薇衔、皂荚、枳实、槟榔、厚朴十味药研末成丸以酒调服。下二十丸后,净明霍然病愈(事见《千金要方》)。

贞观七年(公元633年)三月八日,孙思邈于内江县自患急病。初时只是于睡中觉四体骨肉疼痛，比及天亮已是头痛目眩，左侧额角突出一弹丸大小的肿包，每用手触，则痛彻心扉；至午时又肿至右侧额角，入夜后竟诸处皆肿，连眼睛也无法睁开，情况十分危险。而孙思邈镇定自若，只寻一味苔菜（即油菜）捣烂外敷，肿毒随手而消。（事见《千金要方》）

卫有才眼疼，召诸医诊治，众人不识何症，有用寒药，有用补药，患者眼病未除又添脏腑不和。孙思邈奉旨诊视后，认为卫妃肝脉弦滑，并非壅热，乃壮年血盛、肝血不通之象。询问宫中侍女，果云卫妃已三月未通经水，孙思邈于是处以通经行血之药，患者行经后眼病自然痊愈。（事见《古今医案按》）

贞观年间有位武将远征，被流矢射中背部，拔箭时箭头折在肉中，越陷越深，之后遍请名家而出之不得，武将不胜其烦，遂听任它留在肉中，虽不妨行坐，然而伤处常有脓水溢出，终究不是常事，于是，于永徽元年（公元650年）秋慕思邈大名，请他诊视。孙思邈以瞿麦、雄黄、干地黄、王不留行、麻黄、茅根、败酱、防风、雀李根皮、牛膝、大黄、蓝实、石龙芮、蔷薇根皮这十四味药制成"瞿麦丸"令其服用，方法是一日两次，酒服十丸，渐渐加至二十丸，以知为度，同时忌一切猪鱼生冷之品。服过一段时间后，武将人渐渐消瘦，而箭头则慢慢外移，坚持了一个冬季至第二年春天时，箭头竟不拔自落。（事见《千金要方》）

孙思邈是世界上第一个发明导尿术的人。他独具慧眼地选用葱叶作为导尿管为病人导尿，方法是将葱叶除去尖头，慢慢纳入阴茎三寸（唐制，约今9.5厘米），微微用口吹之，"胞胀，津液大通即愈"。后来他将这个实践中得来的窍门写进了《千金要方》卷二十"膀胱腑"一篇中。发展到元代，又用羽毛管代替葱叶，明代李时珍又有女性导尿法的记录。而西医直到1860年，才由法国医生拿力敦发明了橡胶管导尿术，比孙氏晚了一千二百年。

在祖国医学史上，孙思邈是以德术兼备著称的医学大家。他不但医技精湛纯熟，而且具有极高的医德修养。他本人才华横溢却无欲无求，胸中始终跳动着一颗爱民之心，每一次面对患者，他都心为之动，意为之怜，仿佛病在己身。治疗时，竭心尽力，好言温慰，关怀细致入微。他毕生不知为多少病人解除了痛苦，却从不索求回报，自己过着清贫简朴的隐居生活，却乐善好施，倾其所有去帮助别人。高尚的医德加上高超的医技，使孙思邈深受百姓爱戴，贤名远播四方。

医学之外，孙思邈对许多知识领域都广有涉足，深具造诣。"初唐四杰"之一的卢照邻在其《病梨树赋·序》中曾赞他"道合古今,学殚术数[2]。高谈正一[3],则古之蒙(今河南商丘东北)庄子;深入不二[4],则今之维摩诘(菩萨名)耳。其推步[5]甲乙[6]、量度乾坤(指天地),则洛下闳[7]、安期先生[8]之俦(chóu,辈)也。"崇高的声望使孙思邈从三十多岁起就不断受到朝廷礼聘。如公元578年,隋文帝辅政时曾征为国子博士(国子学的教官),思邈称疾不应。公元627年,唐太宗即位后,又慕名召见,此时的孙思邈已是八十余岁的耄耋老人。大殿之上,太宗见他葛巾素袍,容止飘逸,鹤发童颜,神采奕奕,更兼谈吐不凡,腹有古今,深为其风度学识所折服,相见恨晚,于是高兴地授以爵位,欲留在身边常相请益,思邈再次婉言谢绝,只答应小住长安。此时正值谏议大夫魏征等人奉诏修撰齐、梁、陈、周、隋五代史,魏征恐有遗漏,屡次登门求教,思邈言传口授,历历有如目睹,令学识渊博的魏征敬佩不已。不久,思邈就重返故里,继续其行医采药、读书著述的生涯。显庆四年(公元659年),继位已有十载的唐高宗耳闻思邈种种高德善行,渴慕之下再次诏见。思邈奉旨进京,入殿朝圣。君臣们眼见这位老寿星依然腰背挺直、步态稳健、耳聪目明、思维敏捷,都连连称奇。高宗敬他才识高迈,欲拜为谏议大夫,思邈婉辞不受,高宗遂赐以鄱阳公主故居,令其留住京城。消息传开,不啻为京城患者带来了福音。人们扶老携幼,推、拉、抬、抱,纷纷涌来求治,思邈不顾年事已高,一一接待,善加诊视,还特地辟出房舍供患者候诊或住疗。虽然自己常常忙得三餐不全,睡眠也不足,但是眼见许多久治不决的患者恢复了健康,重现笑颜,他感到由衷地欣慰。在他的患者中,有普通百姓,也有达官贵人;有少数民族,也有境外人士,他都一视同仁,尽心尽力,赢得了人们普遍的尊敬。在此期间,许多文人名士慕其盛名也前来拜望,宋令文[9]、孟诜(唐代医家)、卢照邻等人更是执师礼相事。

卢照邻是中国文学史上有名的诗人,他少负才名却久不得志,中年以后又身染疠疾(麻风病),饱受病痛的折磨,内心十分痛苦,思邈与他相识后,不仅没有嫌恶之心,还亲自安排他住在自己的居所,耐心观察和治疗,令照邻深受感动。"麻风"在当时号称恶疾,很难彻底治愈。而且肿瘤性麻风还有较强的传染性,人们往往避之唯恐不及。而天性温厚善良的思邈却对麻风病人充满同情,想尽一切办法为他们排忧解难。他一生亲自治疗的麻风病人有六百余例之多,从中总结出不少有效的治疗方法,如初期病人投以阿尔雷丸散,中后期服天真百畏丸,顽痹不觉痛痒可以大白膏方摩之,遍体溃坏则用大黑膏方摩之,还可用苦参硝石酒饮之,浸汤方浸之等,堪称治疗疠疾的专家。然而,由于二人相见时,照邻病势已经恶化,虽然孙思邈倾力救治,却收效甚微,而新的摸索尚需时日且后果难料,卢照邻一时陷入悲观绝望之中,竟然悄然离开京城,自投颍水而死,死前,留下三篇词意凄切的《释疾文》。噩耗传来,正在积极探索治疗方法的孙思邈十分震惊,读着弟子那凄凉悲苦的诗文,老人不由得心怀伤感、泪流满面,他为自己未能治好弟子的病而深深自责!这人世间,有多少失去健康的人正在遭受疾病的折磨,又有多少贫病交加的人因缺医少药而悲惨地死去啊!孙思邈再次强烈感受到为医之责的重大,于是以老病为由,毅然决然地辞归乡里。

身为高龄老人,他自知来年不多,一面加倍努力为百姓治病,一面继续挥毫著述。几年后的永淳元年壬午(公元 682 年),孙思邈与世长辞,死前他嘱令薄葬,要求不藏明器(殉葬器物),祭祀毋以牲牢(牛、羊、豕)。

孙思邈一生,行医生涯漫长,为古今中外所罕见。他以上智之才投身医业,遐龄高寿,未有倦时,他在医药学术领域中广博精深的丰厚功底、成熟高迈的远见卓识,在临床技术方面驾轻就熟的高超本领,游刃有余的圆熟境界,使他成为中国古代最伟大的医学家之一。多年来,他习惯于将研究心得、医疗体会付诸笔端,经过漫长的积累,终于厚积薄发,于高宗永徽三年(公元 652 年)著成一部体制宏大、晖丽万有的医学巨著,因"人命至重,有贵千金,一方济之,德逾于此"(语见《千金要方·序》)而命名《千金要方》,三十年后的永隆二年(公元 681 年),他又将前书未尽、后有所得之处,撰为续篇一部,取"相辅相济,比翼交飞"之意而命名《千金翼方》。

《千金要方》共三十卷,分别以序列、妇人方、少小婴孺方、七窍病、风毒脚气、诸风、伤寒方、肝、胆、小肠、脾、胃、膀胱、消渴、淋闭、尿血、水肿、丁肿、痈疽、痔漏、解毒并杂法、备急、食治、养性、平脉、针灸等为目,计有二百三十二门,采方五千三百首。其中解毒、备急、杂治是急救学,食治是最早的食疗学,养性为预防医学,平脉为诊断学。《千金翼方》也是三十卷,分别以药录纂要、本草、妇人、伤寒、小儿、养性、辟谷、退居、补益、中风、杂病、万病(即一方可治多病的方剂)、飞炼、疮痈、色脉、针灸、禁经等为目。其中药录纂要和本草为药物学,养性、辟谷、退居、飞链为预防医学,伤寒、补益、中风、杂病、万病为内科病,小儿卷还兼及五官和眼病。计有一百八十九门,合方、论、法共两千九百余首。

《千金要方》和《千金翼方》合称《千金方》,他不仅是孙思邈多年从医生涯的经验总结,更是继仲景《伤寒杂病论》之后祖国医学又一次大的总结。由于孙氏治学,尊古问俗而不拘于古、制于俗,遍采博览又能排众议、立新旨,使一部《千金方》不仅广有继承,更贵有发展和创新,于基础、临床各方面都有着重大的学术价值,对后世产生了广泛而深远的影响。

孙思邈的《千金方》首先是一部方书中的集大成之作,它囊括前代诸家,博采同代诸贤,兼取民间、境外之方,并增入自己诸多创制,共载医方六千五百多首,孙思邈本人也因此成为经验方学派集大成的代表。在他的影响下,北宋时收集经验方达到空前规模,迄元明清仍方兴未艾。

《千金要方》中类列脏腑虚实病凡数十篇,开中医脏腑辨证之先河。书中以脏腑为纲,将杂病归类于有关脏腑之下进行论述,这些对于后世易水学派的形成有莫大启迪。

书中可以看出,孙思邈还是研究仲景学派的大家,他对于《伤寒杂病论》的收集、编次和发挥促进了后世对伤寒学的研究。首先,他采用"方证同条,比类相附"的方法研究整理《伤寒论》,颇得后世医家所赏识,对伤寒学派的形成有很大贡献。其次,经他编次的《伤寒论》内容丰富,便于检索,至今仍是研究仲景《伤寒论》的主要参考书。第三,孙思邈提出以"麻、桂、青龙"为纲的观点,对于后来伤寒学派中"三纲鼎立"说的形成有着直接的影响。

纵观《千金方》已将妇、儿、五官、内外、痔漏、针灸各科专门分列出来,反映出当时临床医学的分科论治已相当详细。而书中将药物学、诊断学、临床医学、急救学、预防医学等分门别类、依次列述,又开中医学类书之初端。这些在一定程度上促进了宋元时期临床各科的发展,使一批著名的专科医家和专门著作不断出现。

另外,孙思邈在《千金方》中所体现的师古不泥、大胆创新的学术精神也给予后世医家以极大启发,金元四大家时期医学理论上出现的百家争鸣、各成一家的繁荣景象与之不无关系。

除了以上种种理论建树外,《千金方》在内、外、妇儿、传染、五官、口腔等临床各科的证治方面都积累了广泛丰富的经验,形成了独到的学术见解,对后世医家影响深远。

作为进步医家，孙思邈认识到，保证妇女和儿童的健康对于延续人类生命具有十分重要的意义，因此在《千金要方》中首论妇人、小儿方，在《千金翼方》中也分卷专列妇人、小儿卷，成为医学史上主张妇、儿医学单独设科的第一人。书中对妇女从调经到求嗣，从妊娠到产后以及崩、伤、带下等各种妇科疾病的病因治法都做了详细论述，所列药方达五百多首。其中不少方剂，如治疗腹水肿满的鲤鱼汤、治疗妊娠恶阻的橘皮汤、治妊娠心烦的竹沥汤、治产后腹痛的芍药汤、治产后胞衣不出的牛膝汤、治乳汁不下的漏芦汤及猪蹄通草汤等因疗效快捷，至今为医家所喜用。孙思邈还是最早系统地提出养胎学说的人，对于妇女妊娠期间在情志、饮食、衣服、起居、洗浴、娱乐活动等方面均按月做出规定，十分强调妇女孕期的卫生保健意识。比如，他指出孕妇的居处要清洁安静，心情应愉快平和，饮食既要加强营养又不宜过食肥甘。他提倡孕妇应经常弹琴调瑟怡养心神，可使小儿"仁义聪慧"、少生疾病。根据孕妇血分偏虚的特点，他在辨证用药时，多选鸡、阿胶、猪肾等血肉有情之品及当归、白芍、大枣等草木药物来补精益血。他告诫稳婆要严格依"产图"接生，强调妇人临产时要避免紧张，产后要注意饮食休息、避免劳倦并主张百日内节制房事等。所有这些卓越见解，实际上是开了近代优生学的先声。而且，他还明确地指出，不孕症的发生可能因于男女双方，不可单责女子而忽视"男女同治"，在妇女地位十分低下的封建社会，能有这种科学见解实属难能可贵。孙思邈对小儿疾患的论述也十分详细，从小儿育护到常见儿病均一一涉及。在《千金要方》卷五"初生出腹"一节中，他对新生儿的处理做了仔细交代，指出胎儿娩出后要用清洁棉花擦去口中污血以防吞咽致病；小儿出生后如果没有啼声，可用温水洗浴，或向口中呵气，或以葱白轻轻拍打等方法促其发声；断脐时要长短适当，注意卫生，以防感染脐风；他还介绍了小儿的喂养方法，主张以健康的母乳喂养、喂奶次数及奶量要有一定限制；在少儿护理等方面，他认为爱养不可过娇，穿衣不可过暖，要多晒太阳、适当接触户外环境，这些正确主张无疑对婴儿的健康成长具有十分重要的意义，因而为后世儿科专家钱乙、万全所吸收。在小儿病证方面，孙思邈的叙述不仅内容丰富，并且创造了诸如汤浴、粉身、吹鼻等许多适合婴幼儿特点的治疗方法。他对小儿伤寒、惊痫、咳嗽、皮疹等病的记载理法方药俱全，尤其介绍治小儿热疮用水银膏，治小儿头疮用胡粉、连翘、水银等,既是小儿皮疹的最早记述,也是用水银治疗皮肤病的最早记载。书中共载儿科用方三百七十一首,不少都沿用至今。

孙思邈还是治疗内科诸病的大家,他在书中记载的许多治法均堪为后世表率。比如他首创的外感热病的诸多重要治则成为后世温病学说中多种治则的重要渊源,他善用石膏清热的做法成为后世医家重用石膏的先师。又如他治疗虫病的方药包括雷丸、狼牙、贯众、芜荑、鹤虱、榧(fěi)子、槟榔、楝实、藋(huān)芦,几乎使用了我们今天所用的各种驱虫药。

有关外科疾病,唐以前少有专辑记载,孙氏在其《千金方》中将诸如疔肿、痈疽、发背、丹毒、隐疹、附骨疽、浸淫疮、反花疮、痔漏、疥癣、瘿瘤及各类虫咬、火疮、金疮等多种外科疾病分类罗列,系统叙述,对中医外科贡献良多。比如一直沿用至今的下颌关节脱臼的复位方法即为《千金翼方》所首载。再如,孙氏在分析痈疽的病因时指出:"或有上世服石,遂令子孙多有此疾。"这一记载成为药物遗传学中最珍贵的史料之一。

此外,在眼科方面,孙思邈首次提出的诸多引起眼病的主要原因、对于老视眼的观察以及针对老人视力减退所提的防治原则都是十分科学的见解,对后世眼科产生了一定的影响。

由于孙思邈本人医术十分全面,融养生、食疗、方药、针灸于一身,因而治病时往往多管齐下,将药疗与养生、药疗与食疗、内服与外用、针灸与药食有机结合起来,使病人得到全方位的治疗,从而早日康复。也正是这些实践使他产生了诸多真知灼见,也有着许多重要发现。

养生学在我国发端很早,与医学一脉相通,孙思邈又深受佛道二家影响,对于"养生"之术自然十分重视,他由年少时的体弱多病,一变而成为我国医界著名的老寿星即得益于此。在《千金要方》的"养性""食治""退居"中,他详细记载了在保健延寿方面积累的丰富经验。他认为精气神是人身三宝,是祛病延年的内在因素,因而"啬神""养性"是养生之大要,人们应节欲保精、修养精神。在临床治疗中,孙思邈发现经常享用膏粱厚味、饮酒无度是导致多种疾病发生的重要原因,所以提倡人们饮食清淡,节制酒肉;他还认识到动静起居与健康的密切关系,主张导引按摩,适量运动,生活规律化,他还总结了诸如扣齿吞津法、吐纳法、摩耳面法、天竺国婆罗门法十八势、老子按摩法等多种行之有效的运动保健方法,并告诫健康人"勿以健康便为常然,常须安不忘危",坚持运动以达到"预防诸病"的目的;此外,他还十分强调培养"身数沐浴"、勤换衣着、忌吃生腐食物、饭后漱口等良好的卫生习惯,提倡采用服食饮水之法却病延年,他所列二十二种服食方法中的地黄方、黄精方、天门冬方、茯苓酥方、枸杞酒等补益方药在实践中都有一定的抗衰老作用。可以说,在我国养生保健史上,孙思邈这种将养生与防治老年病结合起来的思想和实践是十分领先的,较之西方罗杰·培根所写的《老年人的治疗和青年人的保护》一书所反映的类似观点早了六百余年。

中国自古以来就有药食同源的说法,思邈认为食疗尤其应先于药疗,足见他对食疗的重视。他在《千金要方》中将一百五四十种食物按果实、蔬菜、谷米、鸟兽分为四类,并一一介绍了这些食物的性味、主治、宜忌,成为我国现存最早的"食疗学"记载,其中许多发现都卓有创见。比如他用富含碘质的动物甲状腺(鹿靥、羊靥、牛靥)和海藻、昆布等治疗甲状腺肿,用富含维生素 A 的动物肝脏(羊肝、鸡肝、猪肝、兔肝)和决明子治疗夜盲症,用大麻、大豆、乌豆和谷白皮粥来防治缺乏维生素 B 的脚气病,用狂犬的脑浆来敷治狂犬病,用槟榔治绦虫等方法都符合科学道理,在当时医学史上占据着领先地位。

《千金方》中除记有大量内服药外,还记有药物烫、烙、熏、洗、敷、贴、吹、分、摩、灌等多种外治方法。比如《千金要方》卷十五所载痢疾灌药方,以猪胆汁、丁香、黄檗、当归、苦参、矾石、雄黄、甘草、麝香、盐等做灌药灌肠,是以药物灌肠治痢疾的最早记载,至今仍为中西医所沿用,而书中关于以药枕疗病的记载亦属最早。

孙思邈也很重视针灸和药物的配合治疗,认为"针灸之功,过半于汤药","针灸攻其外,汤药攻其内,则病无所逃矣"。他认为取穴之准是针灸治疗的重要环节,而"旧明堂图,年代久远,传写错误,不足指南",于是他遍考古代针灸图经,并结合自己的临床经验,在甄权所撰《针灸钞》(已佚)的基础上绘制了按部位分经的彩色《明堂经图》三幅,并于《千金要方》卷二十九中进行了详细的描述,成为我国针灸著作中彩色绘图的创始人,他还根据民间经验及《内经》"以痛为俞(通腧)"的说法,将随压痛点所取的穴位,形象地取名为"阿是穴"[10],因其确有独特疗效,因而一千多年来一直被广泛地应用于针灸临床。实践中,孙思邈特别强调针灸处方也须辨证施治,并主张针灸并用。他对灸法见解独到,不仅寒证用灸、对热证也适当施灸。如《千金翼方》卷二十八云:

"凡卒(通猝)患腰肿,附(通跗)骨肿,痈疽疔肿风,游毒热肿,此等诸疾,但初觉有异,即急灸之,立愈。"该书卷二十六中集中记录了六百二十一条灸法,可见他对灸法运用的娴熟。此外《千金翼方》卷十中记载的以灸膏肓、足三里来治疗疑难症的方法,都是很有价值的创见。

作为一名医药皆精的大医,孙思邈深深懂得药物质量优劣对于疗效的重要影响,因而平生都非常重视药物学的研究,在《千金方》中他对于药物的采摘时令、名称产地、种植炮制、贮藏保管等方面都有较之前人更为系统的论述。首先,他十分强调采药的时间和制作方法的正确,一再说"夫药采取不知时节,不以阴干、曝干,虽有药名,终无药实,故不依时采取,与朽木不殊,虚费人功,卒无裨益"。因而详细记录了二百三十多种药物的采集时间,以及当时一百三十三个州所产的五百一十九种道地药物。同样,对于药物的炮制方法他也有着严格的要求并依据多年经验进行了不少改进,比如对于乌头、附子这两味有毒药物,他发明"去皮熬令黑,乃堪用五毒"的新方法以取代旧制;他又将地黄分为生熟两种并对炮制熟地黄所用的"九蒸九晒"法详加介绍,这些都一直沿用至今。其次,孙思邈还对二十多种常用药物从择地、选土、翻地、作畦、下种、灌溉、施肥、移栽、除草直至收采的整个栽培过程都详加记录,对于变野生药材为家种做出了巨大贡献。再次,他是最早提出"药仓"概念的人,对于防潮、防鼠、防霉等药物的贮藏保管措施及所用器具都仔细论述,甚至对大量藏药的库房建筑和药柜规格都提出严格要求。此外,他还十分强调用药的剂量和服药方法,对煎药的用水多少、时间长短,服药的次数、时间以及前后护理,饮食忌宜等问题均提出不少具有指导价值的见解。

如前所述,《千金方》共载医方六千五百余首,是唐以前方剂学的集大成之作。孙思邈本人不仅是这大量医方的保存者和运用者,还是化裁变通成方的高手,比如,他将仲景的真武汤与附子汤合方治疗寒湿痹证而不限于水气病;又将仲景的小建中汤化为内补当归建中汤、内补芎劳(xiōng qióng,植物名)汤及大补中当归汤三个方剂以治疗妇人产后虚损等病症,他还根据多年临床实践创制了许多配伍严谨、疗效显著的新方,像著名的犀角地黄汤、紫雪丹、独活寄生汤、小续命汤、苇茎汤、温胆汤、温脾汤、磁朱丸、驻车丸、枕中散等方剂,至今仍然在临床中广泛运用,药物配伍上,他也匠心独具,常用直接针对病源的主药主方同其他随证治疗的方药组合成复方进行临床治疗,成为提高临床疗效的一大创造；他所创复方中还经常上下、表里、寒热、补泻、通涩等药并用相伍，看似繁复庞杂却效若桴鼓，显示了他在这方面的精深造诣。

由于孙思邈在药物学和方剂学两个方面都做出了卓越贡献，一千多年来一直被人们尊称为"药王"。

值得注意的是，孙思邈还是我国历史上第一位比较系统完整地提出医德规范和要求的医家。他的《千金要方》卷一"序例"，以《大医习业》和《大医精诚》两篇著名的议论开篇，对于医学与医德的辩证关系作了明确阐述。比如在《大医精诚》中他认为，作为一名大医，既须有精湛的医术——"精"，也须具备高尚的医德修养和认真诚恳的医疗作风——"诚"，二者缺一不可，因为"诚"是"精"的必要前提，而"精"是"诚"的有力保证，他从"心""体""法"三个方面论述了医生应有的种种德行修养。"心"即心理状态。孙思邈强调做医生就应有"大慈恻隐之心""慈悲喜舍之德"（语见《大医习业》），对病人的生命充满关切和同情，具备"誓愿普救含灵之苦"的献身精神，把增进百姓健康当作医生的神圣天职，不可竞逐荣势、企踵权豪，为功名财利所惑。"体"即体态风度。作为医生应气度宽宏、庄重大方、堂堂正正、不卑不亢；省病问疾时应至意深心、详察形候，不得草率从事或自逞俊快。"法"指业医的行为准则：为医应团结同道，不得"訾毁诸医，自矜己德"；临证应严肃认真，不得多语调笑、谈谑喧哗；业务上要谦虚谨慎，不能骄傲自满、自谓无双，等等。总之，孙氏所论几乎涉及医德的各个方面，是我国古代医学伦理当之无愧的伟大奠基者。他自己一生身体力行，多次谢绝高官厚禄、荣华富贵，甘愿奔走城乡为百姓健康奉献终身，他本身就是一位德艺俱佳、精诚兼备的苍生大医！他的崇高医德和精诚并重的学术指导思想，对后世医家产生了深远影响。在其倡导之下，历代医家都将高尚的医德作为医生首要、必备的品质，并且将他所创立的医德原则和体系不断予以充实和发展，从而形成了我国历史上光辉的医德传统。

总之，孙思邈《千金方》包罗万象、晖丽万有，"精微深妙、不可思议"（语见《医学源流论》），集唐之前医药之大成，开唐以后一代医风，是一部医药学方面的不朽力作。

《千金方》之外，孙思邈尚有《老子注》《庄子注》《福禄论》《摄生真录》《枕中素书》《会三教论》《龟绳》《气诀》《千金月令》《千金髓方》等多部著作问世，可惜都未流传下来，其他同书异名或托名伪作者更不在少数。

长期医疗实践中,孙思邈曾总结出一句深富哲理的名言——"胆欲大而心欲小,智欲圆而行欲方",并将其作为治学和医疗活动的指导思想,而他的行为恰对这句话做出了最好的阐释。作为唐代最负盛名的医学大家,他的成就是卓越而辉煌的,他的人格更是崇高而伟大的,他于生前生后,赢得了人民广泛的爱戴和持久的尊敬,人们怀念他、赞美他,正如田汉同志当年游药王山时留诗所云:"岩上宫墙下戏场,山南山北柏枝香。千金方使万人活,箫鼓年年拜药王。"

【注】

[1] 孙思邈的生年迄今未有定论,此仅从其一说。其他尚有公元581年、公元560年等说。

[2] 术数:在古代,天文、历法、阴阳、卜筮、占候等皆称为术数。

[3] 正一:道家有正一法,概以奉持《正一经》为主。《警世通言·金令史美婢酬秀童》有"这一房道士,世传正一道教,善能书符遣将,剖断人间祸福"一语,可参。

[4] 不二:佛家语,谓无彼此之别,故曰不二。

[5] 推步:即推算天象历法。古人谓日月转运于天,犹如人之行步,可推算而知。

[6] 甲乙:代天干地支,古时用以记年月日时。

[7] 洛下阂:即"落下阂"。西汉时期天文学家。复姓落下,字长公,巴郡阆中(今四川阆中)人。明晓天文,作《太初历》。

[8] 安期先生:也称"安期生"。秦琅琊人(今山东诸城县东南),传说为秦始皇时仙人。

[9] 宋令文:唐高宗时任东台详正学士。

[10] 阿是穴:因医家按对痛点后,病人口中多发出"阿(啊)——是(对)"之语,故以此语为穴名。

张文仲

  张文仲,唐代洛州洛阳(今河南洛阳市)人。少时与同乡李虔纵、京兆(府名,治所在今陕西西安市)人韦慈藏并以医术知名。武则天初年为侍御医。

  当时朝中有位大臣叫苏良嗣,为武功(今陕西武功县)人氏,历事高宗、武后两朝,累迁至文昌左相(尚书)。武后载初元年(公元689年)春,罢文昌左相一职,加位特进,仍依旧参知政事。苏氏与地官(户部)尚书韦方质一向不和,及方质坐事当诛,以辞构陷良嗣,武则天亲为相保,苏良嗣感恩戴德,当庭拜谢,谁知跪地时突然绝倒,昏迷不省人事。武则天便命张文仲、韦慈藏随至苏府救治。文仲诊后,评断说:"此疾为忧愤交集邪气所激而致,若痛冲胁中(腋下肋骨所在部位),则剧难救治。"自清晨守候,未及早餐,良嗣果然苦冲胁部,绞痛不已。文仲又说:"若入心,则不可疗治。"俄而病人果然心痛难忍,二人遂不复下药,良嗣于黄昏时分去世,卒年85岁。

  文仲医术精湛,尤其善疗风疾。武则天后来令他召集当时名医,共同撰写治疗风气诸方,并命麟台监[1]、王方庆[2]监修。文仲奏道:"风有一百二十四种,气有八十种。大抵医药虽同,人性各异,庸医不达药之性,使冬夏失节,因此杀人。唯脚气、头风[3]、上气[4],常须服药不绝,自余则随其发动,临时消息(勘酌)之。但有风气之人,春末夏初及秋暮,要得通泄,即不困剧。"(语见《旧唐书·张文仲传》)于是撰集四时常服及轻重大小诸方十八首,表呈武则天。

  张文仲于久视年间(公元700年—701年)卒于尚药奉御[5]任上,曾撰有《随身备急方》三卷(见新旧唐书本传)《法象论》一卷[6]《小儿五疳二十四候论》一卷(见《宋史·艺文志》《旧唐书·本传》)等书,行于当世,可惜今已失传。前文所提李虔纵,也官至侍御医;韦慈藏,唐中宗景龙年间(公元707年—710年)官至光禄卿(官名,专司膳食账幕),自武则天、唐中宗以后,朝中诸医咸推文仲等三人为首。

【注】

[1] 麟台监:武则天天授初年间,改秘书省为麟台。麟台监职掌经籍图书,领著作局,官阶为从三品。

[2] 王方庆:《古今医统》谓其"太原人,博学多文,雅有才度,笃好经方,精于医药。"

[3] 头风:中医学病名,临床以慢性阵发性头痛为主症。

[4] 上气:中医学病名,指肺气上逆。

[5] 尚药奉御:官名。主掌合和御药及诊候之事,官阶为正五品。

[6]《法象论》一卷:见载于《宋史·艺文志》,《宋志补编》作《法象语论》。

梁 革

　　唐文宗在位（公元827年—840年）时，宛陵（今安徽宣城市）有位巡官按察使名叫梁革。他旁通和扁之术，素以脉诊见称，名士同僚多有因医事相求者，《续异录》中就保留了一则他起死回生的故事。

　　被救的姑娘名唤"莲子"，本是宛陵显宦宣歙观察使于敖府中的婢女。因为生得聪明俊俏，又有一样会说笑话的本领，深得于敖喜爱。于敖这人脾气暴躁，时有冲动之举，所以每当他面色阴沉显示不快时，一府上下的人都会敛眉垂首，变得小心翼翼，只有莲子笑语解颐，常使于敖释怀，也就因此更加得宠，主仆一向相得。没想到，不愉快的事情还是发生了。

　　一天，于敖遇事不谐，正在大发雷霆，旁人看他这次脾气发得尤其厉害，都吓得不敢作声，只莲子一人嬉笑如常，于敖一时性起，一反常态地痛骂起莲子来，越骂越气，越气越骂，竟至一时怒不可遏，命人即时将莲子拉出府外卖掉。

　　于敖有位做从事御史的熟人崔某，曾多次拜访于府，对这位美丽俏皮的丫头，印象十分深刻，对照自家婢女，常觉粗笨无趣。因为心下羡慕，嘴上难免要时时提起，下人们便也知道些。恰巧这天崔府两位仆役到集市采买东西，见一大圈人在围观什么，出于好奇，也挤进去瞧热闹。原来当值市吏在出售一位婢女，那婢女本就美貌标致，此时正伤心哭泣，越发显得楚楚动人。二人心想：难怪标价七百缗（一缗等于一千文铜钱）！向旁人一打听，才知是于敖府中的那位莲子！登时撒脚如飞，回府报知崔某。崔某一听，大喜过望，只怕被他人占先，连忙修书市吏，一面派人持书去集市领回莲子，一面吩咐备钱待用，下人领命，都匆匆而去。这时，崔某方有一丝疑惑浮上心头：莲子那么出众，又素得于敖喜爱,怎么会轻易出手相卖呢?难道其中有什么隐情?或是莲子得了什么急症?!想到这儿心中一动,忙招来一位家丁,飞书一封,让他速去请梁大人来府。

这天,梁革正像往常一样静坐书斋,闲看医籍,推敲医理,得知崔御史有请,忙备轿前往。刚至崔府门首,崔某就双手抱拳,笑容可掬地迎了上来,二人叙礼已毕,至客厅落座。崔某便将相请的缘由简单述说一遍,言语间颇多夸誉莲子之词,使梁革也动了好奇之心。不一会儿莲子被带至厅堂,梁革一望之下,不禁想起了白乐天"梨花一枝春带雨"的诗句来。见梁革面露嘉许之色,崔某甚是得意,招手让莲子近前。梁革将两指搭在莲子右脉上,凝神谛视,然后回头对崔某笑道:"御史真好眼力!莲子姑娘青春二十,乃无疾之人也!"崔某听罢,欣喜之情溢于言表,连忙吩咐家丁去于府送钱。自此,莲子随侍崔某,反倒比在于府时更得宠爱。

再说于敖,一怒之下赶走了莲子,平静下来顿觉懊恼不已。怎奈莲子很快被崔府买走,后悔已晚。又听说莲子依然得宠,便想起她从前种种好处,心中时时挂念,再一想这些好处,如今只有崔某人消受,心里更不是滋味,身边婢女也换了好几个,都不如莲子称心如意,常为此耿耿于怀。

一晃大半年过去了。这天,梁革偕从人到城外办事回来,刚进城门,就见前方一队送丧的人马,吹着唢呐,撒着纸钱,朝城门缓缓而来。梁革等主动让到路边,看灵车走过,忽然间,梁革瞪大了双眼:咦?灵车前执绋(fú,牵引棺材的绳索)的人不是见过的崔府家丁吗?难道……梁革赶快翻身下马,关切地上前询问,那位家丁一看是梁革,重重地叹了口气说:"唉!棺内睡着的正是大人认识的莲子哪!""怎么会呢?莲子她出什么意外了吗?""什么意外也没发生,好端端的突然就死了!"梁革飞快地想起当初为莲子诊脉的情景,迅速做出反应:莲子不可能死,她一定是尸厥了!想到这儿,他回身上马,果断地绕到队列前面,挥着手大声喊道:"停下!停下!我是巡官按察使梁革,与崔大人素来相熟,曾为莲子把脉,我敢肯定莲子没有死,她只是暂时昏厥而已!大家赶快掉转头,先拉到我府上抢救,再迟些,莲子姑娘就真的闷死了!不要犹豫,得赶快!人命关天哪,有什么责任由我一人承担!"就这样,灵车又开始往回拉,梁革指着身后的随从对众人大声说:"跟着他走,一定要快!我先去崔御史府中禀明情况!"说罢,跃马扬鞭,直奔崔府。

崔御史此时正在府中闷坐，一会儿悲叹莲子早夭，一会儿怨怒梁革之初言，心下很不好受。一听梁革求见，不禁怒骂："竟还有脸来见我，看他进来说些什么！"只一会儿，便听门外步声匆遽，梁革风尘仆仆，一脚踏进门来，开口便说："崔大人，莲子没死，下官路遇枢车，已让他们拉至我府上待命，请大人允许我救治莲子！""什么？"崔某一听，不禁火冒三丈："你梁某人真以为自己是扁鹊复生，华佗再世吗？当初说什么莲子青春二十、无疾之人，如今一年不到就死了，让本官劳民伤财不说，更复伤感不已！什么医道高明，脉诊神奇，我看是徒有虚名！今又口出狂言，擅自将枢车拉到你家，若救不活莲子，看你梁某人有何面目再来见我！"梁革见崔御史竟误会至此，心下不自在，也言辞激越地说："崔大人先勿出此言！莲子是生是死，自然会有分晓。我梁某若不能使莲子复生，情愿受死以谢大人！""好，你既然这么说，来人——"崔某冲门外大喊，一名家丁应声而入，"你立即去梁府通知我府上人破棺取尸，听凭梁大人施逞回生之术！"梁革一见崔某同意了，顾不得理会他语中讥讽，匆匆随家丁离去。

梁革回到府上，从人已将众人带到。很快，棺木被破开，莲子被抬到一间屋中。梁革赶快将针盒、药囊拿出，先捻出几枚银针，熟练地在莲子心脏及脐下几处穴位（当为气海、关元等穴）刺了几遍，又撬去莲子一颗门牙，从药囊中摸出一瓶散剂，倒满一勺从漏齿中送入，然后吩咐几位老妪给莲子换上单衣，抽掉床下褥子，并用丝练将其手足绑在床上，再生一炉微火，放于床下，这才松了口气，告诫助手们说："等炉火快熄时，莲子就会醒来。事先准备好一碗葱粥。待她气通发狂时，千万别让她起来，过会儿她自会安定，并且感到疲困，那时再给她松绑，同时将葱粥端给她喝以通阳气，莲子就算活过来了。如果正发狂时，让她起来会发生什么意外，我就不知道了。"说罢，又飞马返回崔府，亲自将莲子即将复生的消息告知崔某。

刚才崔某在气头上，出言十分不逊，冷静下来后，也自忖不妥。又见梁革一路风尘，来回奔忙，并告之莲子必活，早已怒气消融，于是命人奉茶，邀请梁革一旁落座歇息，以待佳音。

崔、梁二人不知，这时候等消息的，还有另外一人。这人便是于敖。就在几天前，于敖得知莲子死讯，念及往事，心中十分伤感；同时又顾虑崔御史误会自己故意以将死之人货利，于是派一心腹候吏（负责迎送宾客的小吏）持祭礼前去崔府吊唁,并随枢车出葬以表追悼之意。谁知竟发生这么多意外情况,候吏一一报知于敖,仍遵命前往梁府候信。此时莲子已坐起来,谈笑如常了。候吏忙快马回报,加上于府离得近些。倒是于敖先得知消息,立即草信一封,让候吏再飞送崔府。崔御史展信观瞧,只见上面赫赫大书:"莲子复生矣!"于是笑着向梁革谢罪,又赞他"医术高妙,神医再世"!梁革听后捻须戏道:"崔大人,梁某不求有功,但求无过耳!"崔御史再次拱手谢罪,随即吩咐备马,二人一同前往观看。走在路上,崔某响亮地笑了一下,对梁革说:"于大人直恁热心!"一路叙着话,不觉已来到梁府。二人刚下马,就听到有人在后面喊:"崔御史!梁巡官!于某人也来瞧稀罕了!"回头一看,于敖已掀帘走出轿子。梁革猛然想起崔御史路上说的一句话,不觉哑然失笑,再看崔御史也面露微笑。三人你谦我让,一起走进梁府。一抬头,竟见莲子笑盈盈地迎了上来,一一向三人行礼,并拜谢梁革的救命之恩,梁革便问莲子还有什么不适。趁这当口,于敖将崔御史拉至一边,笑着说:"崔大人脸上的笑意,于敖已看在眼里。不瞒君说,当初一怒之下误逐莲子,实非本心所愿。今莲子死后复生,全赖梁君,何不将莲子送与梁使君为妾,做成这段美事,你我彼此也都心安矣!"崔御史见于敖近日殷勤过分,早已体察到他的心态,心想二人一地为官,不要在这件事上产生龃龉(jǔ yǔ,不和)才好;况且哀情已过,心下反倒平淡,因此刚才在路上已动过这种念头,见面时又发现莲子缺了门牙,笑起来甚觉不雅。所以于敖这番话才出口,他便顺水推舟表示同意。于是厅上落座后,二人便提起此事,梁革再三辞谢,说:"梁某救人,实不为此。今一旦收为眷属,恐惹人笑话!"怎奈二人极力撮合,说:"莲子此命,均拜梁君所赐,收为如夫人,正好成就一段佳话,别人羡慕称奇还来不及呢,又有谁会笑话!事情就这样说定,梁君切莫再推辞了!我二人也就此告辞,他日再讨喜酒相贺!莲子,你要好生伺候梁大人!"说毕,二人起身告辞,梁革只得相送。

送客回来,梁革见莲子仍呆立厅中,便问她本人意欲如何。不料莲子竟流下了眼泪,说:"莲子不幸身为奴婢,却一向忠心侍奉主人,可是又得到什么回报呢?第一个主人一怒之下将我逐卖,第二个主人既怕是非,又厌我无齿。莲子虽是奴婢,心下却明明白白。莲子醒来时已听人讲明整个经过,倒觉梁大人惜人爱命,古道热肠,如蒙大人不弃,情愿随事一生,强似被人买来转去,如同骡马!"说罢,眼中垂泪,双膝跪地。

莲子一番话，深深打动了梁革。当初为莲子诊脉时，梁革便留下极好的印象，方才路上听崔御史笑谈莲子的逸事，更是欣赏她的聪慧和顽皮。之所以力辞，实是惧人口舌，如今听到莲子这些肺腑之言，怎能不心生怜惜之情？于是赶紧以手相搀，笑以夫人相称，并款语相慰道："莲子，我能治你缺齿，不出一月准叫你门齿复生！"莲子这才高兴地笑了。

太和壬子年，也就是公元 832 年，梁革调任金吾骑曹[2]，于是带着莲子离开宛陵，进京赴职。

【注】

[1] 巡官按察使：职官名。巡官，唐宋时为节度、观察诸史的属官，位居判官、推官之下。按察使始设于唐，为监察官，主要负责考核各地吏治。

[2] 金吾骑曹：当指金吾下属骑曹。金吾是掌管治安的武职官员。唐时所云骑曹，为骑曹参军之简称，职掌诸外府杂畜、簿帐、牧养等事。

梁　新

唐代武宗（公元 840 年—846 年在位）前后，尚药局（官署名）有位尚药奉御[1]名叫梁新，原本是武陵（今湖南常德）地方上的名医。一次偶然事件，他的高明医术被时任江陵太守的崔铉发现，遂一力保举入京。提起这段往事，当时朝中几乎无人不知。

事情发生在湖北渚宫（今湖北江陵）。当地有位富商，善做水路生意，因此一向以船为居。这天早上，他的仆从像往常一样来到门外待命，却迟迟不见主人动静，难道主人一早出去了？仆役悄悄推门进去，见主人好好躺在床上，便小心问候，说了几遍未见搭理，仆人似觉有异，便走近床边，一望之下不禁魂飞魄散，但见床上主人牙关紧闭，鼻中有血，脸色青黑，面貌正与往日迥异！"主人死了！主人死了！"仆役喊着一头撞出门外，船头船尾乱跑。船上的人一听，都慌忙到舱中观看，见到床上情景，有人说得赶快报官，有人说得通知家属，还有人建议请医生来看看，乱纷纷正不知如何是好，忽听有人喊了一声："梁医师来了。"大家回头一看，见门外走进一人，中等身材，目光明亮，神色沉稳。来人正是梁新，因为有事小住渚宫，昨晚也住在船上。他拨开众人，走到床边，先用手在"死者"鼻下探探，又摸摸他的脉搏，吁了口气说："气息尚存，脉搏微弱，他还没死。"那位仆从一听，冲过来一把扯住梁新的袖子，焦急地说："梁医师，那你赶快救救我家主人吧！"梁新点点头，问："这两三天你家主人莫非在外面吃过饭？怎么会食物中毒呢？"仆从摇摇头，疑惑地说："没有哇！主人很少出船，又不同别人一起吃饭，怎么会呢？"梁新想了一下，又问："那么平常他可有什么东西特别爱吃吗？"仆从一听，连连点头："有的有的！家主特别爱吃竹鸡[2]，每年所食不下数百只。这几天我还买了一些，正陆续做给他吃呢！"梁新眉毛一挑，果断地说："这就对了！竹鸡喜食半夏，你家主人一定是中了半夏的毒了！你赶快去绞些姜汁来！"仆从一听，拔腿就往厨房跑，很快就端来半碗姜汁，梁新用木勺柄撬开病人牙齿，然后将姜汁缓缓灌入，只过了一会儿，富商便苏醒过来。众人七嘴八舌说明了经过，富商强作挣扎，要起床拜谢，梁新一面制止，一面笑问："先生还未进早餐，来只竹鸡如何？"富商听罢，恨恨地说："我这辈子再也不食竹鸡了！"众人听罢，哈哈大笑。

这则奇事很快就传了出去。当时镇守渚宫的地方长官正是崔铉，他为人热情，个性爽朗，素来喜好岐黄之术，听说这件事后称奇不已，热情地将梁新邀至府中做客，二人一见如故，讲医论道，欢谈甚忺。崔铉褒奖之后，又赠以仆马钱帛，梁新坚辞而不得，只得拜受。

不久，崔铉入京为相，念及梁新医术之奇，恐埋没乡间僻地，遂致书朝士广为推介，盛赞梁新能起死回生。一时梁新名声大振，被朝廷征聘，用为尚药奉御，供职其间，识病断症，果然妙验如神。

值得称道的是，梁新自己深得伯乐之恩，他不忘本色，复为伯乐，提携青年才俊，又引出另一段杏林佳话。

故事是这样开头的：

一天，有一位朝士因久感不适，特来梁新府中求治。梁新诊视后，不禁叹道："先生怎不早来见我，竟至如此！而今病已不治，先生家中还有什么未了之事，就赶快办办吧！"朝士一听，呆了半晌，继而仓皇告退，洒泪而去。一晃一个多月过去了，有天晚上，梁新出诊回来，一进门就听家仆报说有客人来访，梁新三步并作两步来到客厅，客人已起身相迎，一望之下，梁新大吃一惊，骇得说不出话来，原来，客人正是那位朝士！朝士见梁新惊异不已，忍不住笑道："梁先生莫要误会，在下一命尚存，并非鬼物。今来探望，便是想略述情由。"一语说罢，梁新惊魂方定，忙拱手谢罪，口称失礼。宾主于是落座，家童奉上香茗，客人啜茶在口，这才慢慢道来——

原来得知病危后，当天朝士便以最快速度纵马返乡，行至京城一繁华地段，因人流熙攘，只得策马缓行，焦急之间忽见前方有一幌子挑出，上书"鄜（fū）州（今陕西富县）赵鄂，新近赴京，久攻医术，妙手回春"十六字，幌子下有一张小桌，桌后坐着一人，走得近些，只见此人头戴方巾，身着灰布袍，年龄似在而立之外,面皮略黑,颏下一撇胡须微微翘起,一双眼睛晶亮有神。朝士心中一动:反正无非是死,何妨让他瞧瞧。于是翻身下马,径至路边问诊,不料那位赵鄂才一诊视,便也惊呼病情危笃,所言与梁新一般无二,朝士一时心凉如水。正待离去,只听赵鄂又说:"有一个方法倒可以试试。但请先生多吃消梨(即香水梨),越多越好。嘴吃既疲,捣汁而饮也可,如此一刻不停,或有奇迹发生。"朝士听罢仿佛抓住了一根救命稻草,便用书筒做质,换了一大兜消梨搭于马侧。一路飞马狂奔,一路痛吃消梨。及至回家,也仅以消梨为食。过了十来天,说不清多少消梨下肚,竟觉神清气爽,通体舒泰,分明已经痊愈。所以头一天返京,先厚谢了赵先生,又来梁府作谢。

听到这里,梁新才算明白,面有愧色地说:"要谢也只该谢那赵先生棋高一招,我自愧弗如啊!"朝士一听,激动地说:"梁君此话不然。若非你洞察危笃,我怎知其中利害,又怎会巧遇赵先生,算来半条命均为先生所救,怎能不谢!唉!想想好险哪!若非二位先生,贱体早已入土为安,哪能在这儿与先生娓娓而谈呢!"说到这儿点头复摇头,嗟叹不已。梁新也很有感触,既叹服赵鄂妙手回春,又庆幸朝士劫后余生,爱才之心油然而生,次日,便由朝士引路,亲迎赵鄂至府中做客,也赠以仆马钱帛,并广为延誉。不久,赵鄂也被朝廷录用,官至太仆卿。二人你来我往,遂成至交,《闻奇录》中还记有二人的一桩逸事:

有位省郎张廷之得了病,先去拜访赵鄂。赵鄂切脉后,告诫他说:"君病只需每日服生姜酒一盏、地黄酒一杯自会痊愈,但切记不要过量服饮。"张廷之不放心,又拐到梁新处再诊,所说竟与赵鄂完全相同。这下引起他高度重视,至此每日一盏一杯,从不间断也从不多饮,疾病果然慢慢痊愈,心下欢喜非常,服酒更加着意。久而久之,同僚们也多知道此事,一天晚上,朝廷聚宴,张廷之与当朝宰相同席。宰相听人讲起此事,心中十分好奇,眼见张廷之体貌健壮,夙病已去,料想无事,便坚持让他多饮一杯地黄酒,众人也跟着凑趣儿起哄,张廷之一时强不过,被大家灌了一杯,可怜吐之不及,当晚回家便暴病而卒。梁新、赵鄂闻听此事,叹息不已。

二人诊疾,多准确如此,同行为之叹服,"时论谓之二妙"!

【注】

[1] 尚药奉御:官名。隋始置,唐沿置。掌合和御药及诊候方脉之事。

[2] 竹鸡:江南一种鸟名,形比鹧鸪小,好啼。因喜居竹林,故名。

赵　卿

赵卿，唐朝时京城名医，为人通脱，富于智谋，善治疑难杂症。《北梦锁言》中记有他一件趣事：

一次，有位少年登门求治，自述"眼中常见一小镜子"，视物昏花，感觉十分烦恼。赵卿亲切地询问病情，又翻看他的眼皮，笑着对少年说："这病很容易治，只是今天我有事务缠身，明天再治如何？"少年一听眼病能治，像吃了一颗定心丸，便愉快地问次日何时前来。赵卿拍着少年的肩，笑嘻嘻地说："早餐前便可来，敝处正好有几尾好鱼，届时当烹鲜以待！"少年听后，不禁喜形于色。回家的路上高兴之余又十分纳闷："我和赵先生并不相熟，况是我求先生治病，反倒让他破费请客，真是出乎情理之外！不过，话已如此，来日不妨美餐一顿！"于是，次日清晨准时赴约，赵卿热情邀他到一间阁屋中。少年偷眼一扫，好像并无杯盘碗盏之物，再看先生，一双眼睛正笑盈盈地看着自己，不觉赧然一笑。宾主稍事寒暄后，只听赵卿说："郎君且稍事等候，我府上正有客人，送他走后我就过来。"言毕，匆匆而去。少年起个大早，又空腹行路，此时已有饥意。等了一会儿，听得外面有脚步声渐行渐近，两个家童掀帘而入，都对少年笑笑，然后走到阁角将一方桌扯至屋中，抹抹干净，又把一个精致小陶壶放在桌上，随即鱼贯而出。少年心下窃喜：一定上菜去了！可是左等右等，再不见二人回转，更不见赵先生踪影，只有一壶芥醋静置桌上，发出淡淡的香味儿，引出少年肠鸣如鼓。

久坐无聊，少年抬头见墙上有字画垂挂，便起身近前细看，原来是一幅"宴乐图"，画中一位官人红袍大袖，倚几而坐，几上佳肴并列，鲜果盈盘，几前空处，几位二八佳人正摇琴鼓瑟，大概官人已酒足饭饱，闭目支颐正作聆听状。少年看得羡慕，不禁鼻中哼了一声："你们在画中如此逍遥，我却在这里独唱空诚计！"此时已近午时，少年很想出去问问，几次走到门边，心下怯怯，又走回来。腹中饥饿难耐，芥醋的香味似乎也浓郁起来。"好香的醋啊！"少年忍不住踱至桌边，提起小壶轻轻啜了一口，霎时醋香满口，便又喝了第二口，左右看看无人，仍放回原处，自己也回到椅边坐下。可是两口芥醋下肚，肠鸣更厉害了，愈加感到胃口大开，便又走到桌边，提起壶来猛啜一口，当下鼻中一酸，胸中却豁然畅通，眼花竟突然消失，少年一喜，顾不得其他，捧起醋壶一饮而尽，正举手抹嘴之际，赵卿一脚踏入，少年手中空壶尚不及放下，羞得满脸通红，赵卿却放声大笑，说道："郎君，委屈你了！考虑到你的眼病唯有调以酱酢并于饥时啜饮方能取效，所以许以烹鲜之会。今日眼疾已去，快快退谋朝餐以疗腹饥吧！"说罢忍不住又笑。少年听罢，方才恍然大悟，再三称谢而去。

　　现代研究表明，吃鱼过量确实会影响视力。第一，甲壳、鱼藻含有角黄素，长期吸入高份量"角黄素"，它们会积聚在视网膜，影响视力；第二，过量吃鱼会影响维生素 E、C 的吸收，而后者是很好的抗氧剂，可增加眼部血管弹性和通透性，并预防自由基对眼组织的损伤。这类损伤是多方面的，比如会损伤视网膜和晶状体，导致视网膜成像模糊，晶状体弹性降低，变成近视眼，甚至诱发白内障、青光眼等。用醋治疗也颇和医理：醋有消食、散瘀、解毒、养肝（肝开窍于目）等功效，还能解鱼鲜之毒，合芥末调成芥醋，并空腹食用，效力更好。可见这则记录看似新奇，其实暗含着科学道理呢。

王惟一

中国针灸术的发明,是我国先民对世界医学所做的一大贡献,它具有方法简便、疗效快捷、费用低廉等独特优点,因而几千年来深受人民群众的欢迎。为了便于初学者掌握针灸穴位及经络循行方向,早在秦汉时期,医家就绘有针灸腧穴图了。这类图在南北朝和隋唐时期又有了进一步的发展,大多被绘成正面、背面和侧面这三种体位,"药王"孙思邈还发明了彩色绘图,用以标记不同的经络走向,使之易于辨认。唐代太医署在针灸教学时,一般是先在针灸腧穴图上进行讲解,然后再在人身上具体实习操作。可想而知,仅仅依据绘在纸上的平面图来把握针灸腧穴,是件很不容易的事。而且,不少图经因为辗转传述,到了宋代已出现许多错误,给学习和运用带来了更多的困难。因而针灸图经的整理以及针灸教学方式的改革,已成为当时医界亟须解决的两大问题,而王惟一正是在这两方面都做出了突出贡献的医家。

王惟一,又名王惟德,曾任翰林医官(宋始设,为内侍医官)、朝散大夫(隋始设的散官,唐宋沿置)、殿中省[1]尚药奉御等职,是北宋仁宗时期的重要医家,他的籍贯及生卒年月今已不详,约生活于北宋雍熙四年至治平四年之间(公元 987 年—1067 年)。

据同朝为官的翰林学士夏竦说,惟一"素授禁方,尤工厉(砺的古字)石"[2],"厉石"指的就是针灸技术。由于多年从事教学工作,又擅长针灸,他对上述两个问题体会尤深,于是上书仁宗皇帝,建议重修针灸图经并制作相应的教学模型,开始时仁宗并不予重视,经过惟一的反复申述请求,才下诏批准。从此,王惟一"竭心奉诏,精意参神,定偃侧于人形,正分寸于腧募(通膜),增古今之救验,刊日相之破漏",于天圣四年(公元 1026 年)撰成《铜人腧穴针灸图经》一部,简称《铜人经》。

《铜人经》原书三卷,载有腧穴六百五十七个,除去双穴则有三百五十四个。与皇甫谧《针灸甲乙经》相比,增加了青灵、厥阴俞、膏肓俞三个双穴和督脉的灵台、阳关两个单穴。

腧穴的排列,兼采《针灸甲乙经》与王焘(唐医家)《外台秘要》之长,卷一、卷二按十二经和督脉、任脉的经络循行排列,卷三讨论腧穴主治,分为偃、俯、侧、正四个体位和头部、面部、肩部、侧颈项、膺腧、侧腋、腹部、侧胁等各种部位排列。但对四肢仍依十二经次序排列。这样的排列方式,既能使人了解古代的经络系统,又适合于临证的需要。书中,王惟一参考诸家,考订有据,他所核定的经脉循行路线以及腧穴位置,一直受到后世医家的推许。

同时,为了配合《铜人经》进行直观教学,王惟一又于次年设计并主持铸造了两具铜人。铜人为男性,大小如真人一般,由前后两半相合而成,躯内装有五脏六腑,体表刻经络腧穴,这些经络,有的从足趾端经躯干走向腹部或头部,有的由手指端走向胸部或面部。在经络循行的路线上,分布有一个个钻透的小孔,他们就是针灸用的腧穴了,每个穴位旁边都刻有名字。如此一来,可使"观者烂然而有第,疑者涣然而冰释",极大地方便了教学。而且,铜人还可用于考试,方法是在铜人体表涂上一层黄蜡,体内注入水银(或记为水),然后试者取穴进针,若取穴准确,针进则水银自出,否则针不能进,可见设计之精巧。

针灸铜人的制造,确实是我国针灸史上的一大创举,也是世界教育史上形象实物教学法的重要发明。它的出现,对于我国针灸学术的发展及传播起到了十分重要的作用。当时,两具铜人一个被留在医官院供教学之用,另一个被放在大相国寺仁济殿内供人观摩,它们俱被朝廷视作国宝。

靖康元年(公元1126年),金兵攻入东京(今河南开封),北宋灭亡。铜人中的一具据说为金兵所掳,不知所终;另一具辗转流落襄阳,后由赵南仲归之南宋朝廷(事见周密《齐东野语》),1233年却又被献于蒙古。忽必烈时,铜人曾经阿尼哥修复如新,后被移置大都(今北京)三皇庙神机堂内,明初被移入内府。至明正统八年(公元1413年),历经四百余年风雨浮沉,天圣铜人已朽破难辨,英宗遂命范铜仿制。今天陈列于北京历史博物馆内的铜人,则是当年由太医院负责仿铸的正统铜人。铜人静静地立在那里,仿佛在提醒我们不要忘记当年王惟一编著图经、创制铜人的丰功伟业。

【注】

[1] 尚药奉御:官署名。管理皇帝衣食住行等生活事务的宫廷机构。

[2] 此句见《铜人腧穴针灸图经》"夏竦序",文中引文不注出处者皆出自该序。

钱　乙

　　钱乙,字仲阳,约生于北宋仁宗明道元年(公元1032年),卒于徽宗政和三年(公元1113年),北宋著名的儿科专家。据宋人刘跂所写《钱仲阳传》称,钱乙祖居钱塘(今浙江杭州),为五代十国时吴越王的宗亲,吴越王末主钱俶降宋后,其曾祖钱赟随之北迁,定居于山东郓州(今山东郓城东平县)。钱乙遭遇坎坷,身世悲苦,他的父亲生前擅长针灸,却嗜酒喜游,一日忽然东游海上,隐名埋姓不再回来,当时钱乙只有两岁,母亲因此早亡,姑母怜其孤苦,收为养子。年纪稍长,钱乙边读书,边随姑父学医,耳濡目染之下,对医学产生了浓厚的兴趣,课业之余,总是热衷于阅读医典医论,遇有不懂之处就向姑父请问不已,连姑父、姑母都感到奇怪:如此生涩难懂的文字在小钱乙眼中竟那么兴趣盎然。每当姑父应诊出诊时,小钱乙更是像影子一样追随一旁,认真观察,仔细揣摩,努力和所学医理相参照,因此进步神速,慢慢竟能独立应诊,成为姑父得力的小助手。光阴荏苒,催人老去,钱乙已长大成人,姑母却因病谢世。临终前,方将家世细细告知钱乙,钱乙听罢,默默垂泪,感伤不已。于是循姑母生前所指方向,前往海上寻访生父,往返五六次,才得知生父下落,又过数载,才将生父迎回家中赡养。那时钱乙已是而立之年。乡亲们亲眼看见这段传奇故事,都感动得唏嘘流泪,吟诗赋词颂扬其孝道。七年后,钱乙生父以寿终,仲阳执礼甚恭。对其养父吕君,钱乙也事如亲父:"吕君殁,无嗣,为之收葬行服,嫁其孤女,岁时祭享,皆与亲等。"(语见刘跂《钱仲阳传》,下同)。邻里无不赞其"笃行似儒",淳良忠厚。

　　钱乙虽然身世悲苦,却能自强不息,也许是童年丧母失父的不幸遭遇,使他十分注目关爱儿童成长,目睹临床中少儿发病率高,诊治困难,用药稍有不慎,便至幼儿夭亡的现状,内心深感触动,于是毅然将儿科作为治学方向。

儿科,古称哑科,钱乙后来的弟子阎季忠曾形象地发出医治小儿的"五难"之叹:其一,自六岁以下,《黄帝内经》不载其说,无经可据;其二,小儿脉微难凭,诊察时又多惊啼哭闹,影响气息脉象而难于审定;其三,小儿骨气未成,形声未正,悲啼喜笑,变态无常,靠望诊了解病情也有困难;其四,小儿尚不能言,言也未足取信,凭问诊了解病情更难;其五,小儿脏腑柔弱,易虚易实,易寒易热,用药稍有不当,易使病情变化,引起严重后果。所以张从正《景岳全书·小儿则总论》中就记有"宁医十男子,不医一妇人;宁医十妇人,不医一小儿"之说。虽然《史记·扁鹊传》中就有扁鹊做过小儿医的记载,但直至北宋初期,儿科学还未从内科学中分离开来。理论上,医界普遍没有认识到小儿与成人生理和病理特点的不同;临床上,相应地将小儿病与成人病混同治疗,仅计量稍轻,药性稍凉而已,因此,治疗中屡屡出现偏差。困难重重中,钱乙迎难而进,虽然古今儿科方面的资料十分有限,他却搜罗线索,融汇点滴,并结合自己的医疗实践反复观察和思索,总结出小儿脏腑柔弱、肌骨嫩怯、形气未充、抗病能力弱等生理特点及患病"易虚易实,易寒易热"的病理特点,从而奠定了中医儿科学生理、病理的理论基础。在辨证论治方面,既强调五脏分证,又极为重视五脏之间的相互联系及气候时令对脏腑的影响,从而确定了儿科五脏辨证的纲领,同时也为后世脏腑辨证研究提供了典范,自此儿科学终于独立于内科学之外,成为一门系统独立的学科。钱乙也成为中医儿科学发展史上一个重要的里程碑。

少年习业,加上不懈努力,钱乙很早就医名远播,三十多岁时不仅因专于儿科而闻名山东,名声还上达朝廷。元丰年间(公元 1078 年—1086 年),长公主之女生病,因京医屡治不愈,急召钱乙进京诊治,钱乙手到病除。长公主感念他治女之功,奏明神宗,授官翰林医学,留京任职。次年,神宗第九子仪国公病瘛疭(chì zòng,俗名抽风),国医未能治愈,长公主又力荐钱乙。召进后,皇子用其黄土汤而愈。神宗高兴之余也十分好奇,问他:"黄土也能入药吗?"钱乙答道:"以土胜水,木得其平,则风自止[1],且诸医所治垂愈,小臣适当其愈。"神宗觉得他的回答十分得体,为褒奖他的高超医技,赐其四品紫衣,晋升太医丞(官名,太医令的助手),自此钱乙名声大振,无论皇室官宦,还是庶民百姓,争相礼聘。许多功成名就的医界先辈看到钱乙来自民间却为皇室所重,很不服气,纷纷提出难题考问他,钱乙总能对答如流,令设难者不得不叹服。不久,钱乙因病辞聘。至哲宗皇帝时,又第二次奉召入宫,后来因患周痹才得以辞归故里,不再入仕。

两次被皇室礼聘,足见钱乙医术之高、医名之隆。据《宋史·钱乙传》所记,钱乙在京十余年间,"公卿宗戚家延致无虚日",他均善为诊视,屡起沉疴。

当初,长公主之女患病,腹泻多痢,病势危殆,急派人召请钱乙。家臣领命而去,不料见到钱乙时,正值他酒后酩酊大醉,可是钧旨在身,不能怠慢,只得让人将钱乙扶至轿中抬到府内,看他站立不稳,又一路搀扶他来到病儿榻前。公主、驸马焦急等候多时,见钱乙这般模样进来,很是失望,只暂时按捺。但见钱乙一双醉眼在病儿脸上逡巡片刻,随即步态蹒跚地转过身来,将袖子一摆,慢慢悠悠地说:"公主、驸马放心,病、病儿明日当、当发疹而愈,不、不用吃药!"驸马见钱乙在这种状态下为爱女诊病,已先不快,又听他说如此急病可不治而愈,更像是醉后胡言,一时怒上心头,禁不住大声斥责,钱乙摇摇晃晃,转身不对而退。次日,病儿果然出疹,公主、驸马面面相觑,惊奇不已:钱乙说"当发疹而愈",这么说来病儿无忧了。驸马转嗔为喜,想起失礼之处,忙写诗向钱乙致歉谢罪(事见刘跂《钱仲阳传》)。

广亲宅四大天王五太尉生病,吐泻不止,水谷不化,众医议补,用姜汁调服之。六月中服此湿药,病儿喘、吐加剧。钱乙诊后认为:病儿内实伤热,应以凉药治之,尤宜服石膏汤。众医听后,议论纷纷,都说病儿吐泻已多且水土不化,法当补脾,怎能妄用凉药?王爷听信众医,又用了三服丁香散,钱乙后至,听说后叹道:"病本内热,脾将伤损,奈何又以刚剂燥之?三日后必会腹满身热,饮水吐逆。"三日后一如其言。之后又行温药,即病儿上焦也热,喘渴剧甚。王爷忙召钱乙入宫看视。仲阳先处以白虎汤三服,佐以白饼子下之。一日减药二分,二日、三日又与白虎汤各二服,四日再用石膏汤一服,并佐以他药,病儿终于热退而安(事见《小儿药证直诀》。下同)。

又,广亲宅七太尉五岁时患吐泻,时当七月,病儿全不饮食,昏沉嗜睡,睡时闷乱哽气,大便或有或无,时有干哕。众医均作凉证治之。钱乙看后认为应先补脾后退热,于是处以使君子丸补脾,次以石膏汤退热,次日再以水银、硫黄二药下之,"生姜水调下一字[2]",病儿渐渐痊愈。众医索问缘故,钱乙解释说:"七太尉本是脾虚而泻,又妄以凉药施治,造成今日虚损,下之即秘,故先当补脾,再图治热。"一位姓李的医师问道:"为何病儿一食便哕?"钱乙点了一下头,答道:"正是因为脾虚不能食才致津少而呃逆。"李医师又问:"那么为何泻青褐水呢?"钱乙耐心答道:"是肠胃至虚,冷极之故也。"众医听后恍然大悟,深服钱乙辨证之精。

为了对幼小的生命负责,钱乙生平刻意于方药的配伍运用,针对时医受《和剂局方》影响,用药偏于辛香刚燥以致对患儿体质及施治产生诸多不利的现状,他力主处方应以柔润为要,以求攻不伤正,补不滞邪。用药或寒热兼施,或消补并投,总是权衡轻重,反复推敲,化裁创制了许多临床验方,为儿科方剂学做出了卓越贡献。例如,他根据张仲景的"金匮肾气丸"减去附子、肉精,制成六味地黄丸,用以治疗胃虚引起的各种病症,效果极好,被后世医家推为治疗肾虚的良药、补养命门真水的专剂。又如他在"四君子汤"中加入陈皮组成"异功散",治疗中可以收到补而不滞之功。再如他于"香莲丸"中加入肉豆蔻,组成"豆蔻香莲丸",用于治疗小儿伤食腹泻发热,也多药到病除。其他诸如导赤散、白术散、败毒散、消积丸、泻青丸等一大批验方在临床治疗中均收到良好效果,时至今日仍为人所喜用,挽救了众多患儿的生命。

钱乙治疗儿病,参用四诊,尤重望诊。他认为人体内脏对疾病的反应不仅各有所主,互为联系,而且可以反映到体外有关器官与部位上来,呈现出某种规律性,可以成为医生断病的重要依据,他本人便是这方面的慧眼高手。

有一次,广亲宅宗子患病,钱乙诊视后,回身笑着对一旁站立的亲王说:"王爷勿忧,王子此病可无药而愈……",说话间,无意瞥见其幼子,钱乙不禁吸了口冷气,道:"只是这幼儿早晚间会暴病惊人,三日后过罢午时方才无恙。"家人听了生气地想:幼儿好好的,又有什么病?医生贪利动人竟至如此。不料次日,幼儿果然癫痫发作,病势很急,忙召请钱乙诊治,三日后果然痊愈。王爷好奇地询问钱乙,何以无疾先知。钱乙微微一笑解释道:"小王子面部所现赤色甚重,双眼直视,神态异常。心属火,肝主目,二症说明他心与肝俱已受邪。过午而安者,心与肝所主之时当更也。"在场众人听后,连连点头,佩服不已(事见刘跂《钱仲阳传》)。

一位优秀的医生,在长期医疗实践中所建立的思想体系必然是唯物的,基本科学的,钱乙正是如此。他对于病人有病求助于鬼神的迷信现象极为反感。《医方类聚·小儿门·总论》中记有这样一则医事:一位王姓驸马的儿子,四岁时得了怪病,表现是双目直勾勾前视,神态怪异,虽久治而不愈。亲人中有人认为是鬼神作祟所致,于是驸马请来巫师们烧纸上供,焚香舞拜,乞求鬼神消灾赐福,可是一连搬请了几位大仙,都没有用,这才请来钱乙。钱乙听说此事后,严肃地说:"此乃脏腑有疾,当以医治,求神何用!"遂处以泻肝丸,服后不久即愈。

钱乙"为方博达,不名一师,所治种种皆通"(事见刘跂《钱仲阳传》),除小儿以外,他还善断妇科、内科疑难杂症。

有位士人苦于咳病,面青色光,气息哽塞,呼吸不畅。钱乙诊后,告其家人:"此为肝乘肺[3]之逆候[4]也。若秋得之,尚可治;今于春得之,便不可治了[5]。"家人听后苦苦哀求,强之与药。次日,钱乙再诊后摇摇头,说道:"我用药两次泻肝而病不稍减,三次补肺而肺益虚,又兼唇色淡白,气血两虚,按法三日后必死。今尚能食粥安谷,则五天后当绝。"后士人如言而死(事见刘跂《钱仲阳传》。下同)。

有位孕妇患病,医生们认为应该堕胎。病家不甘心,请钱乙诊视。钱乙看后安慰病妇道:"娠者由五脏传养胎儿,大致六十天更换一脏[6],诚能候期,偏补之,又何必堕胎呢?"于是候月调适,不久子母皆得保全。

又有一乳妇因过度惊吓而生病,后来病虽痊愈,双眼却不得瞑。人们感到奇怪不解,便请教钱乙。钱乙告诉他们煮郁李酒使病妇饮至醉可愈此疾,见众人困惑,又解释道:"病妇所以如此,是因目睛内联肝胆,恐则气结,使胆气偏盛,横逆不下。郁李正可去结,随酒入胆,结去胆下,目则能瞑矣。"后来果然如言而效。

从这些例子中我们可以看出,钱乙在医学方面的造诣确实已达到了很高境界,这与他多年不懈努力,善于灵活施治是分不开的。钱乙在医学方面的博达多通,不仅体现在医术之高、组方之精上,而且他对于本草学、博物学也深有研究。人若得奇药,或持异事来请教他,必能为来人详述奇药的物色名貌、来龙去脉,退而考证,皆如其言。

钱乙专一为业,垂数十年,以高超医术解除了无数病人的痛苦,尤其挽救了众多患儿的生命,可他自己却从小体弱多病,中年后又患上痹症,常年在疾病的折磨中度过。他个性简易,嗜酒不禁,还喜吃寒食,疾病屡次发作。好在他以意治之,总算还能痊愈。最后一次得病,已是衰弱不堪,于是叹道:"这就是所说的周痹了,周痹入心脏者死,我恐怕不行了吧!"思索不久,又高兴地说道:"有办法了,我能转移它,使病在四肢!""因自制药,日夜饮之,人莫见其方。居无何,左手足挛不能用,乃喜曰:可矣!又使所亲登东山,视菟丝所生,秉火烛其下,火灭处属(zhú,掘)之,果得茯苓,其大如斗。因以法噉(同啖)之,阅月而尽。由此虽偏废,而气骨坚悍如无疾者。"(语见刘跂《钱仲阳传》。下同)

在半身不遂的情况下,钱乙依然坐卧于床头,孜孜不倦地阅读史书杂说、医家典籍。由于他医名隆盛,虽养病于家,"近自邻井,远或百数十里",携幼抱儿者,仍日造其门,络绎不绝。钱乙都善为诊视,务使病家得药而归。晚年他的痹症加重,自知无药可治,便与亲人诀别,更换了衣服安然而逝,享年八十一岁。

钱乙生前曾著有《伤寒指微论》五卷、《婴孺论》百篇(见刘跂《钱仲阳传》)、《钱乙小儿方脉》(见《医西目录》,卷缺)、《钱氏小儿方》八卷(见《通志·艺文略》)等书,可惜均已散失,今所传《小儿药证直诀》并非钱乙手编,而是与其同时稍晚的弟子阎季忠将其生前医论、医案加以收集整理,编辑而成,于宋宣和元年(公元1119年)正式刊行问世。全书共三卷。上卷论脉证治法,计八十一篇;中卷列医案记录了二十三则儿科病例;下卷载方药,详述儿科常用方剂一百二十首。从中可见钱乙在小儿生理、病理、辨证施治及处方用药等各方面的论述,集中反映了钱乙的学术体系,一直受到历代医家的重视,被视为儿科必读之书,正如《四库全书总目提要》所评:"小儿经方,千古罕见,自乙始别为专门,而其书亦为幼科之鼻祖。后人得其绪论,往往有回生之功。"元代医家曾世荣在其《活幼口议》中更盛赞其书:"其意径且直,其说劲且锐,其方截而良,其用功而速。深达其要,广操其言。万事不可掩其妙,四方皆可尊其说。"给予钱乙其人其书以高度评价。正因为他本人在儿科领域做出了卓越建树,而被后世尊为"幼科之鼻祖,儿科之宗师"。其学术思想对祖国医学的发展产生了广泛而深远的影响。

【注】

[1]"以土胜水"三句:瘛疭病多属于风,须平肝木。黄土汤补脾阳,脾属土,土旺则制水,水受制,则肝木自平而风止。

[2]一字:古人用铜钱量取少量药末,盖住一个字的用量称一字。

[3]肝乘肺:肺属金,肝属木,金本克木。然而若逢金气不足,或木气偏亢,木反而会袭金,出现肺金虚损而肝木亢盛的病症。

[4]递候:指因正虚邪盛,病情不按一般规律发展,突然加重而出现的症候。

[5]"若秋"四句:因为肺象金,王于秋;肝象木,王于春。

[6]"娠者"二句:详可参见《济阴纲目》卷八《逐月养胎法》所引徐之才的话。

唐慎微

唐慎微，字审元，蜀州晋原（今四川崇州）人。北宋时名医。约生活于宋仁宗康定元年（公元1040年）至宋徽宗宣和二年（公元1120年）。

唐慎微出身于世医家庭，到了他医术更加精湛，能妙用经方，治病"百不失一"，因而元祐年间（公元1086年—1093年）被蜀帅李端伯招请至成都行医，造福一方。据载，大观进士宇文虚中（字叔通）的父亲宇文邦彦曾患风毒症，慎微疗之如神，匝月而愈，并事先预见到宇文的病还要复发，遂留书一封，嘱咐到某时开启。至期，宇文邦彦的病果然复发，启信观瞧，只见内录三个方子：第一方疗风毒复作，第二方疗风毒攻注作疮疡，第三方疗风毒上攻气促欲喘。宇文邦彦遵嘱依次进服，半月而愈。这则医案见于宇文虚中后来为《政和新修经史证类备用本草》所做的跋语中。有关唐慎微的生平史料世传不多，从宇文氏所提供的材料来看，慎微其人容貌丑陋，举止木讷，不善言辞，但学识渊博，头脑敏捷，长于思辨。他为人治病时，语证候不过数言，若病家再问，则怒而不应，可是疗效极好，"百不一失"。而且慎微治病不分贵贱，有召必往，从不避寒暑雨雪，一心赴救。他为士人疗疾，不取一钱，只以名方秘录为请。士子们乐于此道，更敬其为人，每于经史诸书中得一药名、一方论，必实录以告，积久渐成大观。诊务之余，慎微本人更是投注了大量热情从事本草学的研究，堪称这方面的大方之家。书本之外，他还不耻下问，虚心向群众求教，多方搜集民间验方和药物标本，由此积累了许多生动鲜活的药物知识。约在公元1098年前后[1]，唐慎微在多年研究基础上编成《经史证类备急本草》一书，简称《证类本草》。它是以掌禹锡《嘉祐补注本草》（公元1054年）和苏颂《本草图经》（公元1061年）为主体加以唐氏个人所辑方药类汇而成的。全书共分三十二卷，除卷一、卷二为序例外，余则为药部。全部药物按玉石、草、木、人、兽、禽、虫、鱼、果、米谷、菜、有名未用等名目分为十三类,共载药 1746 种,增药 628 种,其中灵砂、井底砂、降真香、人髭(zī,唇上胡须)、猕猴、缘桑螺、蝉花、醍醐菜八种都是首次记载。

唐氏此书规模巨大、内容翔实,可以说中国本草学的发展自《神农本草经》始,经《本草经集注》《唐本草》《开宝本草》《嘉祐本草》直到出现《证类本草》方称完备,它是《本草纲目》问世以前最为重要的、带有承前启后性质的药物学著作,有着非同寻常的学术价值。

首先,它的资料来源空前广泛,不仅广涉唐宋以前各家医药名著,而且举凡经史传记、山经地志、诗赋杂记、佛书道藏等书中有关本草学的内容都详细载录,共参用经史方书计 247 家,而且书中所列药物知识详尽周备,无论药名、异名、产地、性状、形态、鉴别,还是性味、炮炙、主治功用,七情畏恶相反等无不囊括在内,的确堪称北宋以前本草学的集大成之作。

其次,该书体例严谨,编排有序。它以《本草经》为基础,将历代主流本草自《神农本草经》起一层层加裹上去,形成如包心菜般层层包附、逐渐增多加大的结构,概括了宋以前历代主要本草的精华。对于每味药物,均详注其别名、药性、主治、产地、采收、鉴别等内容。尤其收入炮制法并于药后附方更为唐氏首创,为本草学一类著作树立了新的典范。

第三,该书对所引前代资料均原文转录,明确标注出处,比起李时珍在《本草纲目》中随意胬割前代本草原始面貌的做法无疑胜出一筹,因而《证类本草》中保存了大量有关本草和方书的古代文献。比如像《名医别录》《本草经集注》《唐本草》《开宝本草》《嘉祐本草》一类重要的本草著作,虽然早已亡佚,但它们的主要内容保存在了《类证本草》中。又如《本草拾遗》《食疗本草》《药性论》《海药本草》《雷公炮炙论》《日华子本草》等许多久已失传的古代本草也有赖《证类本草》得以存其概略。再如,该书博采前代古方及当时医家常用和民间习用的单方计三千余首,分别载入有关条文之后,又使不少失传的古代医方有幸保存在《证类本草》一书中。为此,它成为我们今天考察古本草发展、单味药历史和辑佚古方书、古本草的重要文献,无怪乎李时珍高度评价道:"使诸家本草及各药单方垂之千古、不致沦没者,皆其功也。"(语见《本草纲目》)

此外,本书还附有图谱 933 幅,对诸多药物形态的记述和药图的收录堪称最为齐全,这样既对识别药物有按图索骥之便,也为考证历代药物品种提供了重要参考依据。

正由于此书内容丰富，图文并茂，方药相宜，具有很高的学术价值和实用价值，所以一经问世之后，立即风行全国，成为李时珍《本草纲目》刊行之前上下五百年间研究中国本草的范本。

大约与此同时，另有一名四川医生陈承也将《嘉祐本草》与《本草图经》合编一起，著成《重广补注神农本草并图经》一书，内中附以陈承的个人见解——"别说"，并由林希为书作序。因陈书收罗不广，且无附方，故反响远不及唐书。二书流传到杭州以后，当地县尉艾晟对《证类本草》进行整理，将陈承"别说"和"林希序"移入唐氏书中并于北宋大观二年（公元1108年）刊行于世，改名为《经史证类大观本草》，简称《大观本草》。因杭州、成都远隔千里，艾晟不知慎微的底细，所以就在书前序文中说唐慎微传其书而失其里，不知为何许人也。北宋政和六年（公元1116年），《大观本草》又经医官曹孝忠重校，更名为《政和新修经史证类备用本草》，简称《政和本草》。《政和本草》远传金地也大受欢迎，金熙宗皇统三年（公元1143年），朝廷还曾予以刊印，书末附有前文所提宇文虚中所做的"书证类本草后"一文。宇文虚中原是宋臣，成都人，建炎二年（公元1128年）使金后被留未归，用为翰林学士。见了艾序后，虚中作为慎微的同乡特地为该书做跋介绍慎微。但因当时金与南宋南北对峙，虚中属文后南人无法见到。所以七十年后的嘉定年间（公元1208年—1224年），唐慎微的另一个同乡赵与訔（时）同样有感于艾晟之序，在其《宾退录》一书中又对慎微加以介绍。按他所云，慎微原籍在四川晋原，元祐年间（公元1086—1094年）方迁居成都府。那么此时的宇文虚中尚在儿时，想必因不知此中原委，所以也和其他人一样以为慎微就是成都人；而成都，唐代亦称华阳县，属成都府，故于文中称慎微是成都华阳人。

慎微先生一生高尚其志，淡泊名利，以扶人济命为大义。据宇文氏跋文记载，当时的尚书左丞蒲传正因为敬慕慎微先生的德艺学识，曾打算举荐其做官，慎微却拒而不受，坚持在民间行医。他的两个儿子和女婿张宗说（字岩老），皆得其传授，成为成都名医。

【注】

[1]"约在"一句：陈邦贤《中国医学史》主公元1108年之说，而1964年上海科技出版社出版的《中国医学史讲义》主公元1082年之说。

庞安时

　　《宋史》所传医家中，要论最为洒脱的一个，当属北宋庞安时了。安时字安常，蕲州蕲水（今湖北浠水县）人，因而自号蕲水道人，仁宗庆历二年（公元1042年）生于一个世医之家，父亲庞之庆也是当地名医。安常幼时资赋超凡，警俊绝人，喜读书且过目不忘。少时从父学医，被授以《脉诀》，安常却嫌其文理浅俗不足论，独取黄帝、扁鹊脉书治之，未久，竟能圆通其说并自出新意，百般问诘而词不穷，令父亲每每大为吃惊，当时安常年犹未冠。

　　安常不仅优于课业，而且性情开朗，动静相宜，加之生活优裕，素善交友，故凡少年斗鸡走狗、击球博弈之事，无所不能。正当他认认真真读书，快快乐乐游戏，年复一年成长之际，无情的病魔却向他袭来，虽然最后还之以生命，然而在他的世界里再也听不到鸡鸣犬吠之音、嬉戏喝彩之声了，春日溪水叮咚、夏日蝉鸣声声、秋夜虫声叽叽、隆冬北风呼啸，这一切一切大自然的音响对他而言已毫无意义——他，成了一个双耳失聪的聋人！在他年轻的生命中，他不得不永远地陷于阒（qù，寂静）然静寂的无声世界里。这一沉重打击对于天性活泼奔放的庞安常来说，其残酷性可想而知，一时间痛苦像虫子般噬咬着他的身心，使他如煎如焚，情绪灰暗异常。

　　可是，安常毕竟是安常，在经历了一段必然的苦闷之后，豁达乐观的天性和积极向上的人生态度使他战胜了沮丧和彷徨。是的，古人云"一叶障目，不见泰山"，是为可笑，而双耳失聪就放弃快乐不也十分愚蠢吗？当年司马氏身受腐刑而发奋著述，皇甫谧半身不遂尤励志苦学，这些身残志坚的古人不正是自己学习的榜样吗？安常重又振作起来。这场大病，使他深深体会到生命的宝贵、健康的重要,于是摒绝戏弄,开始把所有精力放在学医上面,无论《本草》《内经》《难经》《伤寒》,还是《太素》《甲乙》及经传百家之涉其道者无不备览深究、潜心体会,即使寒暑疾病也手不释卷。对于所传异书,他更是千方百计搜求购买或手抄笔录,因而无论简策纷错、黄素朽蠹之处,还是浅陋粗俗、穿凿附会之说皆能洞悉辨识,对于各家医理不仅心领神会更能创新发挥,处方调药,灵活变通而卒与古合,每用以治病,十全八九,所以,年不出而立,安常已名倾江淮矣。宋人张耒《续明道杂志》中载有他的一则医案:说是蕲水有位富家子弟,一向贪吃爱玩不乐课业。一天,他一边心不在焉地奉命读书,一边想着集市上的繁华,一时按捺不住,趁左右无人时悄悄溜出了家门,一边走着一边不放心地回看家中动静。恰逢此时邻屋有二人斗殴,你拉我拽,踢踢打打抱成一团,因一时失衡,二人一起摔出门去,"扑通"一声正跌在富家子脚下,富家子猝不及防吃此一惊,胸中狂跳不已,竟身不由己奔跑起来。到了街市正值陈尸示众,他因惊魂未定,眼下失察,又被尸绊拌倒,恰扑在血淋淋的尸体上,一时吓得魂飞魄散。狂奔回家,越思越想他越觉恐怖,竟致精神错乱,狂疾发作。忽而如白日见鬼,抱头四处藏匿,忽而如妖魔附体,哭笑无常。他的家人心急如焚,四处求治,所请医巫皆不能愈,最后请到庞安常,安常巧为处方,一剂见效,病家这才逢凶化吉。

又据宋人曾敏行《独醒杂志》卷四载:毛公弼守泗州(今属安徽省)时,久病泻痢而不愈。后来罢归故里,谒安常求治。安常诊后告之曰:"公此疾乃丹毒发作所致,非泻痢也,故按痢屡治而不效。"于是煮葵菜一釜,命公弼尽食,且云食后当有所下。公弼才进两盅,因难以下咽而罢口。次日安常亲来探视,一望之下疑惑道:"昨已用药,毒应去而未去,不知先生食过几何?"公弼据实以告,安常听后责备道:"安常煮此药,升合铢两自有法度,不尽何以愈病?"于是再煮令食,服过不久,果然所下斑斓五色,丹毒洞泻无遗,疾病也随之而去。临别,安常殷殷嘱咐说:"毛公年高久痢,又乍去丹毒,脚下无力,切莫再服他药!"因赠牛膝酒两瓶,毛公饮毕,竟强健如初。后来公弼有女病呕吐,也就安常求治。安常为之处药后,告诫毛公说:"贵千金服药后,吐疾自当痊愈。只是不宜嫁人,若他日有娠而呕作,则不可为矣。"公弼不信,还家后仍以此女嫁沙溪张氏,年余得孕,不久果死于呕吐,公弼此时方痛悔不已。这两则医事均为曾氏"耳目所接",安常既巧治痼疾,又预见到远患,其卓尔不群之术于此显现无遗。

安常先生敏学善读，兴趣广泛，因而颇能博物，通晓古今。于常行医，不志于利，而每得善书古画，辄喜不自胜。所在文人雅士多乐与之过从。神宗元丰（公元 1078 年—1085 年）年间，东坡居士再度以文获罪，被贬黄州（今湖北黄冈市）。既来之则安之，东坡于是选黄州东南三十里名曰螺师店的一处地方准备购田筑居。可前去相田时不慎染疾，闻邻邑安常先生善医，遂往求疗。安常略用药味，驱疾于无形，令素好医道的东坡居士大为赞赏。一个是文坛宿将，一个是杏林高手，二人进行了一番别具趣味的"交谈"：东坡患口吃，常以手为口，安常病耳聋，须以眼为耳，二人皆颖悟绝人，以纸画文，书不过数字，则深了彼意。兴之所至，大起相见恨晚之叹，便克期同游清泉寺，从此你来我往，结为善交。除东坡本人之外，"苏门四学士"中的张耒、黄庭坚都与安常相交甚厚，张耒《明道杂志》赞其"治疾无不愈，其处方用意，几似古人。自言心解，初不从人授也"。而山谷道人在他为庞书所做的后序中，更是对其称颂倍至。

庞安常治医，于《难经》《伤寒》致力最深。他曾说："世所谓医书，予皆见之，惟扁鹊之言深矣。盖所谓《难经》者，扁鹊寓术于其书，而言之不详，意者使后人自求之欤！予之术盖出于此。""予参以《内经》诸书，考究而得其说，审而用之，顺而治之，病不得逃矣。"（《宋史·庞安时传》）故著《难经辨》数万言以广其术。

医之外，他对本草学也进行了长期深入的研究，以致达到"得他人药，尝之入口，即知其何物及其多少，不差也"（语见《明道杂志》）的境界。他曾将自己观察到的草木之性与五脏之宜撰为《主对集》一卷，又将"古所未知，今不能辨"（语见《宋史·庞安时传》。下同）却"尝试有功"的种种新药进行系统整理，编成《本草补遗》若干卷。

诸技之中，安常尤能妙悟于针道。宋人洪迈《夷坚志·甲志》卷十中曾载有安常一则广为流传的故事，其所记如下："朱新仲祖居桐城（今安徽桐城）时，亲识间一妇人妊娠将产，七日而子不下，药饵符水，无所不用，待死而已。名医李几道偶在朱公舍，朱邀视之。李曰：'此百药无可施，唯有针法，然吾艺未到此，不敢措手也。'遂还。而几道之师庞安常适过门，遂同谒朱。朱告之故，曰：'其家不敢屈先生。然人命至重，能不惜一行救之否？'安常许诺，相与同往。才见孕者，即连呼曰：'不死。'令家人以汤温其腰腹间。安常以手上下抚摩之。孕者觉肠胃微痛，呻吟间生一男子，母子皆无恙。其家惊喜拜谢，敬之如神,而不知其所以然。安常曰:'儿已出胞,而一手误执母肠胃,不能复脱,故虽授药而无益,适吾隔腹扪儿所在,针其虎口,儿既痛,即缩手,所以遽生,无他术也。'令取儿视之,右手虎口针痕存焉。其妙至此。"此事尚见于元代脱脱等人所著《宋史·庞安时传》中。以前读此医事总觉十分可疑,今观《太医名医奇案赏析》一书才知亦有可能。书中推理,本案产妇很可能是横位产。分娩过程中,儿手先出,胎不能下,必须将儿手送回胞中,推上,行外倒转或内倒转术,使胎位成足位或头位才有可能娩出。然而七日不能下者,疑稳婆在转胎过程中或将儿手误推至胞外使胎不得转位而出,当且仅当如此,安时才有可能从产妇腹壁处扪及儿手所在,针其虎口(合谷穴),儿痛缩手至胞宫中,胎即娩出。故取儿视之,右手虎口针痕犹存。据此言之,此案当非杜撰之语。另据《东坡志林》载,元丰五年壬戌(公元1082年)三月,苏轼偶患左手肿,安常一针而愈,东坡敬佩之余,笔之于书,今翻其书,则此事历历在目矣。

安常先生虽盛年高名,却不肯入京,平日里放意自适,与一班名士友人相往来,贤主嘉宾,其乐融融。他本就身材伟岸,古道热肠,加之胸怀廓朗,洒脱无拘,深得大家敬爱。据传,他每应人筵请,必得四巨舟随行:"一声伎,一厨传,一宾客,一杂色工艺之人(见《书蕉》)。"相聚宴游,必使众人尽兴而归,其豪迈不羁之情态,如在眼前。

安常对朋友如此,对患者也毫不逊色。庞家在蕲州一带可说是田产丰饶,家资巨富,而安常平生却毫无讥贫骄人之态。居常对待患者,爱其老而慈其幼,如痛在己身;惜其弱而怜其贫,不逊亲人。由于医术神奇,远近患者日盈其门,他不分贵贱贫富,一律妥为安置,善为诊视,并且亲视饘(zhān,厚粥)粥药物,必愈而后遣;其不可为者,也必据实婉告,好言相劝,免其四处奔波,徒劳无益。他处方时一贯审慎精细,从不轻用病人之身,尝试不知之方,以求侥幸。平生起人之疾,不可缕数,病家持金银玉帛前来拜谢,他只略取点滴以示领谢,余者坚请奉还。因他善待病人有仁者之心,疏财仗义又有古侠士之风,深得当地百姓爱戴,医名日隆,声誉益高。

安常先生医道奇绝又不自秘其术,故而从学者甚众,据《东坡新记》说弟子达六十余人,尤以南河颍川(今河南许昌)王实、安徽歙县张扩以及魏炳(一作董炳)最为著名。元符二年(公元1099年),安常忽有大病上身,弟子们急切地催他自诊,安常却微微一笑,缓缓说道:"老夫脉象已明,今胃气尽绝,死矣。"

于是屏绝药物，几天后，在同客人座谈中溘然长逝，终年仅五十七岁。

安常先生生前除写下以上提到的三本书外，还写有《庞氏家藏秘宝书》五卷及《伤寒总病论》六卷。可惜除后者外均已失传。《伤寒总病论》是庞氏究心三十余年的力作，全书六卷中，卷一论六经分证；卷二论汗、下、吐、温、灸等法；卷三论结胸、痞气、阴阳毒、狐惑、百合、痉、湿及劳复等证；卷四论暑病、时行寒疫、斑痘等诊治；卷五论天行温病、黄病及小儿伤寒；卷六载伤寒杂方伤寒暑病、伤寒温热病生死候、天行差（瘥的古字）后禁忌、解仲景脉说、解华佗内外实说等。书末还附有《伤寒论》"音训""修制药法"各一卷。书中所论各证之下，有论有方评脉辨证，咸悉具备并根据《内经》诸书，引证各家学说，参以个人经验，对《伤寒论》作了较多补充和发明：

庞安时认为，冬令寒毒是伤寒病的病因。他根据王叔和"伤寒例"中有关伤寒病的论述，进一步认为人感冬令寒毒可以诱发种种疾病："其即时成病者……名曰伤寒。其不即时成病，……因春温气而变，名曰温病也；因夏暑气而变，名曰热病也；因八节虚风而变，名曰中风也；因暑湿而变，名曰湿病也；因气运风热相搏而变，名曰风温也。"后五种即为伏气温病，然而由于"其病本因冬时中寒，随时有变病之形态耳，故大医通谓之伤寒"。

在冬伤于寒后是否必然会导致伏气温病的问题上，安常的看法是："勇者气行则已，怯者则著而为病也。"（语见《素问》）就是说，冬寒伤人，藏于肌腠而不即时发病者，有两种转归：若其人正气实，则正胜邪祛而不发病；反则邪留而不去，遇四时淫气便发为各种温病。这种观点实是对《内经》"正气存内，邪不可干"，"邪之所凑，其气必虚"理论的具体发挥。

书中尤其突出论述了"天行温病"，认为：天行温病的病因是"乖气"，人感此气后，可发为"青筋牵""赤脉拂""黄肉随""白气狸""黑骨温"五大温证。书中对此五大温证的症候、治则、方药进行了详细的阐述。其所创方药多重用石膏，实为后来治疗瘟疫开了门径。

由于庞氏此书论理透彻，多有发挥，遂成为后世研究《伤寒论》的重要参考书，对后世影响很大。清人黄丕烈曾评论此书"实能发仲景未尽之意，而补其未备之方，是为庞氏之撰者，非仅述而不作也"。书前黄山谷序赞其"著《伤寒论》（指《伤寒总病论》）多得古人不言之意，其所师用，而得意于病家阴阳虚实，今世所谓良医，十不得其五也"。无怪乎吕元膺曾感慨地说："庞安常医，能启扁鹊之秘,法元化之可法,使天假其年,其所成就,当不在古人下。"

当年,东坡居士在黄州时曾作美文《前赤壁赋》,文中曰:"清风徐来,水波不兴,举酒属客,诵明月之诗,歌窈窕之章。少焉,月出于东山之上,徘徊于斗牛之间。白露横江,水光接天。纵一苇之所如,凌万顷之茫然。浩浩乎如冯虚驭风,而不知其所止;飘飘乎如遗世独立,羽化而登仙。于是饮酒乐甚,扣舷而歌之……"我不禁常想,文人雅客中或者也有安常先生在列,那么扣舷而歌者的歌声中当属他最为嘹亮吧!

杨　介

　　《百一选方》中有味都梁丸,主治头风眩晕、女人胎前产后伤风头痛及血风头痛,其配方是用香白芷一味洗晒研末,炼蜜丸如弹子大,每嚼一丸,以清茶或荆芥汤化下即可,看似简单却效验颇佳,它的发明者便是北宋医家杨介杨吉老。

　　杨介出身世医之家,是安徽泗州(今安徽盱眙)人,约生于北宋嘉祐五年(公元1060年),卒于南宋建炎四年(公元1130年)。虽然《宋史》无传,但据《古今医史》所载,他曾以冰煎大理中丸顺利治愈宋徽宗的腹疾,为太医所不能为,可想而知,他的医术在当时还是颇有影响的。至今南宋洪迈的《夷坚志》、赵彦卫的《云麓漫钞》等书中还存有他的二三医事,读来十分生动有趣:

　　淮南一位富家翁发现儿子突然行为异常:几案书席之类,明明摆设得整整齐齐,他却非要仆妪重新整理,一定指挥他们放得歪歪扭扭才满意;呈上来的课业、书信也像是极度瞌睡的情况下勉力写成,字迹扭曲变形、排列奇形怪状,几乎无法辨认,大人训斥他,他还不服气,自认为写得十分工整。老两口很快意识到:儿子的视力发生了问题。然而连续请了几位医生,都无法搞清楚患者得的是什么病。焦急无奈之际,有人介绍了名医杨吉老,富家翁于是带着儿子前去求治。吉老先生诊过脉后并无言语,只是让父亲先回留下了儿子。过有好一会儿,有家仆来报,说酒菜已奉命摆好,问是否开宴,吉老遂邀富家子一同入席,席间添杯劝饮,直至富家子大醉方休。饭后病人被扶坐轿中,由两个轿夫抬着在院中游走。轿夫因事先受了吉老嘱咐,抬轿时故意左右摇晃、高下其手,令轿中人倾跌不已。折腾了许久,吉老才命人将颠得头眩脑涨、吐得一塌糊涂的富家子扶到客房安歇。次日酒醒后,富家子被打发回家,一进自己房间他便动手将前日斜放之物一一摆正,不用说,他的斜视怪病已被吉老先生用奇招治愈。

又一次,有位名叫杨立之的通判才从任上返回楚州(今江苏淮河以南,盱眙以东,盐城以北地区)得了喉痈病,咽部很快肿塞溃烂且有脓血流出不止,吞咽、呼吸均感到困难,为此已经寝食俱废,家人四处延医治疗,总也不能奏效。此时杨介应郡守招请适来楚州,通判的两个儿子闻讯将吉老请至家中。杨介来到病家后,熟视病人良久才说道:"不用看脉,我已找到病因了。不过此病很是奇特,必须先吃一斤生姜片,才可以用药,否则别无良策。"说罢就告辞走了。两个儿子面面相觑,忍不住抱怨道:"父亲喉间溃烂脓肿,本已痛楚难忍,哪里还吃得下生姜呢?"杨立之初时也觉为难,继而转念又想:杨吉老先生医术一向神奇,又怎会轻易胡言妄语! 自己不妨先取一两片尝尝,无害便吃,不能进则屏去,又有什么关系? 他把想法对家人一说,大家也都同意他试试,于是姜片很快就被端了上来。杨立之拈起一片放入口中一番咀嚼后小心向下咽去,奇怪的是,预想中的刺痛并未出现,反觉一股甘香之气沁人心脾,渐食渐增至半斤左右,痛楚已明显减轻;吃满一斤后才感到气味辛辣,不过此时病人的咽部脓血已尽,粥饵入口也无大碍了。次日,通判将吉老请来,向他隆重表示谢意,其间问起食姜原因,吉老先生不觉笑道:"君为官南方,想必多食鹧鸪[2]。此鸟素喜生食半夏,时间一长,半夏之毒侵及咽喉,发而为痈。而生姜专能解半夏之毒,故有愈病之效。如今病源已清,就不必再吃别的药了。"杨立之听罢,恍然大悟。按中医的说法,喉痈为阳证,其发病主要是脾胃素有积热,又感受风热邪毒,内外热毒结搏于咽喉所致,基本治则是清热解毒、消肿利咽,一般可据病理之不同,脓未成则促其散,脓已成则促其溃。比如痈病初起时可用五味消毒饮,火毒炽盛时可用清咽利膈汤,二者均属脓肿未成之方,若脓肿已成未溃则可用仙方活命饮,至于病体虚弱、气血不足、脓肿久不溃烂者又可选用托里消毒散或黄芪解毒汤。这些才是喉痈的正常辨治。然而该案中"医者束手",表明上述常规治法均不起作用,所以杨吉老诊病时也熟视良久。不过,吉老的高明之处就在于,当以常法治而不应时,能够迅速转变思路,由患者的生活环境、饮食习惯等因素入手找出病因的特殊性,从而切中要害,取得理想疗效。

话说杨吉老,不仅医术高超,名闻当时,且有一项创举流芳杏林。北宋崇宁年间(公元 1102 年—1106 年),有位泗州起义者兵败被俘,处死刑于市,郡守李夷行便派杨介带画工前往,制作人体解剖图。后来杨介便以此图为基础,参照吴简(一作灵简)、宋景所绘的《欧希范五脏图》以及烟萝子所画脏腑图编绘而成《存真图》一卷,又增益十二经绘为《环中图》。二书在解剖学方面对当时及后世医家影响颇巨,比如宋代朱肱的《内外二景图》和明末施沛的《脏腑指掌图》都是仿照杨书编绘而成;宋人高武的《针灸聚英》和明代杨继洲的《针灸大成》也都广为引用二书。在我国古代医学史上,长期未有为脏腑解剖绘图立说者,杨介的《存真图》可说是我国生理解剖图书之祖。此外,他还写有《四时伤寒总病论》(六卷)及《伤寒论脉诀》(一卷)等书,可惜都已失传,使我们后人在叹服杨介先生医术之高的同时,却再也无法了解他的学术观点了。

【注】

[1] 泗州人:南宋王明清《挥麈录》说他是泗州人,南宋洪迈《夷坚志》说他是扬州人。两地相距不远,盖为笼统之言。

[2] 鹧鸪:鸟名。多食植物种子和昆虫。肉味鲜美,可供食用。

张　锐

提起两宋名医张锐，熟悉杏林掌故的人马上会想起他以一药并治寒热兼证的神奇医案。此事在《古今医统》《名医类案》等书中都有反映，尤以宋人洪迈所著《夷坚志》一书叙述最为详细。

据该书"乙志"卷十载，故事发生在北宋徽宗政和年间（公元 1111 年—1118 年）：蔡鲁公有位孙媳，妊娠十月一向平安，及期将产时却忽然患病，请来的几位国医一致断为阳证伤寒，认为患者热毒已甚，非用大剂寒凉无以彻其热，然而病妇有孕在身，诸医因有堕胎之虑，谁也不敢轻易用药。家人见状也没了主意，既怕用药伤及胎儿，又怕不用害了病妇，真是左右为难，焦虑万分。作为一家之主，鲁公为此也急在心里，寝食不安。几天来他将所知众医在脑中一一反复权衡之后，决心将这对母子的安危托付于张锐，请他前来作个决断。

张锐，字子刚，河南郑州（今河南郑州）人。《古今医统》说他"笃好经方，遂得精妙"。治病极具胆识，善决疑难杂症，声誉远播，为一时名医。接信后，张锐匆匆赶到了蔡府，未及洗却一路风尘，便径至病妇所在视疾察证，之后告诉鲁公众人说："此病确为阳证伤寒，应依据常法用药，并且倍量服用。至于胎儿，孕期已足即将生产，又何药能败！"家人及诸医听后仍疑虑重重，不敢置信，唯鲁公一力主张照张锐所说去做。服药半天后，病妇症状果然消失，胎儿也顺利娩出，阖府上下自然欢喜不已。

不料次日，产妇情况突变，不仅喉痹不能入食，且大泻不止。先前诸医得知后，纷纷议论道："病妇产后大泻，显然是因为倍服寒凉药剂，脾胃受伤所致，喉痹则是热毒结于喉间，为原来阳证伤寒之余绪。脾胃虚寒所致大泻，按法应当温中散寒;而喉痹却宜清热凉血散结,二法正如冰炭,水火不容,况且病妇产蓐甫尔,这下即使扁鹊复生,她也再无活理!"于是交相指责张锐用药轻率,一意孤行。面对众医的斥责、家人的恐慌,张锐从容一笑,说:"众位勿忧!子刚早已料及此况,备药于先,病妇服后即日便当痊愈。"家属虽然半信半疑,然而病妇病势危急,不容多想,只好依从张锐行事。张锐遂将所制数十粒药丸交予侍婢,嘱咐她立即服侍病妇服下。不到一个时辰,一位婢女便出来报喜说:"主人咽喉已平,泻已止,精神也大为好转了!"众人一听,张锐果然创造了以一药并治水火兼证的奇迹,欣喜之余也感到非常纳闷,不知他用了什么灵丹妙药!

时间飞逝,很快到了婴儿满月之时。这一天,蔡府上下喜气洋洋,庭院之中大排宴席,上自鲁公下自诸子诸孙及女妇甥婿等六十人分席团团围坐。在这酒肉飘香的隆重家宴中,只有一位外人被当成贵宾受到邀请并受到大家的礼敬,他就是张锐。席间,鲁公亲自满杯为张锐敬酒,由衷感谢他妙手回春救孙媳母子于濒危的恩德,并且代表众人请教他一药两治的奥妙所在。张锐接杯在手一饮而尽,然后捻须笑道:"老大人、众贵戚过誉了,向者所用不过是附子理中圆裹以紫雪而已。此方于经无所载录,特以意度之耳。因为喉闭不通,非至寒药不能为用;既已下咽,紫雪消释无余,则得至腹中者,只有附子力也,故能一服而愈两疾。"鲁公等人听罢,恍然大悟。后来事情很快在杏林内外传开,给不少临床医生治疗寒热兼证带来有益启示。

张锐先生不仅奇方异治出人之上,而且目光敏锐,经验老到,常察他人所不察,善于抓住病人最后一线生机,争其命于无常,因而挽救了不少人的性命。有一次,起居舍人慕容彦逢的母亲遭遇急病,情形危殆。慕容忧心如焚,一面请近处医师治疗,一面火速派人赴郑邀请张锐。可是等张锐赶到汴京后,慕容的母亲已不幸去世,慕容也沉浸在巨大的悲哀中。当时正值酷暑季节,张锐要求近灵床一视,慕容于心不忍,暗忖张锐此言或为求钱之举,于是说:"有劳先生一路风尘,行旅之费,某当悉数奉偿,只是人已故去,视也无益,就不烦再入了。"张锐闻言,脸上掠过一丝愕然,继而双拳一抱,平静地说道:"大人,昔有死于伤寒一昼夜而又复生者。既蒙远召,何惜一视乎?"慕容不得已,引之入内,张锐揭开面帛注视,才看一眼即连呼仵匠至前,问他道:"你曾见过死于夏日而面赤者乎?"仵匠摇头道:"不曾!"又问:"见过如此口开者乎?"答曰:"也不曾!"张锐回身望望仵匠又望望慕容,眼中现出神采,肯定地说:"如此说明老夫人不过是汗不得出、昏厥罢了，并没有真死，千万不可入殓。"说罢急忙奔出灵堂，吩咐等在堂外的弟子备药。不用说，汤药很快煮好并由人端进灵堂，张锐亲自端汤喂药，耐心将药水一点点送入老夫人之口。忙完这一切后，张锐这才松了口气，告诉一直紧张地跟在他身边的慕容说："晚上可派人好生看守，如果夜半大泻，老夫人就算活过来了！"当晚，张锐宿于客房。到了夜半时分，守夜的人忽然听到病榻上勃勃有声，揭被一看，病人已屎尿满席，遗秽斗余。家人得报，惊喜万分！慕容更是激动不已，趿鞋披衣奔至张锐房外擂门报喜，只听张锐睡意蒙眬地答道："子刚恭喜大人了！我今体困思睡，恕不能即起，然也不必起，老夫人待明日方可进药也。"天未及亮，张锐已经起身，将前一晚上拟定的方子又看过一遍，确信无误后便带着弟子悄悄离开了慕容府邸，等慕容再至，见到的只是几上一帖平胃散而已。持方呆立，慕容似有所悟。接下来的几天，老夫人遵方服药，果然大获痊愈，慕容内心更是惭愧，深悔当初有求钱之疑，误会了张锐的一片好意。本案中，张锐在一派临床死状中仅据"死者"面赤、口开二象即已洞察病人假死真相，从而及时用药抢救，使病人起死回生，变悲剧为喜剧，其观察之细腻、经验之丰富实在令人敬佩，而且也给后世医师留下了许多值得反省深思的地方。

　　张锐平生除在郑州、开封两地行医外，还曾西入成都、北至关外，据《夷坚志补》卷十八载，有位吴少师曾于关外任上得病，病后饭量较前大增却日渐消瘦，数月间已是形销骨立。每次饭后不久，便觉腹中犹如万虫攒攻，既痛且痒。医生都认为是痨瘵(即结核病)，按病投药，却屡治不效。当时张锐正在成都，吴少师早闻其名，遂派遣驿使星夜兼程入蜀召请。张锐既至，先以问诊，复以切脉，胸中已获了然，于是告诉吴少师说："大人明日姑且忍饥勿食，俟子刚来再为之计。"次日张锐来时，天方剧暑，张锐一面请吴少师挑选一名精壮士卒去十里外取一盘黄土来，一面吩咐厨师打火治面准备午餐，午时将近，面饭做好，此时的吴少师已是饥肠辘辘、腹鸣如鼓，张锐这才笑眯眯地对他说："大人现在可以用餐了！"吴少师听罢，如遇大赦，提筷在手立即开吃。其间胃口之大、进食之酣畅，令张锐忍俊不禁。才放下筷子，取土者适至。张锐让一旁侍者赶快端来两升温酒，将土投入其中，略事搅拌后，又数出百粒药丸放入泥酒中，然后请吴少师服用。少师才吞下，便觉肠胃掣痛，几不堪忍，随即大起如厕之急。此前张锐已密使家仆别坎一穴，此时掖吴登之，竟暴下如注，秽恶并出，内有蚂蟥团团,宛转蟠结,半数已经死去。经过此番折腾,吴少师但觉双腿发软,疲惫已极,家仆遂扶他至卧榻上憩息。睡罢一个时辰,又遵嘱服粥一碗后,吴少师自觉状态大为好转,三天后竟已完全平复。张锐便问他以前吃过什么不洁之物,少师凝神细思,这才想起去年夏夜出师时,因中途烦渴,曾命候兵持马盂(犹言大盆)取水来饮,刚入口似觉有物,未及吐出,水已入喉,好像此后便开始生病,不曾想竟是小虫在作怪。张锐听罢,微微笑道:"这就是了!"一年来,吴少师每每为病所苦,历治不效,今被张锐几朝治愈,内心既大加叹服又迷惑不解,于是向张锐请教治因。张锐点点头,慢慢分析说:"大凡虫物入人肝脾,势须孳生。平日每遇食时,它们便会聚丹田间,吮咂精血,之后再散游别处。子刚暗思,杀之而不能尽扫亦无益也,所以请大人枵腹以诱之:且此虫嗜酒,又久不得土味,饮以泥酒,虫物必更相聚集,故能一药而空之!"吴少师听罢,激赏不已,厚赠张锐并送之南归。

关于张锐生平事迹史存无多,所传医案仅此数则而已。然而几例医事中不难看出几个共同点:其一,病人病势均十分严重;其二,他医束手或误治,皆感无能为力;其三,张锐辨证精确,投药速效,皆以奇招妙治取胜。据此不难想象,张锐先生平生医术之妙,当非常医所能望其项背!

虽然如此,张锐本人却十分谦虚,始终能客观、清醒地评价自己,也不讳言临床中偶然出现的失误。比如《夷坚志》卷十载,绍兴年间张锐入蜀后,王秬(jù)王叔坚曾经问他:"公之医术,大概就是古所谓十全[1]者欤?"张锐想了想,认真地回答说:"尚未能此,仅可七八耳。当初我有长子生病,诊脉察色,皆似热极,遂命煮承气汤。将饮之,且复生疑,至于再三。最后决以饮,又有如掣(chè,拽)吾肘者,于是持药以待,静观其变。未几(不久),吾儿忽发颤悸,覆绵衾四五床寒始稍定,继而汗下如洗,次日已霍然病愈。倘吾药入口,儿已死矣。每思及此,常后怕不已,然则老夫之术安敢夸称十全乎?"张锐身怀绝技,尚有如此之叹,世上庸医,学方书几本、未知其万一,便自以为是,临床试命,岂不令人深惧哉!

在张锐这几则医案中,所病者皆为官宦;然而据《古今医统》云张锐"凡有求疗,虽及细民,皆用意为治"的描述,可知张锐生前当是一位关心百姓疾苦、德艺双馨的贤良医家。

据《直斋书录解题》(宋陈振孙著)称,张锐身在仕途,曾任太医局教授,官至成州(今甘肃成县一带)团练使[2]，然其为人所知者，则在医也，他平生写过哪些学术著作，今已无考，唯一一部《鸡峰普济方》尚传于世。此书成书于南宋绍兴三年(公元1133年)，书凡三十卷，已缺二、三、六、八这四卷。现存本为清代翻刻的宋本书。卷首"绪论"共七十则，主要剖析病源，明辨病位，叙述极为详细且便于施治应用；"绪论"以下记载多种病症的治疗方剂，每方均先列方名、主治、药物组成及剂量，而后注服用方法、注意事项，所述多为宋代医家临床常用之方以及民间常用的备急单方，部分地反映了宋代的医疗成就及医疗水平。书名中的"鸡峰"，后人考证认为是陕西宝鸡市陈仓山之别名，照此推测张锐有可能先居郑州后又迁居陕西，当然如果像陆心源《仪顾堂文集》中所说，此书是比张锐早些时候的北宋名医孙兆所作，则一切另当别论。那么，究为何人所著呢？姑且留疑于此，以待后贤吧。

不过，不管是否写过此书，张锐生前都曾为中医事业做出过一份贡献，人们永远怀念他。

【注】

[1] 十全：《周礼·医师章》有"十全为上"一语，意谓病人来十个就能治好十个的医生是上工，故后世常用"十全"来称誉医家。

[2] 团练使：唐始制，宋时仅为武臣寄禄官，无职掌。神宗时定为从五品。

王贶

　　王贶(kuàng,赐赠),字子亨,北宋医家,河南考城(今河南兰考县境内)人,他在医学史上因"一婿一针一书"而传名。

　　"一婿"指他是南京(今河南商丘)名医宋道方的女婿。道方字毅叔,医术精湛,但不肯赴请,病人需上门求诊。政和初年,郡守田登因母亲病危,呼之不至,一时怒火中烧,差人将他擒至宅邸,逼令看病,扬言三日之内不效,就将他斩首示众。毅叔诊后,知其母疾已在膏肓,便以丹剂良药缓其死期,十天后,田母旧病复发,再遣人去宋家,已阖门遁去,田母后来也不治而亡。

　　王贶可能就是在这事之后,携家旅居在京师(今河南开封)。因初传岳父之学,尚未精通,生活上十分窘迫,但是接下来发生的一件事,彻底改变了他的人生。那是宋神宗熙宁年间(公元1068年—1077年),盐法忽然有变,使许多官绅豪富的利益受到很大触动。有位土豪看了告示之后,因为过度吃惊,舌头伸出老长,却再也收不进去了。整整十天,吃喝不便,食不下咽,人也一天天疲弱不堪,名医国手也无计可施。家人又担心又害怕,便在闹市区张榜招贤:如有能治此怪病者,愿以千金为谢!王贶贪其酬金之厚,怀着侥幸心理揭榜应召。等进了患者家门,看到土豪垂舌滴涎的倒霉样,一时忍不住哈哈大笑起来,病人家属见状十分不快,诘问他为何无礼至此。王贶急忙掩饰说:"刚才我笑,是因为以京城之大,竟无人能治此区区小病!可不是好笑吗?"言罢叫病家把自己的医书和针具拿来,翻检之下,果见一穴可治吐舌症,为免意外之下陷入不利,王贶要求病家给他出具免责声明,患者治病心切,只得从之。王贶遂看准舌底穴处,放手急刺,抽针后,那土豪的舌头眼见得就在顷刻之间伸缩自如了。病家大喜过望,不仅酬谢如约,还到处宣扬,王贶竟然因为这"一针"而"翕然名动京师",境遇也颇有改观(事见《挥麈录余话》)。不过,王贶浪得虚名后就此发奋苦读,尽心研习医术,终于成长为一位名副其实的医家。后来以医见重步入仕途,宋徽宗宣和年间做过从事郎、奉直大夫,建炎二年做过朝请大夫等(事见《仪顾堂题跋》)。

"一书"指王贶撰写的《全生指迷方》。此书原名《济世全生指迷集》,共分四卷,二十一门。卷一为脉论及诊脉法,卷二至四为寒证、热证、风食、风湿、疟疾、痹证、劳伤、气病、血证、诸积、诸痛、眩晕、厥证、痰饮、消证、疸病、咳嗽、喘证、呕吐及小便等二十种病证。书前自序云其"采古人之绪余,分病证之门类,别其疑似,定其指归",足以解惑指迷,扶危救困,故名。作为一部方书,《全生指迷方》有其独特体例,《四库全书总目提要》比较之下曾指出:"方书所载,大都皆标某汤某丸,主治某病,详其药品铢两而止。独贶此书,于每证之前,非惟具其病状,且一一论其病源,使读者有所据依,易于运用。其脉论及辨脉法诸条,皆明白晓畅,凡三部九候之形,病证变化之象,及脉与病相应不相应之故,无不辨其疑似,剖析微茫,亦可为诊家之枢要。"可见,该书无论于中医脉学还是方剂学方面都有切实的参考价值。

【注】

[1] 从事郎:官名。宋徽宗崇宁二年(公元1103年)改选人官名,防御、团练、军事推官换为从事郎。

[2] 奉直大夫:官名。宋徽宗大观二年(公元1108年)由右朝议大夫改治。

[3] 朝请大夫:文散官名。隋始置,唐宋沿置,神宗时曾废改。

何　澄

　　时方五更,正是酣梦时分,京城附近一处篷室陋户中亮起了一豆油灯。点灯的是一位三十多岁的年轻妇人。天已冷,她却穿着一袭单薄的旧衣衫。回头望望昏睡不醒、脸色蜡黄的丈夫,泪水从眼中再次溢出。她仍然清楚地记得当年丈夫神采飞扬的笑貌音容。那时他勤勉好学、温文尔雅,更难得的是对自己一往情深,百般怜爱。家中略有资产,不必为生计发愁,二人或读书或游乐,附近无人不夸这一对神仙眷侣。只是天妒人良,丈夫不知怎么突患奇病,不仅往日风采一去不返,一命也常在生死之间。多年来为了治病花费无数,家产已消耗一空,眼看丈夫对康复已感无望,对妻子抱愧日深,近来竟有轻生之念。所幸自己再三表达了同生共死的决心,他才暂安无事。几天前,一位邻居好心地对她说,近来有位名叫何澄的医师游方到此,登门求治的人络绎不绝,多能取效,看来是一位有真才实学的医生,如果找他想想办法,或许病人会有转机。妇人闻言,心中又升腾起一线希望。可是家中一贫如洗,拿什么做医药费呢?情急之下,她想到了一个非常之策,反复考虑后,决心付诸一试。今天早早起来便是为此。

　　妇人仔细地洗了洗脸,来到屋角一张红漆斑驳的小桌前,坐下。桌上竖着一面铜镜,镜边是一只蒙尘的梳妆盒。她先是将浓发梳通,精心绾了一个髻,这才抖抖索索打开梳妆盒,心中掠过一丝悲哀:多少年、多少年没再用了啊,丈夫一病,自己再也无心梳妆打扮,镜子中自己俏丽依旧,只是苍老了许多,那么就让这盒中之物掩盖自己满面的憔悴吧。桌边的灯光已渐渐昏暗,窗外的曙色正悄悄来临,黎明的镜中映出一张端丽娇好的面庞。而现在这张脸上正显出一种决然之色。她站起身,换上一套较为干净的衣服,回身望了望丈夫,然后出门而去。

何澄的临时诊所离此不太远,妇人昨天早已打听清楚。等她来到时,何澄刚吃过早饭,于是决定应妇人之求,亲自去看看病人。路上妇人详细述说了丈夫几年来的病况,何澄一面听,一面在心中做着分析。不知不觉间二人已来到一座破旧的院子前。妇人轻声说:"何先生,这里就是了。"何澄左右一望,不觉感到一丝诧异:这女子气质不俗,怎会是寒门陋室中人呢?这时妇人已将院门拉开,将何澄请到西侧一间屋中坐下。何澄环顾四周,并未见有病人,却见妇人在将房门轻轻关上,正疑惑间,妇人已来到跟前,"扑通"一声跪下,满面羞惭地说道:"先生,治病取财,自古天经地义。无奈我丈夫抱病多年,家中财物已典卖一空,今冒昧相请,无以为报,甘愿以身相酬。唯愿先生尽心着意,救我丈夫不死!"说罢双目含悲,已是满面泪痕。何澄见状,忙将妇人扶起,神色严肃地说:"小娘子何必如此?何某若是这等人,上天岂能容情?救死扶伤乃是医人本分。你只管放心,我一定尽力而为!"此后,何澄不仅天天来看望病人,为他精心施治,还亲为送药,以解二人燃眉之急。经过一段时间的调理治疗,士人终于恢复了健康,一块久压心头的乌云转眼烟消云散,几年来妇人脸上第一次露出了舒心的笑容。

这天晚上,何澄做了一个奇怪的梦。梦中,阎王府的判官手执铁笔,告诉他说:"你医术高超,济世有功,而且不在危难之际,贪恋女色。天帝有令,将赐你钱币五万贯,官职一份!"数月之后,太子有病,国医百治不愈,朝廷只好发榜,广招天下名医。何澄揭榜应诏,入朝探病,再次妙手回春,驱疾于无形。龙颜大悦,果然封官赏钱,一如梦中所言。

据张杲《医说》记载,这个故事发生在宋徽宗宣和年间(公元 1119 年—1125 年)。何澄梦入神祠一节,当是后世文人加工,未必属实,但是何澄不慕财色、热心救助贫病患者的真实故事,却在生前身后广为传扬开来,体现了他作为一个医人的真正本色!

许叔微

许叔微,字知可,宋代著名医学家,约生于北宋元丰三年(公元1080年),卒于南宋绍兴二十四年(公元1154年),享年七十四岁。关于他的籍贯,历史上记载不一,曾敏行《独醒杂志》说他是真州(今江苏仪征市)白沙人,二人同时,当属不误。叔微于绍兴二年(公元1132年)进士及第,曾任徽州、杭州教官,后迁京城,秩官集贤院学士[1],故人称许学士。

许叔微之所以要学医,也是源于不幸的家世。他从小家境清贫,十一岁那年,"父以时疫,母以气中,百日之间,连遭家祸,并失怙恃"(语见《普济本事方·序》。下同),因恸念里无良医,束手待尽,及长成人,遂刻意方书,誓欲以救人为念,同时意识到"医之道大矣,可以养生,可以全身,可以尽年,可以利天下与后世"。由于他为往事所激,发愤于医,所以到中年时,业以医名著称乡里,其医术之精湛、医德之高尚,颇受时人嘉许。如影宋抄本《伤寒百证歌》《发微论》张郯(tán)序中说:"建炎(公元1127年—1130年)初,剧贼张遇破真州,已而疫疾大作,知可遍历里门,视病与药,十活八九。"查许知可书中所举医案,许多的确出自北宋重和戊戌年(公元1118年)至南宋绍兴辛亥年(公元1131年)之间,可知张说并非虚言。不过,许叔微于科举之路却并不顺利。他曾举乡荐,只是屡试乡闱不第,待举进士,已逾"知天命"(五十三岁)之年了。那时朝事日非,奸佞当道,知可虽列官集贤院学士,也仅属闲散之职,因而服官之暇,仍将主要精力用在精研医理、著书立说上,这自然不能见重于当朝,加上他出身寒微,祖上并无功名,也难以引起时人注意,所以,他的生平业绩及归隐亡年均少见记载,《宋史》立传也未将他收录。然而,许叔微并未因此就湮没无闻,反而因为他在医学方面的贡献日益为人所熟知而声名愈显、流芳至今。

许叔微最为后世医家所称道者,乃是他在伤寒学领域中所取得的突出成就。与前代医家相比,他对仲景学说的研究绝非止于理论,而是将理论与实践密切结合,以此来体现仲景辨证论治的精髓,因而于伤寒理论与临床两方面均达到很高造诣,其影响大大超过前代研究《伤寒论》各家。清代医家徐彬曾说:"古来伤寒之圣,唯张仲景,其能推尊仲景而发明者,唯许叔微为最。"(语见《中国医籍考》)一个"唯"字足见对他评价之高。许氏研究伤寒学的代表作,今存有"伤寒论著三种",包括《伤寒百证歌》《伤寒发微论》和《伤寒九十论》三部书,虽然都以"伤寒"入名,但内容各有侧重,写作形式也全不相同,因而各具异趣,交相辉映,乃是许氏精研仲景伤寒之学并将其应用于临床实际的极有心得之作。

其中《伤寒百证歌》共有五卷。书如其名,系采用七言歌诀的形式将仲景书中有关伤寒的脉、证、方、药及表里、阴阳、寒热、虚实等辨证要点加以归纳,共编歌一百首,每证一首。歌后复引仲景《伤寒论》原文为注;仲景不言者,旁引《内经》《难经》《金匮玉函经》《脉经》《诸病源候论》《千金方》《外台秘要》以及华佗、孙兆、庞安时、朱肱、宋迪、王实等人的论述作补,意在使读者对歌中所论诸证,有更深的体会。不难想象,要以歌诀的形式来概括《伤寒论》的奥理精华,其间难度有多么大!然而学士凭医儒双通之才,精于《伤寒》的专长成功地做到了这一点。他的歌诀读来朗朗上口,简明切要,不仅于后学者记忆习用仲景书带来极大方便,而且也反映了他自己学术上的成就:

首先,许氏在书中采用了以症类证的方法编排内容,使此书成为这方面的第一部专著。书中将《伤寒论》里具有同一症状的若干个方证汇集起来,简明扼要地阐述其理法方药的区别,强调了同病异治和异病同治的精神,既突出了辨证论治的思想,也最为切合临床实用,因而推动了辨证论治的发展,普及了辨证论治的思想。其次,许叔微在张仲景六经辨证的基础之上,着重发挥了阴阳、表里、寒热、虚实八纲辨证,并对八纲辨证的内容进行了系统的整理,再经明代张景岳的完善,终使八纲辨证成为中医辨证论治体系中一个重要的组成部分,大大地丰富和促进了这一体系的发展。

《伤寒发微论》全书两卷,载文二十二篇,是许氏学习《伤寒论》的心得汇编。首篇专列伤寒较为突出和严重的七十二个证候,并于每一证候之下,仍引仲景《伤寒论》中原文为注,兼及诸家之说,借以说明辨证关键,或指出病机要点,或明示当用方药,或言其转归预后,可谓要言不繁。第二篇以下,则是零零散散的札记性小品,故书名曰"发微"。其题目如《论桂枝汤用赤白芍药不同》《论伤寒慎用丸子药》《论仲景缓迟沉三脉》《论桂枝肉桂》《论滑脉》等,乃是就《伤寒论》学习中应该注意的一些突出问题发表个人看法,这些看法都是许氏长期研究中所得的体会,因而篇幅虽然不大,却足以启迪后学,被张孝忠称为尤能"发明仲景指意"(见《普济本事方》张跋。下同)"皆所以破后人之疑误"。

《伤寒九十论》是许叔微的一部个人医案,也是我国现存一部最早、最翔实而又比较系统的伤寒医案医论集。约成书于公元1149年,其时距仲景生活年代已远隔八百余年,当时的医家已有不敢或不会用仲景方的现象,许氏有感于此,乃撰著此书,详细地记述了他用仲景方治疗伤寒的九十例病案,案后附"论"点明要眼,二者和参,意在以事证理,启人悟机。由于许氏师法仲景,非常熟谙于临床运用,故而辨证准确、论治精当、疗效也称卓著者于中比比皆是,诚可谓得仲景心法、悟权变要机,读来不仅有精彩纷呈、开涤耳目之感,且文字雅洁,足以赏心悦目,不妨引数例如下,以观其化裁生心之妙:

第一则:戊申正月,有一武弁(武官)在仪征,为张遇所虏。日夕置于舟艎板下,不胜蜷伏。后数日得脱,因饱食解衣扪虱以自快,次日遂作伤寒。医者以因饱食伤而下之,一医以解衣中邪而汗之。杂治数日,渐觉昏困,上喘息高,医者仓皇,罔知所指。予诊之曰:"太阳病下之,表未解,微喘者,桂枝加厚朴杏子汤,此仲景法也。"医者争曰:"某平生不曾用桂枝,况此药热,安可愈喘?"予曰:"非汝所知也。"一投而喘定,再投而漐漐(jí jí,聚集貌)汗出,至晚身凉而脉已和矣。医者曰:"予不知仲景之法,其神如此,岂诳后世也哉!人自寡学,无以发明耳。"

第二则:乡人李生,病伤寒,身热,大便不通,烦渴,郁冒(神昏晕眩之状)。一医以巴豆丸下之,虽得溏利,而病宛然如旧。予视之曰:"阳明热结在里,非大柴胡、承气不可,巴豆止去寒积,岂能荡涤邪热温毒耶?"亟(jí,急切)进大柴胡,三服而溏利止,中夜汗解。论曰:仲景一百十三方,丸者有五,理中、陷胸、抵当、麻仁、乌梅也。理中、陷胸、抵当皆大弹丸,煮化而服之,与汤散无异。至于麻仁治脾约(指便秘),乌梅治湿蠥(nì),故须小丸达下部。其他皆入经络,逐邪毒,破坚癖(pǐ,指痞块),导血,润燥屎之类,必凭汤剂也。未闻巴豆小丸以下邪毒,且如巴豆性热大毒,而病热人服之,非徒无益,而危害不小矣。李生误服不死,其大幸欤!

许氏是伤寒临证的大家，他屡屡告诫医人：治病"必须形证谛当，然后可行"，又说"仲景之方，要精对无差，立当见效"，由此二例可见，他本人不但是辨证论治的高手，也是选方用药的大家，而他所以临床屡著奇效，不正得益于此吗？然而，要达到他的境界，又谈何容易？可知"李生误服巴豆"不为无因，我们为李生庆幸之余，也不免惊想：自古庸医误病，幸如李生者又有几人呢？

再如：乡人邱忠臣，寓毗陵（今江苏常州一带）荐福寺，病伤寒，予为诊视。其发热、头疼、烦渴，脉虽浮数[3]（shuò）无力，自尺以下不至（尺脉弱）。予曰："虽麻黄证，而尺迟弱。"仲景云："尺中迟者，营气不足，血气微少，未可发汗。"予于建中汤加当归、黄芪，令饮之。翌日，病者不耐，其家晓夜督发汗药，其言至不逊。予以乡人隐忍之，但以建中调理而已。及六七日，尺脉方应，遂投以麻黄汤。啜第二服，狂言烦躁且闷，须臾稍定，已中汗矣，五日愈。

伤寒宜从速早治的原则在《内经》中就已提及，到了仲景结合临证用药对它又作了进一步阐发，因而有些医人或病家常常食古不化，执守死法。许叔微为了矫正其非，专门在若干病案中就伤寒须早治作了论述和发挥，提醒医家还"须顾其表里虚实，得其时日，若不循次第，虽暂时得安，亏损五脏，以促寿限，何足尚哉"？（语见《伤寒九十论》）还强调伤寒或汗或下或清或湿均当以见证为准，不可随情顺意取悦于病家。案中他置病家无理于不顾，依然"我行我素"，既说明他见证分明，也反映出他治病态度的认真。同时，他的治疗方法也不拘一格。例中邱忠臣尺脉迟弱，是血虚气少之象。血虚者患伤寒，仲景已明训不可峻汗，但是如何治疗，仲景未言。当此表实里虚之时，许氏不径治其表，而先顾里虚，首予黄芪建中加当归汤补益气血，待尺脉稍强，再予麻黄汤解散风寒，病人五日便得痊愈。这一治例，可谓大开了后世以补养兼发散治疗伤寒里虚表实的法门，后如神木汤、补中益气汤、加减葳蕤（wēi ruí）汤、再造散、大温中饮、玉屏风散等有名方剂均是准此法而成，大大地丰富了虚人外感的治疗手段。

许氏以上三书，所论虽各有侧重，但合而观之，却能相互印证，从而构成了一个有机整体。由于许叔微半生习儒，穷通经史，于仲景伤寒之学又有精深研究，临床应用经验极为丰富，故所撰三书，既能旁征博引以求释微阐奥，又有不少发展与创新，无论在学术理论或临床应用上，都取得了辉煌成就，因而在宋代研究《伤寒论》的学者中占有十分重要的地位，无怪清人陆心源叹其"学深且邃，非薄技偏长执一是之见者所可及也"[4]。许叔微现存诸书，除伤寒论著三种之外,尚有《类证普济本事方》十卷,反映了他医学上的另一大成就,即方剂学方面的贡献。《类证普济本事方》简称《本事方》是许氏选生平所用诸方投而见效者集录而成,按病种分为二十五类,共收录三百六十六方,每方首列主治、方名、药味、药量,次录治法、服法,方后附按语或兼附医案来说明方剂的疗效。书中所选方剂皆制方严谨、药味精当,反映了他对各科临床的证治心得,故而深受后学欢迎,对中医方剂学产生了深远的影响。

首先,书中收录了大量验方。它们或取自经方,或是自创新方,或为他人及民间验方,皆经试有效,对医家临床选方提供了重要参考;其次,因为许氏对临床用药体会极为深刻,故书中每多真知灼见,足以启迪后学,比如他说:"大抵透肌解热,干葛第一,柴胡次之""珍珠母入肝经为第一""龙齿、虎睛,今人例作镇心药,殊不知龙齿安魂,虎睛定魄,各言类也""铁粉非但化涎镇心,至如催抑肝邪特异,若多恚怒,肝邪太盛,铁粉能伏之""(肾气)逆行至此不得通,用(川)椒以引归经则安矣"等。尤其他师法古人制方用意,化裁创新了不少新方,比如真珠丸、实脾散、玉真散、旋复花汤、防风汤又方、二神丸、紫金丹、紫苏饮、交加散、麝香丸、七珍散、麋茸丸等,已成为临床上必不可少的效方。许氏又提出选方遣药可根据病情需要"以所恶者攻之,以所喜者诱之"的用药理论,例如同为治积,他说:"如硇(lǔ)砂、水银治肉积,神曲、麦蘗(niè,新芽)治酒积,雄黄、赋粉治涎积,礞石、巴豆治食积,各以其类也。"读之确有耳目一新之感;此外,许氏对药物的炮制也十分重视,书末专列"治药制度总例"七十余条,颇为实用,诸如"巴豆、去皮、心、膜、细研,新瓦上出油"等,至今仍然沿用。因为此书"用意直探长沙之奥"(《本事方》王陈梁校跋语),且理论与实践交映,继承与发展并存,所以在我国方剂学史上,起到了承前启后的重要作用,影响着中医方剂学朝着创新和实效的方向发展,许叔微本人也因为在这方面成就卓著而被誉为宋代方剂学名家。

【注】

[1] 集贤院学士:官名。唐玄宗开元十三年(公元725年)置,以授宰相与其他侍从官,使掌修书之事。

[2] 湿䘌:中医病名。多以久下不止,或热结腹中为主症。

[3] 数:中医脉象名。脉来急速,一息五至以上,多主热病。

[4] "学深且邃"二句:语见重雕元刻《伤寒百证歌》陆心源序。

李　柽

南宋医家李柽,字与几,当涂(今安徽当涂县)人。《宋史》中没有立传,生平见之于文献也不多,主要出自《大清一统志》《江南通志》《嘉庆重修一统志》以及南宋李心传《建炎以来系年要录》某些卷、南宋周南《山房集》等少数几处,而且大多内容重复。不过,将其中零星记载绳串珠连,也大概可以窥知李柽的个性才艺和仕宦生涯。

首先李柽的主业是尽职做官,为官何如呢? 两部《一统志》都记载了一件事:宋高宗绍兴年间(公元1131年—1162年),李柽任徽州(今属安徽黄山市)通判,部分驻军突然哗变,太守也被抓了起来,眼看性命不保。李柽得到消息,急往安抚,得知此事皆因贪官掳掠民财而起,承诺当严明吏治,在李柽的斡旋和疏导下,此事得到妥善处置,没有酿成大乱。文中"众素敬柽"、太守"以柽言,得不杀"之语说明李柽还是很有威望的,他临危不惧,处变不惊,反映出为官的干练和机敏。

但是,因为李柽曾忤逆过奸臣秦桧,给他的仕宦生涯投下了抹不去的阴影。据《续资治通鉴》记载,绍兴二十年(公元1150年)夏六月,贵溪县爆发农民起义。当时担任信州(今江西上饶)知州的李柽,一面檄文寓居信州的捧日天武四厢都指挥使李横统帅弓兵以备策应,堵截义军;一面派果州(今四川南充)团练使孙青副将火速统兵出战,战事很快被扑灭。从朝廷角度来看,整个事件中李柽反应迅速,调度有方,有效遏制了事态的发展。然而事后他不但未获嘉奖,反被帅臣王昫(xù,同煦)以"不能觉察,致贼啸聚"为由弹劾,并免官削秩。究其原因,就是因为"桧抑其功"。所以周南在《山房集》中说"秦氏当柄，自江以东皆待以乡曲，独不及桎"，可见两人关系龃龉，则李桎有功反降、仕途沉浮的际遇也在意料之中了。

其次，李桎还是位博才多艺的学者。他曾写有《易记》，反映了他在易学、星历、占候等方面的造诣；在医道、养生方面他也是行家里手。《山房集》记载说："桎学邃于医，心悟针法。铸铜为人，身具百脉，幕楮施针，芒镂不差。"他继北宋王惟一之后铸造针灸铜人，其身百脉备具，李桎对百脉穴位了如指掌，即便以纸遮覆铜人，也能准确施针，不差丝毫。李桎还是品香文化的爱好者。唐宋以来，伴随着海上贸易的发展，香药进口的大量增加，佛教、禅学思想的日渐普及，以及文人追求品质生活和心灵境界的审美求索，导致香学极为兴盛。这一炷香体，既是怡情养性的妙物，又是祛疫辟秽的良药。李桎随身携带香奁，并蓄养寿龟，既是时尚的一个缩影，也和他的医家身份十分相符，说明他在日常生活中，是非常注重清虚静泰、澄神明性的修身功夫的，因此，能享年九十高寿也不足为奇了。

或许源于对医学的深入理解，使李桎对巫术活动十分反感。宋代信巫不信医之风极盛，鲁迅在《中国小说史略》中就曾感慨地说："宋代虽云崇儒，并容释道，而信仰本根，夙在巫鬼。"所以宋代官方对民间建祠、淫祀的打击力度较以往增强。李桎旗帜鲜明地响应政府号召，敦促有司将不在常俗、民间自建的淫祠尽皆销毁，坚决打击谋财害命的迷信活动，显示了一位医家民命至上的可贵良知。

如前所述，李桎在医学上有诸多方面的造诣，至少写有《医家妙语》《小儿保生方》《伤寒治法撮要》及《伤寒要旨》四部书，可惜现在除前面三部外均已失传。

《伤寒要旨》，又名《伤寒要旨药方》，分药方、要旨两卷。上卷《伤寒药方》，载方一百零八首；下卷《伤寒要旨》，录方证条文一百八十二条。这部书十分独特。

其一，多年一本单传。根据《伤寒要旨药方卷终》题记，该书初刻于南宋乾道七年（公元1171年）。从书目载录的信息来看，这部书自问世以来，传本非常少，只在一些藏书大家手中传承，从1171年到2004年八百三十多年间，它再未刊刻重印，居然一线单传至今，如今珍藏在北京国家图书馆。直到2004年，北京图书馆根据国图馆藏本出了《伤寒要旨药方》影印本，才结束了一版单传的局面。

其二，可据此揣见宋本《伤寒论》原貌。因为李柽是南宋人，他编著《伤寒要旨要方》所根据的《伤寒论》底本，便是经北宋医书局孙奇、林亿等人校定，国子监刊行的、大名鼎鼎的《伤寒论》校定本。在今天真正的宋本已经亡佚，明代赵开美翻刻本也寥若晨星的情况下，作为对宋本有大量实录的《伤寒要旨药方》，在《伤寒论》诸本校勘中所应发挥的作用可想而知，可惜迄今这一点还没有得到更多人的关注。我们期待宝珠开匣耀彩的时刻。

刘完素

　　自《内经》《伤寒论》确立了中医以阴阳五行、脏腑经络、辨证论治为核心的理论体系后，晋唐以降，医家莫不奉《内经》为经典，崇仲景为圣人，私淑传授，悉出一家，中医学虽然在临证各科专业化程度上大大提高，在古医籍的全面整理和类辑上也取得巨大成就，但是理论方面却长期处于停滞状态，没有重大突破。时代发展到金元时期，医学经过八百多年的酝酿积累，又逢当时兵戈扰攘、灾疫横行的特殊历史环境，终于异峰突起、遇乱而兴，形成了刘完素、张从正、李杲、朱震亨四大医学流派，他们发皇古义，各创新说，互相对峙又互为补充，对中医理论进行了多方面的探讨并且各树丰碑，不仅把中医理论推进到一个新的高度，而且解放了医学思想，活跃了学术气氛，对祖国医学产生了悠远深长的影响。而揭开这一争鸣序幕的正是刘完素。

　　刘完素，字守真，为金元四大家之首。北宋宣和二年[1]（公元1120年），出生于河北肃宁杨边村（今师素村），三岁时因为家乡暴雨成灾，举家迁至河间（今河北河间县）居住，故后人称他为刘河间，他的学派也被称作河间学派。宣和七年（公元1125年），金兵南下灭辽，次年又灭北宋，刘完素遂沦为金朝之民。于金章宗承安五年（公元1200年）逝世，享年八十岁。

　　刘完素家境贫寒，早年母亲患病，三次求医不治而死，伤悔之下完素遂立志学医。他对医著进行了反复比较，独推重《内经》一书，认为它是"奥藏金丹宝典，深隐生化玄文……非小智所能窥测"（见《素问病机气宜保命集》）。因而他一生都孜孜不倦于《内经》理论的探研，他的好友程道济为其《素问玄机原病式》作序时说："守真先生，夙有聪慧，自幼年耽嗜医书，千经百论，往往过目无所取者，皆谓非至道造化之书，因披玩《素问》一经，朝勤夕思，手不释卷，三十五年间，废寝忘食，参详其理。至于意义深远，研精覃(tán，义同深)思，期于必通。"这或许是刘完素所以自号"通玄处士"的由来，他本人在《素问病机气宜保命集》自序中也说："余二十有五，志在《内经》，日夜不辍，殆至六旬。"可见学习十分刻苦。他的主要著作和学术思想，均发挥《素问》要旨；而所论"病机十九条"，又原出于《素问·至真要大论》，后人因此推测这就是他所以名"完素"、字"守真"的缘故。据《金史·刘完素传》记载，他"尝遇异人陈先生，以酒饮守真，大醉，及寤，洞达医术，若有授之者。乃撰《运气要旨论》《精要宣明论》。虑庸医或出妄说，又著《素问玄机原病式》"。弟子马宗素在《新刊图解素问要旨论》序中亦称老师"曾遇陈先生服仙酒醉，觉，得悟《素问》元机，如越人遇长桑君"。这个传说中，饮仙酒之说当属无稽，遇高人点拨倒有可能，而且"先生"于百家姓中一定要姓"陈"，或许有一些事实基础。《古今图书集成·医部全录》说"陈先生"或是陈希夷，未知确否。若真如此，刘完素就不像平常所说是靠自学成才，而是有其师承授受了。

河间先生自幼贫苦，又在病乱灾疫的环境中习医，对于民间疾苦有着深切的了解和同情，因而学医有成后，长期云游各处，躬勤实践，济危扶病，救活了大量百姓的生命，赢得了广泛的声誉，《河间府志》将他与神医扁鹊并称，在他身后，河间百姓及附近各县还纷纷为他立碑筑庙，可见其医术之高、医德之隆。他的名声还上达朝廷，引起重视。元代李汤卿在《心印绀(gàn，红青色)珠经》中载其"号曰宗真子，章宗皇帝三聘不起"，或是出于民族气节。章宗嘉其品行，御赐"高尚先生"的名号。

当时的医界仍深受《和剂局方》影响，医家贪捷求便，临床大多不讲辨证，唯知按症检方，滥用温热之药，即"人情喜温而恶寒"(语见《伤寒直格·序》)。程道济就曾言及于此，说他自从患腰脚疼痛后，所服汤药，都是姜附硫磺一类燥热之药，询之群医，众口一词，"皆曰肾部虚寒，非热药不能疗"(语见《名医类案》)，可见医界思想僵化到了什么地步，"名医"尚且如此，俗医又何以堪？结果误诊误治的医疗事故频繁发生，刘完素在其《素问玄机原病式》中，近二十处提到辛香之品误病害人的惨痛教训。如"盖辛热之药……病微者可愈，甚者郁结不开，其病转加而死矣"，如"俗因之妄谓寒病，误以热药投之，为害多矣"，又如"俗医所治破伤中风，不明深浅，但以辛热燥药，任其天命而已"等等，说明对于这种墨守成规、不负责任的腐朽医风及其危害既洞若观火，又深恶痛绝。他深刻认识到医者治病,"唯以别阴阳虚实,最为枢要"(语见《原病式·自序》。下同),认为这些弊害,都是医家不读圣贤经典,不明玄机大道所致,而俗人著书,大多略知医绪,就妄加立论,是以"矜己惑人而莫能彰验",使"圣经妙典,日远日疏,而习之者鲜矣"!因此他发奋著述,以求宣扬经文大义,匡救医界时弊,先后著有《内经运气要旨》《黄帝素问宣明要方》《素问玄机原病式》《素问病机气宜保命集》及《伤寒直格》《伤寒标本心法类萃》《三消论》等十余种书,其中最有代表性的是前三部,集中反映了他的学术思想,体现了他为祖国医学所做的突出贡献。

如前所述,河间一生于《内经》用力最多,对于其中的"运气学说"更有着深入的研究。"运气学说"即"五运六气学说"的简称,它是古人运用阴阳五行的观点阐述天地自然变化规律及其对人体影响的一种理论,自北宋以来,在医界风行一时。比如哲宗元符二年(公元1099年),太医刘温舒特意献《素问入式运气论奥》一书,详细论述五运六气枢要、六十年纪运、十干起运、十二支司天、五行生死顺逆等问题,后来药物学家寇宗奭(shì,盛大)撰《本草衍义》,又以运气学说研究本草。徽宗崇宁年间,运气说成为医科学生考试的一项固定内容。尤其政和年间(公元1111年—1118年)奉诏编写的《圣济总录》,起首两卷专论运气,徽宗皇帝亲为作序加以推扬,使得运气学说更为风靡。但是,由于这一学说本身的神秘玄奥,医家虽然追风趋潮,言必称运气,其实大多一知半解,只会固守运气格局,"终未备其体用"(语见《原病式》自序。下同)。受这种社会背景和学术风气的影响,河间对运气学说也十分重视和推崇,尝云"不知运气而求医无失者,鲜矣"!然而,河间独出众人之上的地方在于,他能清醒地意识到,运气学说只是一种理论模型,实际情况中,运气有常更有变,因而在研究中,他既反对那种故弄玄虚、唯理推论的神秘主义,也反对某年主气必然发生某病的机械认识。他论运气,主要着眼于探讨自然界与疾病发生的相应关系和规律,在《素问玄机原病式》一书中,他以"五运主病""六气为病"为大纲,将千症百病加以归属,创造性地发明了把五运六气作为疾病分类纲领的办法,终使运气学说从玄学和俗套中解脱出来,成为中医指导临床实践的一种应用性理论。

刘完素不仅对《内经》的五运六气学说有着深刻认识,而且对由之而来的"亢害承制"理论也有着独到见解,在《素问·六微旨大论》一文中有这样一句话："亢则害,承乃制,制则生化。"意思是说,在正常情况下,阴阳五行中假如一气偏亢为害,则承其下者必起而制之,形成一种自然的调节作用。刘完素受此启发并进行发挥,将《内经》中提到的这种五行生化的自然之理推之于病机的分析,用它来解释人体病理变化中本质与现象之间的内在联系,从而发展了《内经》五行及病机学说。他认为,运气之间的相互承制是维持人体动态平衡的必要条件,脏腑六气中如果出现某气偏亢的情况以至于破坏了正常的承制关系,就会产生病理变化。其中病轻者,尚只出现病气本身五行属性范围以内的病变,而其病重者,便会同时出现与病气相克的另一行的表现,即出现本质与现象不一致的情况。比如恶寒战栗本是寒病的特征,但若火热过极,也会出现寒战的假象,刘完素称这类情况为"胜己之化"。并且指出,在这种情况下,治疗上就当抓住本质,泻其过亢之气,而不能被外在假象所迷惑。他在《素问玄机原病式》等书中运用亢害承制理论对人体的病理、生理和病症的真假进行了充分的说明和分析,不仅反映了他在医学理论方面所具有的独创性以及在临床上灵活运用的能力,而且也在诊断和治疗疾病方面给予后世医家以很大的启悟。

不过,河间在学术上做出的最大贡献乃是提出了"火热论"。河间生活的时代,局方盛行,而此时恰逢热病猖獗,于是造成一方面热性病在流行,一方面医家还要滥用辛燥温热之药的局面,有感于此,刘完素在病机学说上就特别强调火热为病,认为火热是引起多种疾病的重要原因,在他的多部著作中,这一思想十分清晰地贯穿于始终,成为整个河间学术的主线。究其主要内容,大概有以下几点:

其一,河间首倡"六气皆从火化说",认为六气之间存在着同化和兼化的关系。比如风,他说"风属木,木能生火",又说"风本生于热,以热为本,以风为标,凡言风者,热也,热则风动"。(以上见《原病式》一书。以下不注者同此)是为风与火热的相生、相化关系;又如湿,他说"积湿成热",又说"湿为土气,火热能生土湿""湿病本不自生,由于火热怫(fú)郁(怫郁指心情不畅),水液不能宣通,即停滞而生水湿也"。是为湿与火热的相生相化关系;关于燥,完素指出它是秋令主气,性质同于火热而异于寒湿,因"风能胜湿,热能耗液",故燥多与热同化,常与风火相兼为病;至于寒,虽与热相反,但两者之间有互相承制的关系,当寒凝气滞,阳气闭郁而不得宣散时,积久便会化热。由此河间得出六气皆能从火而化的结论,这一主张不仅成为他火热论的重要组成部分,也成为各家学说中的一个重要流派。

其二,河间在对情志疾病进行深入探讨的基础上,提出了"五志过极皆能化火"的观点。这里所谓"五志过极",是指因情志活动过度而影响脏腑气血的情况。他指出,心为火脏,肝为风脏,伤则阳亢化火,故心火甚则多喜而为癫,肝火甚则多怒而为狂。至于悲、恐、思也能化火的机理,河间认为,当身体因为失于调摄或久病不解而处于虚损状态时,任何一种情志过度,都会克伤本脏,致使脏腑功能连锁失调,斡旋无力,气机不得条达,当郁结积滞延续到一定程度时又会化火,火热反过来又灼伤脏腑,使脏腑更虚。所以说,五志过极皆能化火,其中喜怒多实,而悲思恐所化之火多为阴虚阳亢的虚火。在这一分析过程中,河间特别注重水火,心肾之间的关系。指出,肾水主志,心主神明,因而水火既济,人则神清气和,智聪理明;水火未济,人则神迷气乱,失志狂越。本来,精神、情志方面的疾病,变化多端,难以把握,河间就中抓住了五志与心肾两脏的相互关系这一重要环节,便使症情复杂多变的情志病变得有规律可循了,所以,他的这一著名论断,不仅同样反映了火热病机的突出地位,而且对该类疾病的辨证治疗也是个相当有用的指导。

其三,基于上述两点认识,刘完素对《素问·至真要大论》中的"病机十九条"做了深入阐发和补充,大大扩充了其中属于火热病症的范围,从而使火热病症的广泛性成为他主火论的理论支柱之一。他的《素问玄机原病式》一书中,共列举了九十一种病症,其中属于火热病的就达五十六种之多。此外,他还把原来属于肺或属于上的喘、属于脾的腹胀呕吐、属于心的疮疡等一并归于火热,这样一来,就使论述火热为病的篇幅占到《素问玄机原病式·六气为病》一文的十之八九了。况且,《内经》的"病机十九条",叙证十分简略,大多只是些纲领性提示;而河间对于所举的九十一种病症,多设专题进行讨论,特别是他对于五十六种火热病的分析,不仅详尽中肯,而且理论上也更有深度,很好地弥补了《内经》在这一方面的不足。此外,《内经》"病机十九条"中,风、寒、热(暑)、火、湿五气兼备,独燥气缺如。河间根据《内经》关于燥气特点的论述和王冰在注解中的发挥,结合临床实际,增补了"诸涩枯涸,干劲皴揭,皆属于燥"的一条,并将燥病分为凉燥、温燥两种,从而补前人所未备,对于完善《内经》的病机学说做出了可贵的贡献。

其四，由于河间诊断疾病多归于火，因而治疗上好用寒凉药剂，遂成为后世寒凉一派的倡导者。他在实践中发现，热病无论在表在里，多由"佛热郁结"而致，因此他对传统的辛温解表法和单纯的通泄攻下法进行了大胆的探索并创立了辛凉解表、表里双解及养阴退阳、滋阴润燥诸法，尤其在热病初起的治疗中，他把解表方法由辛温转为辛凉，更是对中医治疗学做出了创造性的贡献；而他将下法与汗法相结合实施表里双解的代表性方剂——防风通圣散，由于临床治疗多种疾病均能取得显著疗效，也为历代医家所喜用。

综上可见，刘完素不仅深通经典理论，而且具有大胆革新的精神，他以主火思想为主导，在《内经》理论的诸多方面都独树己见，多有发挥。尤其他的火热论，重点突破了六气病中热证、急证的诊治，而倡用寒凉，对于医界滥用温热药的时弊也是一种有效的遏制。因此，河间的学说一经推出，在当时就赢得了广泛的赞誉，服膺者遍及南北，治其学者也不乏其人，著名的有穆子昭、董系、马宗素、荆山浮屠、张从正、葛雍等人，他们绵延不绝，逐渐形成了一个以河间为代表的，在医学上占有重要地位的河间学派（又称寒凉派），对后世中医学的发展产生了巨大影响。比如其中的张从正，私淑河间又另有发挥，因独出心裁地发明"攻下"说而与河间齐名；又如朱震亨，为河间再传弟子罗知悌的学生，他承河间"凡病多从火化""五志过极皆可化火"的理论，在内伤发热病方面别有创建，发明了滋阴学派；再如易水学派的开山张元素，在外感病的治疗上亦力主辛凉解表，而李杲补土生阳的脾胃学说，也得之于河间"火郁发之"，升脾阳、降胃阴之旨。此外，由于河间的"火热论"对于外感热病或疫病已有较为深刻的认识，因此也提出了多种相应的治疗原则，因而对于后世温热学派的形成起到了积极的推进作用。所以我们说，尽管在历史条件的限制下，河间学说不可避免地带有一定的片面性，也因此受到一些后世医家的批评。然而，正是由于他发古从新，大胆立说，这才拉开了金元学术争鸣的大幕，后世的许多医家在他的影响和启发下，开始从不同角度对中医理论进行补充和发挥，从而形成了各种流派，出现了医学史上生机勃勃的可喜局面，仅此一点来说，河间学派的历史意义已远远超过了它学术体系本身的价值了。

【注】

[1] 宣和二年：一云生于大观四年（公元 1110 年）。

[2] 皴揭：中医证名。肌肤出现皴裂皱揭之证。

张从正

　　张从正,字子和,金代睢州(州名,今河南睢县一带)考城(今河南兰考县)人。考城在五代梁时曾改称戴邑,所以子和自号戴人,因其家久居陈州(州名,宛丘为其治所)宛丘(今河南淮阳),故又有"宛丘子和"之称。约生于海陵王正隆元年(公元1156年),卒于哀宗正大五年(公元1228年),为金元四大家之一,"攻下派"的创始者。

　　据金人刘祁在《归潜志》中说,子和为人放诞无威仪,平生好读书,喜吟诗,嗜饮酒。因为家世业医,故于百家诸子之外,尤致力于医学的研究,大定(公元1161年—1189年)、明昌(公元1190年—1196年)间开始以医名显世。子和治医,专探历圣之心,"贯穿《难》《素》之学"(语见《金史·张从正传》。下同)、而"起疾救死多取效"。他自幼好学,知识面非常广泛,在其传世医籍《儒门事亲》中,所引经史百家杂见于各处,同书《攻里篇》中他更有"乃知学不博而欲为医难矣"一语,足见其治学态度的严谨认真。据《四库全书提要》及《河南通志》等书记载,金宣宗兴定年间(公元1217年—1222年),子和曾被朝廷召补为太医。不过,由于他天性豪爽,为人正派,看不惯"迎送长吏、马前唱喏"(语见《儒门事亲》)的丑态,加之力主攻下,也不符合王公大臣们的胃口,因而不久便辞归乡里,过起了诗酒流连、恬然自适的隐居生活。这一时期,他与东州[1]名士麻知几、常仲明等人交往密切,常游于山水之间,一面博览古今医著,切磋医理,一面悬壶应诊,为民治病。数年间,医名更是响彻中原,知几、仲明诸人也都入其门下,得其所传。在子和去世之后,这些人将他的遗稿和生前所述加以整理补充,汇编成《儒门事亲》十五卷,子和之学遂赖此以传。至于书名，明代学者李濂在《医史》中解释说：子和认为医道"惟儒者能明其理，而事亲者当知医"，因名其书为《儒门事亲》。

张从正比刘完素约晚三十六年，他在学术上，远宗《内经》《难经》《伤寒》诸书，近承河间之学并对其"火热论"做了进一步的发展，大胆地变其"寒凉"而为"攻下"，成为继刘河间之后又一位以自己独到的理论轰动金元医界的医学大家。他的学术主张可以概括为"六门三法"四个字。

所谓"六门"，指的是子和的病因分类方法。他在河间有关学说的基础上，将无论内因还是外因引起的各种疾病都归纳于风、寒、暑、湿、燥、火这六大门类之内，区分为厥阴风木（风）、少阴君火（暑）、太阴湿土（湿）、少阳相火（火）、阳明燥金（燥）、太阳寒水（寒）诸证，每一证中又包含了许多症状。较之河间的五运六气归类法，他的病邪理论执简驭繁，更加切合实用。

所谓"三法"，乃指子和的攻邪理论，这一理论的要点均集中在他的医学名篇《儒门事亲·汗下吐三法该（通赅）尽治病诠》一文中。他认为，"病之一物，非人身素有之也，或自外而入，或自内而生，皆邪气也。邪气加诸身，速攻之可也，速去之可也，揽而留之可乎？"因而他吸收了河间的用药特点，临床多以寒凉药组方施治，并对河间诸法中攻下一端着意发挥，强调人若有病，必须"先论攻其邪，邪去而元气自复也"。这种邪去正安的观念可说是子和学术思想的核心。他还认为，人有邪气而妄补，仿佛闭门留寇，鲧湮（yān，堵塞）洪水，有百害而无一益。如说："今之医者曰：当先固其元气，元气实，邪自去。世间如此妄人，何其多也！夫邪之中人，轻则传久而自尽，颇（略微）甚则传久而难已，更甚则暴死。若先论固其元气，以补剂补之，真气未胜（充盈），而邪已交驰横骛而不可制矣。"这段话不仅是他针对当时医界滥用温补而发的一种矫偏之论，而且反映了他攻邪宜速，以求尽快截断病邪转变的治疗意图。至于攻邪的具体手段，张从正将其概括为吐（催吐）、汗（发汗）、下（泻下）三种方法。他认为，邪入人体之路有三，故逐邪之道亦有三。"天之六气，风、暑、火、湿、燥、寒；地之六气，雾、露、雨、雹、冰、泥；人之六味，酸、苦、甘、辛、咸、淡"皆可化为邪气侵害人体，且"天邪发病，多在乎上；地邪发病，多在乎下；人邪发病，多在乎中。此谓发病之三也"。于是认为，根据这些发病原因和生病部位的不同，可以采取汗、下、吐三种方法进行辨证施治。具体说来，凡是风寒邪气结搏于皮肤之间，藏匿于经络之内，从而造成疼痛、麻痹及四肢肿痒拘挛的情况，都可通过汗法,疏通开达肌表,使风寒自去;凡是风寒宿食停滞于胸膈上部的,都可通过吐法,使邪径从上部涌吐而出;凡遇寒湿痼冷或热邪郁于下焦的情况,都宜采用下法,使邪由下而出之。概言之,凡在上者皆可吐,在表者皆可汗,在下者皆可下。不过,需要指出的是,子和所说的三法,已不同于人们的习惯认识,而是在外延运用上扩大了。他把引涎、漉涎(使唾液渗出)、嚏气(以药取嚏,以通气开窍)、追泪(嗅药入鼻以取泪)等凡是作用上行的方法皆归于吐;把灸、蒸、熏、渫(xie 除去污秽)、洗、熨(wèi,热敷)、烙、针刺、砭射(以砭石刺刮患处)、导引、按摩等凡能解表者皆归入汗法;把催生、下乳、磨积(消除积滞)、逐水、破经(疏通经脉)、泄气等凡是作用下行的皆归于下法,这样,他的三法,实际上就包含了很多内容。

此外,子和对于三法,还基于实践总结了许多禁忌证,告诫人们宜辨证施行。比如吐法,他就订立了八个规则,一是性情刚暴、好怒喜淫者不用;二是左右多嘈杂之言时不用;三是病人颇读医书、其实一知半解者不用;四是主病者不能辨邪正之说的不用;五是病人无定见、妄言妄从、反复不决者不用;六是病势危重、老弱气衰者不用;七是自吐不止、亡阳血虚者不用;八是诸失血症不用(见《儒门事亲》。下同)。他还恳切地说:"必标本相得,彼此相信,真知此理,不听浮言,审明某经某络、某脏某腑、某气某血、某邪某病,决可吐者,然后吐之,是余之所望于后之君子。"可见子和并非孟浪从事,惟务攻击之流,而是讲究辨证,与病家密切配合,头脑冷静且深富修养的。

总之,子和三法攻邪论的提出,绝非三年五载之功,而是积年累月、锲而不舍、反复识练的结果,是水到渠成后才自成家法的。他将吐汗下三法掘奥探幽,发挥到了极致,不仅丰富了中医的治则理论,而且具有很高的实用价值。他在临床中,并不如上文所述,将三法截然分用,而是每每配合施用,甚至先后运用于一个人、一种病,从吐汗下各方面攻逐病邪,并且没有内、外、妇、儿各科的区别,只要辨证用之,都能见效。这一点,是子和治病的一大特点,也是他独擅的专长。在其《儒门事亲·十形三疗》中就记载了一则典型案例:

新寨有个姓马的老者,五十九岁那年,因秋季欠税,被官府拖去打了六十杖,又惊又气之下,得了风搐。每次疾病发作时,手脚乱颤,不能持物,饮食也需家人代喂。目眹(yǎn,暂视貌)口张、唇舌嚼烂、浑身哆嗦之状,如线引木偶,每于街上发病,市人皆聚观怪之。夜晚休息时,又五内燥热,遍体奇痒,内热而外寒。三年来虽然倾家荡产遍历群医,而病却顽固如初。老人痛苦难言,久欲自尽,只是手不能握绳。马叟有个儿子,原来是县衙一位小吏,打听得子和医名,便前往求治。子和听后安慰他说:"这病很容易治。若是盛夏来治,不过涌吐两次可愈,今已秋寒,可用三次吐法,如果病还不好,只需再刺腧穴。"于是先用通圣散发汗,继服涌剂,病人吐痰一二升。到了晚上又下五七次,其疾小愈。五天后,二施吐法,病人出痰三四升,皆如鸡黄一样成为黏块,需人代探,才能吐出,吐毕昏愦如醉。大约两个时辰后,病人渐渐苏醒,又下了数次,登时感觉双足轻便能行,颤抖减轻,热也不作,手也能戴帽持箸了。未及三涌,已病去如濯。患者病后觉冷,子和嘱咐家人说;"病人大疾刚去,卫气未复,当以膳食补之,久则寒症自退。"此案中,马叟得的是惊痰动风证候,为怪病之一端,因而症状复杂称奇,但因子和抓住了病属气乱痰实的关键,故而治疗上有条不紊,三法并用,吐之令其条达,汗之令风随汗出,下之使推陈出新,总在使痰水发泄,风无所恋,气郁流通,其病则自当痊愈。

古医书中曾有不当汗者汗之则死、不当下者下之则死、不当吐者吐之则死之语,可知吐汗下三种方法非常难以掌握,一旦错施预后凶险。而子和恰恰于此一门神知妙悟,运用上恰如其分,进退自如,足见他医术之奇、心智之高。

在《十形三疗》篇中,类似的验案简直比比皆是,不妨再举数例如下:

有位妇人喜笑不止已有半年,众医用药不效,皆为之束手。家人于是求之于子和。子和便告诉他们一个方法:将二两沧盐用火烧令通红,放冷研末后,用河水一大碗,同煎之三五沸,等稍稍放温,分三次啜服,并以钗股探其咽中催吐。病家遵嘱而行,病人果然吐出五升左右的热痰。子和再令其服用大剂黄连解毒汤,"不数日而笑定矣"。又有一小儿整日悲哭不止,子和诊其两手脉俱弦而紧,便分析说:"病儿这是心火亢甚而乘肺,肺为悲脏,心火烁肺甚,肺不受其屈,故而悲哭亦甚。"于是令家长温汤浴之,渍形以为汗。果然一番热浴后,小儿不再啼哭。接着,子和又用凉膈散加当归、桔梗与竹叶、生姜、朴硝同煎取汁,令患儿服用,以泻其膈中邪热,病儿服过而安。以上两例中,病人虽一哭一笑,却都是心火过甚造成的,所以治疗上应以泻心火为主。但因前例病在心之本经,后例病已烁于肺金,因而具体治法又有差异,显示了子和辨证用药功力之细。

又有一位和尚,因雨天卧于湿地,遂致半身不遂,每逢阴雨天气,病情就会加重。诸医皆作中风偏枯治疗,当归、芍药、乳香、没药、自然铜之类药物投之不止,日久非但不能愈病,反而添了便秘的新毛病。一年后,病人求治于子和。子和告诉他得的是湿痹,因久拖不得其治而使风燥内生,大便结涩。治当泻湿通腑,使邪有去路,如此血行气和,病自痊愈。于是,子和先用舟车丸下之三十余次,去青黄沫水五升后,续用淡剂渗泻之。数日后,病人手足皆举,用之自如。

子和有一次在西华(今河南西华县一带)曾自历险症。当时他正在一位夏官人家寄居,忽然项部生出一疮,状如白头,根部红硬,因为很小,子和没有在意。后来遇一故人设宴相邀,席间羊羔酒饮、鸡鱼醢(hǎi,肉酱)蒜应有尽有,以其故旧交善,子和当时不忍忌口,晚上回来后疮部即疼痛难忍,后项竟肿及头部,还渐渐口出狂言,不时出现幻觉。夏官人见状,怕有不测,欲报知张家。子和闻言笑道:"夏君毋虑,此疮来日当平矣。"于是自以酒调通经散六七钱,先下舟车丸百余粒,次备热面羹啜之。不久上吐下泻,一时齐作。到了次日正午,疮部果然已平,两天内,项肿亦消。夏官人见后,大为称奇。

在《汗下吐三法该尽治病诠》中,子和常说:"予所论三法,识练日久,至精至熟,有得无失,所以敢为来者言也。"由其书中大量验案奇案来看,子和对这三种方法的运用,确实得心应手,老道之至。因吐、汗、下均为攻下法,所以后世便将宗其学者统称为"攻下派"。不过,子和虽专于攻邪,却并非拙于补益,但他从"攻邪论"的思想出发,对补法又有独到的见解,主张"养生当论食补,治病当论药攻"(语见《儒门事亲》。下同)。认为病邪入体后,应先以药攻之,待邪去病除后,再"以五谷养之,五果助之,五畜益之,五菜充之,相五脏所益,毋使偏倾可也"。子和这种补论,在滥补成风,流弊百出的当时,自是难能可贵,有着极强的针对性。在他的书中,可以找到不少用补的例子,比如赵进道病腰痛,岁余不愈,两手脉沉实而有力。子和先以通经散下其五七次,再以杜仲煨猪腰子,令赵氏临卧细嚼,以温酒送下,且于每日晨起吃无比山药丸一服,患者数日而愈。又如完颜君宝病藏毒,下出衃(pēi)血(谓败恶凝聚之血),口渴欲饮,寒热往复,病延六年后,患者渐渐瘦弱无力,面黄如染,两手脉沉,遍体生凉。子和治之,先以七宣丸下其五七次,续用黄连解毒汤加当归、赤芍药与地榆散同煎服之,病人一月而愈,如此等等,都是攻药居其先,俟邪去而后补之,接着再用谷肉果菜调养之,临床收到了满意的效果。

在子和的学术成就中,尚有一点非常突出,那就是他运用心理疗法治病的本领十分高强,在其医案中,这类例子俯拾皆是,比如《十形三疗·内伤形》中就有几则:

项某之妻病不欲食,常好呼叫怒骂,还对左右之人恶言不止,扬言要杀掉他们,如此半年不愈。子和观察其病,认为难以药治,于是让两位妇人面涂红粉,在其前扭扭捏捏作滑稽状,妇人见状大笑;次日又使人作摔跤角斗之戏,病妇见后又哈哈大笑。与此同时,子和还在其旁安排了两个能食之妇,不断夸赞食精味美并作贪吃状,病妇闻其香味,也伸手取食,为之一尝。不几日,她就怒减食增,不药而愈。

又如卫德新的妻子一次旅途中夜宿楼上,忽遇盗贼劫人烧舍,吓得跌落床下,自此每闻响动即惊倒不省人事,家人只好蹑足而行,不敢碰触有声。诸医作心病治疗一年多,用人参、珍珠及定志丸皆不能取效。子和诊之也思索良久,然后,命令两位侍女各执一手,将病妇按坐在高椅上,面前放一小桌,嘱咐病人看着自己手里的木棒,之后趁其不备,猛击桌子,病妇登时大惊失色。待其稍定后,子和又是一击,病妇惊恐之色稍缓。过了片刻又连击三五次,还不时以杖敲门,病人慢慢习惯了这些声音,惊定而笑,便问子和这是什么治法?子和告诉大家,这是取《内经》"惊者平之,平者常也,常见之必无惊"之理。到了晚上,子和又悄悄派人击其门窗,自夕达旦而声不绝,此后,妇人即闻雷声亦不惊惧,怪病一朝而愈。

由于子和力倡攻下,药用寒凉,见出俗外,因而身前遭到了不少保守者的反对。他们有的指责他用药过峻,有的诽谤他治法偏狭,有的评议他高傲自大,甚至有人诬蔑他药下死人的。面对这些是是非非,冷嘲热讽,张子和坚持己见,不为所动,表现了一位革新家坚韧、自信的可贵精神。同时,子和独树一帜的学术见解、精湛纯熟的医疗技术、善以奇招险治取胜于病的难得本领却得到了有识之士的广泛支持和尊敬。比如同代名人麻知几、常仲明等,宁愿放弃官职,与他共同研讨医学。栾企服其识见,拜而为师。李继之牙痛,竟用子和吐泻二法治愈,于是叹为神仙。卫德新原来并不喜欢子和,及至妻子病愈,见识了子和医术之奇后,遂"终身厌服(信服),如有人言子和不知医者,执戈以逐之"。甚至当时太医宜企贤,亦敬服其术,邀而求教。李子范得子和之书,喜而不舍,学擅其长,名重一时。这些记载都说明子和之学在当时影响之大。

子和的成就,得到了后人的高度评价。如金人张颐斋序其书云:子和"专探历圣之心,口发千载之秘,辨实于虚,识燠于寒,以至阴阳之所造化,运气之所以胜复,风土之异宜,形神之殊禀,无一不究其极。凡所拯疗,如取如携,识者谓长沙、河间复生于斯世矣"。明代孙一奎亦说:"张戴人医亦奇杰也,世人不究其用意,议其治疾惟事攻击……予甚冤之。予惟人之受病,如寇入国,不先逐寇而先拊循,适足以养寇而扰黎元百姓也。戴人有见于是,故以攻疾为急"(语见《医旨绪余》)。清代何西池更说:"子和治病,不论何证,皆以汗、吐、下三法取效,此有至理存焉。盖万病非热即寒,寒者气不运而滞,热者气亦雍而不运,气不运则热郁痰生,血停食积,种种阻塞于中矣。人身气血,贵通而不贵塞,非三法何由通乎!"(语见《医碥》)王孟英也说:"亘古以来,善治病者,莫如戴人。"(语见《续名医类案》按语)这些名家,从不同角度肯定了子和的学术成就,对于人们正确理解子和之学的精神实质,无疑大有裨益。

【注】

[1] 东州:疑泛指西安以东黄河流域地区。详参杨琳《东州考》一文(载于《文献》1995 年第 2 期)。

李　杲

李杲,字明之,金代真定人(今河北正定县)。真定乃先秦东垣地区,而李家世居于此,所以他晚年自号东垣老人。生于金代大定二十年(公元1180年),金亡时,他五十五岁;又入元十七年,至宪宗元年(公元1251年)辞世,所以《元史》中也有他的传记。

东垣家境殷实,赀雄乡里,户冠两路[1],为当地首富。他早年以儒业为主,曾随舅父王从之、翰林冯叔献及范仲淹之后范尊师修习孔孟之学。后因母亲王氏生病,为众医杂治而死,迄莫知为何病症。李杲自伤不知医事而痛失亲人,遂发誓:日后若遇良医,必力学以补其过。后来听说易水有洁古老人张元素,医名贯天下,于是捐千金投师门下。李杲本是位博学君子,洁古老人又是循循善诱的一代宗师,朝夕研摩之下,不过数年,东垣已尽得师传,学有所成。由于家境富厚,他学归之后并未行医,也不欲以医名世,而是进纳[2]得官赴济源做了税务监理。其后,蒙古与金之间兵事日繁,广大北方沦为战场,东垣躲避兵祸,南下汴梁(今河南开封市),开始以医游于公卿间,其明效大验,才广为世人所知。《东垣试效方》王博文"序"中说,李杲"每治人之疾,先诊其脉,既别脉矣,必断之曰此某证也,则又历诵其《难》《素》诸经之旨,以明其证之无差,然后执笔处方,以命其药味",从而"一洗世医胶柱鼓瑟、刻舟觅剑之弊"。可见,他治病既一丝不苟,又深明辨证论治,因而妙验如神,屡起沉疴,《元史·李杲传》中就记载了不少他治病的故事:

有个患者叫王善甫,家住北京,以卖酒为业。他身患重病,小便不通,眼球凸出,腹胀如鼓,膝以上坚硬欲裂,不思饮食。医生用了味淡性平的药物,渗利水湿,以期小肠通畅,却未能奏效。患者家属于是请李杲诊治,李氏对那些医生说:"这病已经很重了呀。《内经》上说膀胱是贮藏津液的地方,必须通过气化作用,才能把废余的水液变为尿液排出体外。现在用甘淡利尿的药剂而病情更加严重,这是膀胱不能气化的缘故。正如启玄子(即唐代医家王冰)所说,没有阳气的温煦,就不能产生阴精;没有阴精的濡养,就不能化生阳气。甘淡利渗的药物皆属阳性,单有阳而无阴,膀胱的气化功能又怎能发挥出来呢?"尔后,应用了许多偏于阴性的药物,很快患者就痊愈了。

另据记载,某年二月中旬,西台掾[3]肖君瑞,患伤寒而发热,医生用白虎汤为他治疗后,伤寒发热的症状虽然消失了,却面黑如墨,脉象沉细,小便不禁。李杲开始并不知病人用过什么药,待诊察辨证后发现,这病当是立夏前误用白虎汤造成的。于是分析说:"白虎汤是大寒之剂,不是行经之药,只能导致脏腑虚寒,使本来在肌表的伤寒病邪转而隐伏于经络之间了。如果再用大热之药挽救,以逐除阴寒之邪,就一定会出现其他变症,这就不是纠正误用白虎汤的办法了。正确的做法应当是采用升阳行经的温药。"其他医生听后质问说:"白虎汤系大寒之物,如果不用大热药物,怎么能够纠正呢?"李杲回答说:"病邪隐伏于经络之间,阻滞经脉的运行,阳气不得升发,而气脉就不能畅行,病邪也就不能外解,用升阳行经的温药,使阳气升发,经络运行,则隐伏于经络之间的伤寒发热本证就会重新出现。本证一旦出现就容易治了。"果然,按李杲所述的办法治疗,病人病情很快就好转了。

还有这样一个病例,魏帮彦的妻子,眼球上突然生出翳(yì)[4]子,病变从下而上,呈现绿色,肿痛难忍。李杲诊察后,认为"翳从下而上,说明病从阳明[5]来也;绿非五色之正,殆肺与肾合而为病邪"。于是就用了泻肺肾之邪的治法,又用了入阳明经的引经报使药[6]。经过这样治疗后,病情好转。但是过了不久,旧病又发作了几次,由于病邪所从来之经不同,翳色也各异。如从脾经来,翳色就是黄色;从心经来,翳色就是赤色等等。《内经》上说:诸脉者,皆属于目。即诸脉皆与目有关,脉病则目从之。经脉不调,目病就不能痊愈。经询魏妻,确实有经脉不调的现象,于是李杲按照辨证理论进行治疗,眼疾治愈后就不再复发了。

李杲少年时曾拜冯叔献为师,研习《春秋》。叔献有个侄子冯栎(lì),在十五岁那年,患了伤寒病,双目发红,口渴多饮,脉一息七八次,别的医生诊后用承气汤攻下，药都煮上了，恰巧李杲从外面来，冯氏将其侄子的病情告诉了他。李杲切脉后十分惊讶，连说："几乎害了此儿！"因为病经他诊断为真寒假热证，本该用干姜、附片等大辛大热之药主治，采用热因寒用[7]的反治法处理，而别的医生却用了寒凉攻下药。患者服了李杲的药后，没多久指甲颜色就开始变黑。李杲所配温热药煮好后，冯枥顿服[8]了八两，这才转危为安。

在《元史》上还记有这样一个病例：陕帅郭巨济，患偏枯病[9]，两趾屈曲贴着脚底，不能伸展，当时李杲用长针刺其委中穴[10]，针刺深入骨骼，病人还不觉痛，出血很多，色黑如墨；接着又用缪（miù）刺法[11]针之，治疗达六七次，并配合服药三个月，偏枯竟然好了。还有一个妇人，患寒热病，月经数年不来，且出现喘嗽症状。许多医生都用蛤蚧、肉桂、附子等热燥药止喘嗽、通经血，然而，治疗了很长时间亦不见效。李杲诊后，认为病阴为阳所搏，温剂太过，反而无益而有害，不如投以寒血之药，则经可行。按此法治疗不久，果然经行而寒热病亦除。

《李杲传》文末写道："杲之设施多类此。当时之人，皆以神医目之。"可见，东垣先生生平治验远不止这些。如果说《元史》中着重写了他医术之奇，那么元初名士砚坚所写的《东垣老人传》则从另一个侧面反映了东垣先生的品行之奇，读来尤觉亲切感人。

据砚坚介绍说，李杲幼年时即"异于群儿；及长，忠信笃敬，慎交游，与人相接无戏言。衢间（犹言街坊之间）众人以为欢洽处，足迹未尝到，盖天性然也"。他还讲了两个故事：一次，一些暗中嫉妒李杲的年轻人，密议后设置了一桌酒席，请李杲赴宴。席间故意招来妓人"戏狎"之，有的妓人还动手扯他的衣服。李杲当即避席怒骂，还脱下外衣烧掉以示对这种行为的厌恶。又有一次，官府安排当地乡豪接待南宋来的使者，李杲出身豪门，当然也在其中。府尹早就听说他妙龄有守，有意一试，便暗示艺妓强迫他喝酒，当时的情况下，李杲不便推辞，只好稍稍饮下，不料随即就大吐不已，退席而出。试想，以李杲的门第出身，竟然略无一点公子哥的不良习气，处处洁身自好，清白做人，这种行为是多么难能可贵啊！

李杲虽然不苟言笑，心地却十分善良，他富而好施，乐于助人。砚坚说他在宅旁空地上，特意盖有一座书院，用来延待远近儒士，对于其中生活困难者，一律给予接济。金章宗泰和（公元 1201 年—1208 年）年间，当地连续收成欠佳，百姓不得不外出逃荒，李杲不忍心看到乡民们流离失所，遂竭尽全力收留赈济，帮助许多人渡过了难关。后来他到济源监理税务时，又正逢当地流行一种呼为"大头天行"的急性传染病。医生们遍阅方书，无与对证者，遂出于己意妄加治疗，使治死者比比皆是，医家不以为过，病家也不以为非。李杲看到这种情况，心中却非常难过，于是在公务之余，废寝忘食地研究救治方法，"循流讨源，察标求本"，终于制成一方，这就是著名的"普济消毒饮"，一经试用，竟然立即见效。于是，他命人赶快将配方刻出，张贴于人群聚集之地以供传用，一时不知救活了多少人的性命。当时因方子越传越远，用无不效，人们不知就里，便以为是仙人所赐，还特意将它刻在石碑上以广其效。入元前后，东垣先生为躲避战乱，辗转漂泊外地达十几年之久，待公元1244年回归故土时，已是一位六十多岁的老人。试想，对于一个家财万贯的老人来说，辛苦遭逢，好容易回到家乡，世事艰难，来日无多，好好地过几天舒服省心的日子当为情理之常。然而，东垣先生却不肯懈怠，为了传道解惑、醒悟指迷，他不顾衰年弱体，勤奋著述，写下了《内外伤辨惑论》《脾胃论》《兰室秘藏》等传世名作，直到生命的最后一刻，他还念念不忘叮嘱弟子，整理好自己的遗稿，推而行之以利后世，其治学精神和活人之念多么令人感佩！

多年执着于医道，李杲积累了丰富的经验，除了笔之于书，他还十分希望能有合适人选传其所学。有一天，他发愁地对朋友周德父说："我年纪大了，却一直找不到合意的弟子，这可怎么办？"德父听了便向他推荐廉州（今河北藁城）的罗天益，说他性行敦朴，常常遗憾医业不精，有志于学，或许是可教之才，还选了个日子，领罗天益来拜访李杲。李杲一见罗天益便问他："你是来学做觅钱医人呢，还是来学做传道医人呢？"天益诚恳地回答："只想好好传道罢了。"于是李杲收下了这个徒弟。砚坚在另一篇文章《东垣试效方》"序"中说："李君教人，讲释经书之暇，每令熟读本草。川陆所产，治疗所主，气味之厚薄，补泻之轻重，根茎异用，华叶异宜，一一精究。"可见他对弟子在学业上要求极严。而平时生活上，他又处处加以关爱。东垣自己当初学医时，曾捐千金以为束修；可是看到弟子罗天益生计艰难，他却主动承担一切费用，几年之间日用饮食一一照顾周到，此外尤以为不足，还特地赠银二十两助其养家，用心可谓良苦。后来，天益果然不负老师厚望，学成名家。曾以数剂天麻半夏汤治愈参政杨正卿的顽疾，杨氏感激不尽，特作古风诗一首相赠，诗中云："东垣老人医中仙，得君门下为单传。振枯起怯入生脉，倒生回死居十全。"高度赞扬了罗氏的医术，恰应了"名师出高徒"的古训。而东垣先生本人更是青出于蓝而胜于蓝，他师承老师又多有发挥，平生在学术领域中取得了令人瞩目的成绩。

李杲对中医理论所做的最大贡献，是创立了"脾胃内伤说"。李杲是洁古老人的高足，老师的脏腑议病说和以养胃气为本的思想对他影响至深。他在研究和大量观察中更是发现，脾胃内伤是当时人们生病的主要原因。正如明医孙一奎在《医旨绪余》中所说："东垣生当金元之交，中原扰攘，土失其所，人疲奔命。"人们或忧思恐惧，或劳倦过度，或饥饱不均，或寒温失调，造成脾胃受损，六气虚耗，抵抗力普遍下降，由此衍生出众多疾病。李杲本人因长期漂泊在外，也"脾胃久衰"（语见《脾胃论》。下同），常须自我调理以解病困。诸多因素使他对脾胃在人体健康中所起的重要作用有着深刻认识，因而创造性地提出了"内伤脾胃，百病由生"的观点，并先后撰写《内外伤辨惑论》和《脾胃论》等著作以阐述其学术思想。他在书中不仅详细探讨了脾胃在生理、病理中的重要作用，而且就内伤病的病因、病理、辨证、治疗等逐一做出深刻的阐发，补前人所未逮。因为，内伤一说，自仲景《伤寒》以后，历经魏、晋、唐、宋虽代有成就，却没有实质性突破。医家们多固守仲景之法，认证上偏重外感一端，甚而硬搬伤寒治外感诸方来治疗内伤各证，从而贻害百端，直到东垣著《内外伤辨惑论》后，才打破了这一局面。他在书中，对于外感病从致病原因到发病机理，从治疗大法到用药法规及其与外感的鉴别诊断问题均详细地进行了论述，从而建立了与伤寒病相对应的"内伤学说"，初步形成了中医临床外感与内伤的辨证体系。所以朱丹溪说："夫假说问答，仲景之书也，而详于外感；明著性味，东垣之书也，而详于内伤。医之为书，至是始备；医之为道，至是始明（语见《格致余论·序》）。"对于东垣学术上的贡献给予了充分肯定。同时，李杲在内伤病的种种论述中，反复贯穿着他脾胃为元气之本、脾胃内伤、诸病丛生的观点。他说"土为万物之母"（语见《脾胃论》），人以脾胃为本，人体轻升浊降唯以脾胃为枢纽，所以脾胃虚则九窍不通。又说："既脾胃有伤，则中气不足，中气不足，则六腑阳气绝于外，故营卫失守，诸病生焉。"（语见《内外伤辨惑论》）并认为，"内伤用药之大法，所贵服之强人胃气"（语见《脾胃论》），因而他在治疗上特别重视培补后天脾胃。脾胃在五行中属土，李杲遂成为"补土派"的开山鼻祖。应该说，李杲在研究中独重脾胃，是将老师的脏腑议病说向纵深方向做了一大发展。因为张元素之说，概论脏腑寒热虚实之病机，并无侧重；而李杲则凸显了脾胃在脏腑虚损病机中所占的至高地位，建立了较为完整的脾胃理论，为易水学派学术思想的发展、辨证论治理论的完善做出了卓越的贡献。而且，他所发明的补中益气、升阳散火、甘温除热诸方法，独辟蹊径，也给后世治虚热开了一大法门。

东垣先生的另一贡献是在针法方面独树一帜。在其鼎足而三的学术代表作《脾胃论》《内外伤辨惑论》《兰室秘藏》中，有很多关于"针法"的记载。明代高武撰著《针灸聚英》时，就从《脾胃论》中摘录出若干有关"针法"的理论内容，立为专篇，命题为"东垣针法"，且指出"东垣针法，深得《素问》之旨"，后人若能"引申触类，应用不穷矣"。此一发端，实开了"针法"专题研究之先河。到了杨继洲著《针灸大成》，也全文转录了这篇文章，使之沿传古今中外。东垣的针法以阴阳学说为纲，以调理脾胃为中心，强调针灸药应各取所长，而且也具体分析了在什么情况下以针灸主用，或针药并施或以药代针及针灸的各项宜忌等问题；广泛涉及了内伤针法、循经取穴、五输补泻、俞募配用法、深刺法、缪刺法及刺络泻血法等内容。他还阐发针灸理论作为用药依据，并力求从实践中沟通两者关系。细究其法，确实学有渊源又别具一格。上文中李杲为陕帅郭巨济顺利治愈偏枯病，就很好地说明了他在针法上的精深造诣。

此外，东垣先生在制方用药方面，也别具其妙。他深受老师革新精神的影响，认为"圣人之法，虽在方策，其不尽者，可以意求"（语见《脾胃论》），因而治疗中他不喜欢用成方，而是化裁生心，随证立方。他用药，以品味多而用量少为特色，前人喻之为韩信将兵，多多益善，甚而多至一二十味，颇不符前人常法。然而，由于他对药物的补泻升降、归经法象了然于胸，因而方子中君臣佐使、相制相用，井然有条，丝丝入扣。与随意堆砌杂乱无章之流截然不同，砚坚在《东垣试效方》序中说："东垣用药，不拘于方，凡求治者，以脉证别之，以语言审之，以《内经》断之，论证设方，其应如响，间有不合者，略增损辄效。"可见他的方子疗效十分理想。东垣先生还是化裁古方、时方的高手。比如《伤寒论》中的建中汤，他就列出了二十多种加减法，又如出自《太平惠民和剂局方》的平胃散，他也列出了十一则加减法；而其师张洁古的枳术丸，也被他变出了橘皮枳术丸、半夏枳术丸、木香人参生姜枳术丸等几种，不仅扩大了原方的临床适应范围，也使"异病同治法"更为灵活。他本人当然也创制了许多名方，比如补中益气汤、调中益气汤、升阳益胃汤、升阳散火汤、厚朴温中汤、当归六黄汤、凉血地黄汤、朱砂安神丸、枳实导滞丸、通幽汤、清阳汤、立效散等等,给后人留下了宝贵的借鉴,迄今还在临床中发挥着重要作用。

由于东垣先生生前贡献卓著,因而赫然进入"金元四大家"之列而广受后人赞誉和崇敬,同时他的高洁品行也成为医德教育中的绝好范例。

【注】

[1] 路:宋元时期的地方行政区域名称。

[2] 纳:犹言"纳粟"。宋元时期富者可向官府交纳钱粮而买到官职。

[3] 西台掾:西台为官署名,或指御史台;掾是古代属官的统称。

[4] 翳:眼内外所生遮蔽视线的目障均可称翳。在内为内障,在外为外障。

[5] 阳明:胃手阳明大肠经、足阳明胃经。

[6] 引经报使:指某些药物像向导一样,能带引其它药物到达病变部位。

[7] 热因寒用:中医反治法之一。或指以热药治疗真寒假热证,或指以温热药治寒证时佐以寒药以发挥作用。

[8] 顿服:中医多指一次较快地将药物服完。

[9] 偏枯:犹言半身不遂。

[10] 委中穴:穴位名。在膝腘横纹中央动脉陷中处。

[11] 缪刺法:中医针刺方法之一。指针对邪客于络脉发生的疾病而采用的左病取右、右病取左的一种取穴及治疗方法。

宋 慈

在我国，法医检验有着悠久的历史。《礼记·月令》中就有这样一句话："孟秋之月，……命理瞻伤，察创，视折，审断，决狱讼，必端平。"句中"理"指治狱之官。又据东汉蔡邕解释："皮曰伤，肉曰创，骨曰折，骨肉皆绝曰断。"可见早在《礼记》成书年代，我国已有专门的治狱之官了，他们根据一定的法医知识判断伤、创、折、断的深浅大小以决定量刑的轻重。1975 年，在湖北云梦睡虎地十一号墓中又挖出大批秦简，其中有一卷"治狱案例"，记有许多法医检验的珍贵资料，这一重大发现更是证实我国早在战国时代就已经确立了法医检验制度。后来，历代文献中屡见有法医检验资料。五代时，和凝、和㠓（méng）父子著《疑狱集》，首开将历代折狱事例汇集成册的先河，其后入宋，这类书更如雨后春笋般层出不穷，如赵全的《疑狱集》、王皞（hào）的《续疑狱集》、元绛的《谳（yàn，审理）狱集》、无名氏的《内恕录》《结案式》、郑兴裔的《检验格目》（公元 1174 年）、郑克的《折狱龟鉴》（公元 1200 年）、桂万荣的《棠阴比事》（公元 1211 年）等，它们的出现，对当时刑官理刑审案有着重要的参考价值。然而，这些书多限于案例记录，尚不是体系完整的法医著作。随着宋代法医检验制度的日益发展及逐渐成熟，也出于封建社会严格法典律令的明确需要，迫切要求有一部书既能将历朝历代人们在法医检验实践中积累的大量经验抉精剔伪加以汇集，又能在归纳、总结的基础上使之系统化，宋慈的《洗冤集录》便是在这种背景下及时问世，它的出现标志着我国法医学的成立。

宋慈，字惠父，福建建阳（今福建南平市建阳区）人。生于南宋孝宗淳熙十三年（公元 1186 年），卒于理宗淳祐九年（公元 1249 年），是我国乃至世界史上赫赫有名的法医学家。

宋慈出身于一个封建官僚家庭,父亲宋巩,字宜卿,曾任广州节度推官。宋慈九岁(公元1195年)受业于同邑吴稚门下,吴稚为理学大师朱熹高徒,宋慈少年遂得与杨方、黄榦、李方子等名儒交往,颇受理学熏陶,学业也日益精进。开禧元年(公元1205年)宋慈入太学,当时主持太学的著名理学家真德秀发现宋慈的文章发自内心、能流露出真性情,因而对他十分器重。这些早年的师友对宋慈学习的进步和思想的形成有着深刻影响。

宋宁宗嘉定十年(公元1217年),宋慈得中乙科进士,被任命为浙江鄞县(今浙江宁波市鄞州区)县尉(掌一县治安),尚未成行而遭父丧,守制丁艰于家,至理宗宝庆二年(公元1226年)才出任江西信丰县主簿(典颁文书,办理事物),并从此踏入仕宦路途,先后做过福建长汀知县[1](公元1232年)、邵武军(今福建邵武一带)通判(公元1237年)[2]、南剑州(今福建南平一带)通判(公元1238年)、广州刑狱提点[3](公元1239年)、江西刑狱提点兼赣州知县(公元1240年)。淳祐年间(公元1241年—1252年),先是知常州军事[4](公元1241年),又除直秘阁[5]提点湖南刑狱,再进宝谟阁[6]奉使四路[7](公元1248年),之后拔直焕阁[8]知广州并兼任广东经略安抚使[9](公元1249年)。在二十余年的仕宦生涯中,宋慈先后"四叨臬寄"(语见《洗冤集录·自序》),即四次担任高级刑法官,公元1248年进宝谟阁奉使四路时也是"皆司臬(niè,标准)事",多年的实践,使他积累了丰富的法医检验经验,为他后来写《洗冤集录》一书奠定了扎实的基础。

据刘克庄《宋经略·墓志铭》及陆心源《宋史翼·宋慈传》等史料来看,宋慈一生为官清廉刚正,关心民生疾苦,对扰民害众、违法乱纪之徒从来都是铁面无私、有罪必究,的确是封建时代一位难得的"循吏"(犹言良吏)。比如,那时福建长汀一带居民的用盐本来进自福建,盐船须由福州经闽江溯流而上,路遥途艰,经常隔年才能运到,加上官吏的层层盘剥,卖价昂贵,百姓不堪其苦,往往酿成"激变"(事见真德秀《真西山文集》。下同),成为"致盗之源"。宋慈于绍定四年(公元1231年)任长汀知县后,坚决地改变了进货渠道,改从广东潮州方面进盐,往返仅需三月,节省了时间运费,降低了食盐价格,同时实行武装押运,杜绝了铤而走险的行为,为当地百姓彻底解决了食盐难之苦。再如,他担任南剑州通判时,正遇大荒之年,当地豪强趁机囤积居奇,以至于弄到

"米斗万钱"(事见《宋史翼·宋慈传》)的地步,为此,宋慈果断采取分等"济粜(tiào,卖粮食)"之法,按贫富析居民为五等:赤贫者全救济,较贫者半救济,自给者不救济,富者发其存粮之半以济人,大富者尽发其存粮以济人,完全救济的米由政府来出,结果"众皆奉令,民无饿死",使百姓平安度过荒年。

尤值称道的是,宋慈常年工作于司法界,他对待决狱理刑的态度从来都十分审慎和严明,他曾谦虚而恳切地说自己"他无寸长,独于狱案审之又审,不敢萌一毫慢易之心。……惟恐率然而行,死者虚被涝漉"(语见《洗冤集录》)。为掌握案情或雪冤禁暴,他常常深入各地,调查寻访,"虽恶弱处所,辙迹必至"(语见《宋经略墓志铭》)。对于下面呈报给他审批的结案和判决呈文,总是再三审验,研究核实,倘遇一时疑信难决的案情,更是反复深思,决不会在疑窦未明之前就妄下结论,惟恐有一丝错漏疏忽之处,使死者蒙受不白之冤。据《宋经略墓志铭》记载,他奉命提点广东刑狱之前,当地官吏多不奉法,"有留狱数年未详覆者",还有单凭片言只语、捕风捉影就屈打成招的,以致命案重囚甚多。他走马上任之始,便"下条约,立期程",在短短八个月内,排除了种种阻力和困难,大刀阔斧地决辟(指杀头)囚二百有余,雷厉风行地清理了一大批疑案、悬案及冤、假、错案,为无辜者平反昭雪,对贪赃枉法之徒及逍遥法外的罪犯严加惩处,一时百姓无不拍手称快。由于他疾恶如仇、不畏权暴,决事果断、刚毅威猛,因而所到之处,奸吏豪绅、恶霸刁民慑其威名都收声敛性,不敢胡作非为。

作为法官,多年"司臬"生涯使宋慈深感掌握过硬的法医检验知识和理刑经验在侦破案件过程中所起的重要作用,他常说"狱事莫重于大辟(杀头),大辟莫重于初情,初情莫重于检验"(见《洗冤集录·自序》。下皆同)。然而,实际情况却与他的愿望差距甚大:当时的许多刑官或系初任,或系武官,他们或"更历未深,骤然尝试",或草率决断、玩忽人命,造成了大量冤案。为"狱情之失,多起于发端之著、定验之误"的现状所震撼,宋慈决定有所作为。他认为"洗冤泽物"的最好方式莫过于普及法医检验知识和理刑决狱经验,因而从五十五岁任常州军事时着手,到六十一岁任湖南刑狱提点那年结束,用六年时间撰成了一部泽被后世、功德无量的法医学专著——《洗冤集录》,并于淳祐七年(公元 1247 年)刊于湖南任上。

《洗冤集录》是我国、也是世界历史上第一部系统化的法医学专著,它比意大利人佛图纳图·菲德利所写的欧洲最早的同类著作要早三个半世纪。宋慈于书前自序中说他"博采近世所传诸书,自《内恕录》(宋代刊行,已佚)以下凡数家,会而粹之,釐(lí,厘定)而正之,增以己见,总为一编",内容几乎包括了法医尸表检验的所有主要问题,例如暴力死与非暴力死,自杀与他杀,生前伤与死后伤,真伤与假伤,尸体现象(尸冷、尸斑、尸僵、腐败),机械性损伤(钝器伤、锐器伤、压伤、坠落等),机械性窒息(缢死、绞死、扼死、溺死等),高低温致死(烧死、烫死、冻死等)以及雷击、中毒、急死和尸体干化等等,其中所述大部分符合近代法医学原理,是一部指导尸表检查的杰出之作,它的问世,对于我国乃至于世界法医学的发展都产生了深远的影响。

《洗冤集录》共分五卷(也有两卷、四卷本)。首先,有感于现实生活中司法界存在的种种弊端,宋慈特于正文之前撰写《检复总说》一文,明确论述检验官吏实际工作中应该具有的态度和所遵循的原则,将其总结为十九条注意事项。他本着人命关天的思想,再三强调审案人员必须亲临案发现场,不可"遥望而弗亲,掩鼻而不屑",为"恶臭"之气所阻;调查取证时务必深入周详、"多方体访,切不可凭信一二人口说便以为信",以免举证之人暗受买嘱或是凶身亲故而提供假情报;"若遇大段疑难,须更广布耳目以合之,庶几无误";而且,搜索犯罪佐证一定要快速及时,以免奸凶"藏匿移易",使可破之案拖为疑狱;同时对于原告,也不能尽信,"须是详细检验,务要求实"。此外,他还提醒"司桌"者切勿以检验为由纵容属下扰民害众;办案人员切忌为卖弄威风,前呼后拥走漏风声,以至于使疑犯、证人先行逃避。他的这些教诲与告诫,不仅在"经制日坏"、腐败日盛的南宋有着深刻的警世作用,即使如今也有着一定的现实教育意义。

其次,宋慈具体而系统地总结了一整套较为科学合理的验尸方法。

先是尸体处理问题。书中多处提到,验尸前必须用皂角水洗尸,再以酒糟、热米醋、五倍子、白梅等物作局部罨(yǎn,覆盖)洗。这样处理后,不仅可洗净尸体表面的脏污,且能固定伤痕,便于观察和检验。用现在的话说,这些措施可有效隔绝外界细菌感染,减轻伤口原有炎症并将伤口固定,所以时至今日,现代法医学中仍然是利用酸性物质来沉淀和保护伤口的。

再者是尸体现象的辨别,这是尸体检验中必然要遇到的问题,如果认识不足,就容易与生前损伤相混淆。该书对一些主要的尸体现象已有了较为明确的认识。比如，宋慈书中虽然没有"尸斑"这个名称，但是对其发生机制和分布特点分明已有了相当的了解，指出它是人死后血行停止、血液坠积于尸体的低下部位而出现的一种现象，办案人员千万不可将此变化视作非正常死亡的证据。书中翔实地描述了尸体的整个腐败过程和性状，对于因季节气候的不同、死者肥瘦老幼等差异造成的尸变速度的不同也给予详尽说明。同时，本书对各种疾病致死的尸体现象也作了细致区分，如斑疹伤寒死亡的尸体有紫红斑痕；破伤风死者会口眼歪斜、手脚蜷曲；冻死者面色萎黄，两腮赤红，口有涎沫；饿死者浑身黑瘦硬直、牙关紧闭、手脚俱伸等，告诫检验人员不仅要考察尸体现象，尚须查问其生前情况。书中最早记载了已死孕妇棺内分娩的现象，正确指出它是在尸首胀满（巨人外观）的情况下发生的，是尸体腐败过程中一种正常的伴随现象。此外，该书还提出了动物对尸体的破坏及与生前伤的鉴别方法："凡人死后被虫、鼠伤，即皮破无血，破处周围有虫鼠啮（niè，咬）痕，纵迹有皮肉不齐去处。若狗咬，则痕迹粗大。"他的这些经验和认识无疑是十分宝贵的。

宋慈此书最为精彩也最为人所乐道的部分，则是他在广泛总结前人和自己实践经验的基础上对于各样尸伤辨验方法所做的种种论述。

关于机械性窒息方面。比如自缢与勒死后假作自缢的分辨：自缢者"若勒喉上，即口闭，牙关紧，舌抵齿不出；若勒喉下，则口开，舌尖出齿门二分至三分。面带紫赤色，口吻两颊及胸前有吐涎沫，两手须握，大拇指、两脚尖直垂下。腿上有血荫[10]如火灸斑痕，及肚下至小腹并坠下青黑色。大小便自出，大肠头或有一两点血。喉下痕紫赤色，或黑淤色，直至左右耳后发际……脚虚则喉下勒深，实则浅；人肥则勒深，瘦则浅。用细紧麻绳、草索在高处自缢，悬头顿身致死，则痕迹深；若用全幅勒帛及白练项帕等物，又在低处，则痕迹浅。低处自缢，身多卧于下，或侧，或覆。侧卧，其痕斜起，横喉下；覆卧，其痕正起，在喉下，起于耳边，多不至脑后发际下。"[11]若是被人打、勒、杀死而假作自缢，"则口眼开，手散发慢（漫），喉下血脉不行，痕迹浅淡，舌不出，亦不抵齿，项上肉有指爪痕，身上别有致命损伤去处"。且死后被吊起，则"无血荫，系缚痕虽深入皮，即无青紫赤色，但只是白痕"。

又比如生前溺死与死后推尸入水的鉴别：凡生前溺死者，手脚爪缝有沙泥，或有磕擦损伤，"尸面色微赤，口鼻内有泥水沫，肚内有水，腹肚微胀"；"若被人殴打杀死，推在水中……肚皮不胀，口眼耳鼻无水沥流出，指爪罅（xià，缝隙)缝并无沙泥,两手不拳缩,两脚底不皱白,却虚胀。身上有要害致命伤损处,其痕黑色。"

再如焚死与焚尸的区别:"凡生前被火烧死者,其尸口鼻内有烟灰,两手脚皆拳缩。若死后烧者,其人虽手足拳缩,口内即无烟灰。若不烧着两肘骨及膝骨,手脚亦不拳缩,且死后投火者皮肤无水泡。"

其他尚有外物压塞口鼻死等。他的种种描述,完全符合现代法医学所谓"生活反应"的原理。尤其他对于自缢索沟"八字不交"这一重要特征全面而细致的描述以及缢死者会出现窒息性玫瑰齿等有关发现在法医学史上有着重大意义。

关于机械性损伤方面,比如辨别刃痕的生前、死后伤:"活人被刀杀伤死者,其被刃处皮肉紧缩,有血荫四畔";而"死人被割截尸首,皮肉如旧,血不灌荫,被割处皮不紧缩,刃尽无血流,其色白,纵痕下有血,洗检挤捺,肉内无清血出"。书中有关刃伤发生于生前或死后的鉴别是宋慈对祖国法医学的又一重大贡献,他对于出血和组织收缩这两个刃伤重要标志的详尽描述至今仍有其应用价值。

又如生前骨折与死后骨折的区别:若"原被伤痕"则"血粘骨上,有干黑血为证"且"骨断处,其接续两头各有血晕色,再以有痕骨照日看,红活,乃是生前被打分明";"若无血荫,纵有损折,乃死后痕"。他还提供了三种检查骨质损伤的方法,其中的涂墨法(有损处,则墨浸入)及绵拭法(遇损处,则牵惹绵丝起)尤其值得注意。如无骨折,要证明生前是否被打,可"向平明处,将红油伞遮尸验骨。若骨上有被打处,即有红色路微荫"。在这里,他不自觉地利用了光学原理,提出了时至今日仍有研究价值的骨荫概念。现代法医学上用紫外线照射检验骨伤用的还是同一原理。

此外,该书还介绍了诸如受杖死、跌死、塌压死、牛马踏死、车轮轧死、虎咬死等多种特殊性机械损伤。

《洗冤集录》对于毒理学也有着突出贡献。书中详载了各种毒物的中毒症状,明确指出生前服毒与死后假作中毒的区别在于:前者"尸口眼多开,面紫黯或青色,唇紫黑,手足指甲俱青黯,口眼耳鼻间有血出""若经久,皮肉腐烂见骨,其骨黪(cǎn,灰黑色)黑色";而"死后将毒药在口内假作中毒,皮肉与骨只作黄白色"。

书后《救死方》目下，作者还收集了许多切合实用的解毒方与急救法，比如其中的救缢死方与今天所行的人工呼吸法几乎完全一致。

在《妇人篇》所附的《小儿尸并胞胎》一文中，宋慈提出了死胎与腹外死婴的鉴别法："堕胎儿在母腹内被惊后死，胎下者衣胞紫黑色，血荫软弱；生下腹外死者，其尸淡红赤，无紫黑色及胞衣白。""血荫软弱"就是今日所说的浸软儿。早在七百多年前宋慈就已经发现浸软儿是腹内死胎的特征并据此推断胎儿死于母腹内或母腹外，不能不说是对法医学的又一重大贡献。

《洗冤集录》中还记载了秦汉以来就已出现的滴骨辨亲法："某甲是父或母，有骸骨在，某乙来认亲生男或女，何以试之？试令某乙就身刺一两滴血，滴骸骨上，是的亲生，则血沁入骨内，否则不入。"此法今天看来虽不甚科学，然而却是现代亲权鉴定血清学的先声。

总之，《洗冤集录》一书广泛吸收了民间及官府已有的法医检验知识，且融入了宋慈多年从事此类工作的丰富经验，的确是宋代以前法医检验的集大成之作，它所具有的非同寻常的应用价值，使它一经梓刻问世便立即风行全国，成为当时和后世刑狱官案头必备的参考书，"士君子学古入官，听讼决狱，皆奉《洗冤录》(指《洗冤集录》)为圭臬"(语见《补注洗冤录集证·序》)。数百年来，对之整理，进行补、集、注、纂者不下数十余人，版本之多，难以悉数，足见宋慈此书对后世影响之深远。

应当说明的是，《洗冤集录》的影响决不仅限于我国，而是波及世界上许多国家。自十五世纪开始它就陆续被翻译成朝鲜、日本、法、英、荷兰、德、俄等多国文字广泛流传于世界。

书成两年后的淳祐九年(公元 1249 年)，宋慈赴广州任经略安抚使，当年春天忽患头眩之疾，他不以为意仍照常办公，当地学宫举行释菜典礼时，他还亲往主持，不料事后精神便大为萎顿，终在这年三月七日与世长辞，享年六十四岁。次年七月十五日，亲人将他归葬于建阳故乡。

回顾总评宋慈一生，虽然参与过起义军的镇压，然而久居官场，常司臬事，他却并未沾染一丝宦门恶习，而是重视民瘼，体贴民情，毕生致力于雪洗冤误、禁暴安良的事业，作为一个封建社会的官吏，这的确是十分可贵的。他"禄万石，位方伯"(语见《宋经略墓志铭》。下同)却"家无钗泽，厩无驵(zǎng，义同骏)骏，鱼羹饭，敝缊袍，萧然终身"，思来更是感人至深，他的所作所为使他生前身后在民众心中赢得了极高声誉。为了表彰其功绩,宋慈去世后,宋理宗亲为其御书墓门,素有直声的龙图阁学士刘克庄在为自己这位同乡所做的墓志铭中,更是盛赞他"听讼清明,决事刚果,扶善良甚恩,临豪猾甚威。属部官吏以至穷闾委巷(犹言僻巷)、深山幽谷之民,咸若有一宋提刑之临其前。"而宋慈汇有增无、继往开来,撰《洗冤集录》首开一门新学科之始的功绩更将永世流芳!

【注】

[1] 知县:官名。县一级行政长官。

[2] 通判:官名。宋始置。因有与州郡长官共同处理政务之意,故名通判。因握有监察官吏之权,故又名监州。

[3] 提点:官名。宋始置。掌司法、刑狱等事。

[4] 知常州军事:即常州的行政长官。知州军事,简称知州,为州一级行政长官。

[5] 直秘阁:官名。宋始置。掌秘阁藏书事务,宋神宗时改制,并入秘书省。

[6] 宝谟阁:南宋阁名。宁宗时置,用以收藏光宗御制。设置有学士、直学士和待诏,为侍从贴职。

[7] 奉使四路:未详。南宋行政区划分为十七路,疑指奉命前往其中四路处理司法公务。

[8] 直焕阁:疑即直焕章阁,南宋孝宗时置,为贴职之一,作为特恩授予中级官员。

[9] 经略安抚使:官名。北宋仁宗始置。掌一地兵民之事。

[10] 血荫:指血液瘀结而隐约显现的印痕。

[11] "若勒喉上"一段引文:另一处则总结为:"真自缢者,用绳索、帛之类系缚处,交至左右耳后,深紫色,眼合唇开,手握齿露,缢在喉上则舌抵齿,喉下则舌多出,胸前有涎滴沫,臀后有粪出。"

[12] 释菜典礼:典出《周礼·春官》:"入学者,舍菜。""舍菜"即"释菜",是古人拜师尊师的一种礼制。

陈自明

中医妇科是祖国医学的重要组成部分,早在《史记》中就有扁鹊过邯郸曾为"带下医"[1]的记载。在历代医生的努力下,到了宋代,妇产科已很发达,并脱离了内科而成为专门学科,在这方面南宋名医陈自明做出了突出贡献。

陈自明,字良甫(一作良父),江西临川(今江西抚州市西)人[2]。约生于南宋绍熙元年(公元1190年),卒于咸淳六年(公元1270年),享年八十岁。

陈自明生长在一个三世业医的家庭里,祖父、父亲均长于"大方脉"(犹今之内科)。耳濡目染之下,他自幼便酷爱医学。家藏医书丰富,他嗜读不倦,才十四岁时就显露出非同寻常的医学才华。据《续名医类案》记载,有一次,乡人郑虎卿的妻子遭遇怪病,一到白天就像鬼神附体似的,会无缘无故泪流满面,伤心欲绝。当时她已有四五个月的身孕,一家人为此焦虑不堪,遍请医巫而不治,此事闹得沸沸扬扬,邻里尽知。当时陈自明正在学塾读书,听说后急忙托人捎信给郑虎卿,告诉他"此症名曰脏躁悲切,非甘麦大枣汤不愈"。郑如言用药,竟然一剂而愈。

成年后,陈自明一方面继续博读精思,进行深入的理论研究,一方面行医于东南各地,开展广泛的医疗实践,渐渐地积累了丰富的临床经验,成为一个名闻四方的治病能手,尤其在妇科病的治疗上广有心得,妙治如神。

一位怀孕七个月的妇女远路而归,到家不久,忽觉胎气猛然上冲,随即腹痛不止,坐卧不宁。家人请来两位医生联手治疗,都不见效,于是认为胎儿已死,便用碾碎的蓖麻子调和麝香,贴于妇人脐处用于堕胎,结果导致病情急转直下,病妇生命危在旦夕,家人见状惊慌不已,急忙延请陈自明治疗。自明测其脉两尺并绝、他脉平和,已心中有数,便询问两位医生作何症治疗,答曰死胎。又问何以知之?答曰由两尺沉绝而知。自明不觉眉头一皱,追问二人理出何书?二医面面相觑,答不上来,于是反问道:"那么依先生高见当作何疾治疗呢?"自明望了一下病妇,自信地说:"当然是'子悬'[3]。妇人病于胎无非三种情况:面赤舌青则子死母活,面青舌赤吐沫则母死子活,若唇舌俱青则子母俱死。今病妇面不赤、舌不青,何来死胎之说!此病由胎位上逼于心造成,宜以紫苏饮相救,只需连服十服,胎位必正。"后来果然如言而效。(事见《续名医类案》。下同)

同族晚辈的妻子生病,腹中有结块大如杯许,每次发作,满床乱滚,痛不可当。自明诊视后,断为血瘕,于是投用黑神丸,服罢三粒后,病人块气尽消,终身不再发作(事见《古今医案按》)。还有位昆陵妇人病,小便不通,小腹胀痛难忍,多方医治无效,经自明诊后,仍断为血瘕,便处以桃仁煎攻下。晨起服药,午后病人腹痛加剧,就有便意。不久,果然排出几团血块,接着又小便一二升,尿色竟如黑豆汁。随着二便通利,病亦消解(事见《续名医类案》。下同)。

又有一位病妇,头痛多年,久治无效,感觉十分苦恼。后闻自明大名,恳请相治,自明给她开的药却只是一粒太乙丹,病妇将信将疑服下,吐出一碗多的黏痰,一时间神清气爽,头痛大为减轻,又过了一段时间,头痛竟真的神奇般消失。

像这样妙手回春的医事在陈自明一生中不知发生过多少回。不仅如此,他还将多年精研深造的成果笔之于书,写成一部系统全面、质量颇高的妇产科专著,此举更是泽被后世。

那是在他担任建康府(今江苏江宁)明道书院医谕(即医学教授)的时候,在教学和临证中,他发现前人关于妇产科方面的著述很少,且"纲领散漫而无统,节目简略而未备"(语见《抚州府志》),医者无法深求遍览,于是他采摭诸家之书,附以家传验方和个人体会,于宋理宗嘉熙元年(公元1237年)编成我国第一部具有完整体系,内容丰富详备的女科专著——《妇人大全良方》。

《妇人大全良方》又称《妇人良方》《妇人良方集要》。全书共二十四卷,分为调经、众疾、求嗣、胎教、妊娠、坐月、产难、产后等八门;每门列数十证,共二百六十余论,论后附方,对于各门所属疾病,均先明生理、病理,后述诊断、治疗及防护等等。全面系统地探讨了女子经、胎、产、带、杂病等各方面问题。

经,指月经,中医古书中又称"月水""月信""月事"。《妇人大全良方》解释道:"月者,以月至;经者,有常也。"其周期"常以三旬一见","其来过与不及,皆谓之病"。书中不仅对女子这一特有的生理现象作了较为科学的论述,而且对月水不调、经闭、月水行止腹痛(指痛经)、暴崩、崩中漏血等月经病的病因、病机、症状及治疗方法均逐一详述。他根据多年实践经验,概括总结了治疗月经病的一条基本原则:"气血者,人之神也,然妇人以血为基本,苟能谨于调护,则血气宜行,其神自清,月水如期。"此后"调理气血"便一直成为临床治疗妇女疾病的指导思想。为了预防此类疾病的发生,他还告诫女子"若遇经行,最宜谨慎,否则与产后症相类,若被惊怒劳役,则血气错乱,经脉不行,多至劳瘵等疾"。这种类似今天经期卫生的观念出现在七百多年前确属不易。

关于女子生育,《妇人大全良方》认为:"女子十四,天癸至,任脉通,月时以时,于是有子。"书中对女子受孕规律、受孕鉴别方法、胎儿发育过程、孕妇注意事项及药物禁忌等都详加描述,大多符合或接近现代医学观点。比如他嘱咐临产妇要"时常步履,不可多睡饱食、过饮酒醴杂药"等完全符合优生优育的思想,比如他把孕妇应禁药物编成朗朗上口、易学易记的"孕妇药忌歌",列举了诸如巴豆、牛膝、干漆、大戟、三棱、芒硝、斑蝥(máo)、桃仁、牵牛、芫花、藜芦、莪(é)术、水蛭、虻虫等一系列可能引起孕妇早产、流产或对胎儿发育不利的禁忌药物,因为多符合实际情况,至今在临床上仍广为遵循。他还提纲挈领地把女子不孕的主要病症概括为"或劳伤血气,或月经闭涩,或崩漏带下"三种情况。而且他提醒人们:"不孕症"症涉男女,应当同时检查男女双方"有无痼疾"才可定论。此外,在当时早婚久已成俗的情况下,作为医生,他清醒地认识到早婚的弊病并且加以反对,倡导晚婚,这些独到见解不仅在当时难能可贵,就是在今天也很有现实意义。

关于女子分娩的各项事宜,陈自明也作了全面论述,包括妇女顺产过程、顺产妇应重事项、难产原因、难产类型,对横、倒、碍、偏、盘肠这几种难产的处理手法以及种种常见产后疾病的形成原因、治疗方法和应用医方等,所述可谓详尽矣。

带下病也是妇女的常见疾病,自古有"十女九带"之说,它严重影响到妇女的健康。《妇人良方》将带下病归纳为青、黄、赤、白、黑五种类型,指出临床中尤以白带、黄带为多,并且总结带下的形成原因是"因经行产后,风邪入胞门,传于脏腑而致之"。这些观点成为中医的普遍认识。

除了详述经、胎、产、带诸方面的妇女疾病,《妇人良方》还记载了其他的妇科杂病,其中最令人瞩目的,是对"阴挺下脱""乳岩""滞下"三种病症的论述。

"阴挺下脱"即今所云"子宫脱垂"。现代医学认为它主要是由难产、手术或多次分娩造成的盆底肌肉、筋膜和子宫韧带过度伸展以及阴道失去支托而引起的。早在七百多年前,陈自明对致病的部分原因已有正确认识,他说:"妇人阴挺下脱,或因胞络损伤,或因子脏虚冷,或因分娩用力所致。"对此,他根据"陷者举之"的中医理论采取以"补气提升"为主的治疗方针,用补中益气汤进行治疗,因临床多有见效而沿用至今。

"乳岩"今称"乳癌",是威胁妇女生命安全的一种恶病。今天,这种病已广为人知,当然不足为奇,可是远在当时陈自明就对它有所研究,确实非常难得。他在《妇人良方·乳痈乳岩方论》中对乳癌的后期症状做出了生动描述:"岩崩破如熟榴,或内溃深洞,血水滴沥,此属肝脾郁怒,气血亏损,名曰乳岩。"而且他还认为乳癌初患时,只要及时治疗,"可以内消";但若延至晚期则预后"难疗"。陈自明对于乳癌症状的记述,成为我国医学史上对该病的第一次记录。

"滞下"即赤白痢疾。陈自明通过细致观察和科学分析,大胆突破前人成见,明确指出这是一种与季节密切相关的地方性传染病。在当时不可能发现痢疾病原菌的前提下,这一成就的取得实属难能可贵。

总之,《妇人良方》论理精详,条目清晰。内容博而不杂,简而有要;编排次序井然,科学合理,"于妇科证治,详悉无遗"(语见《四库全书总目》),确是当时最为完善的妇产科专书,集中反映了宋代以前妇产科方面的主要成就,对后世影响深远。其后,明代王肯堂著《女科准绳》、清代武之望著《济阴纲目》无不取材于此。三百多年后的薛己也十分推崇此书,并以其为蓝本编成《校注妇人良方》,虽非原貌,颇有增删,却对推动陈著的流传不无裨益,直到如今《妇人良方》仍有其重要的临床参考价值。

《妇人良方》成书时,自明先生四十七岁,正是年富力强之际,他不以此书为满足,依然精勤不已,沉浸在医学的各项研究中。晚年他对外科尤为着力,因深感"痈疽之疾,比他病最酷……每见沾此疾者,十存一二"(语见《外科精要·自序》。下同)。医者技穷术乏,致使病人迁延日久,轻者重、重者死,故而

"采撷群言,自立要领",复者删之,繁者简之,于桑榆晚年编成《外科精要》一书,于宋理宗景定四年(公元1263年)孟秋刊行于世。

《外科精要》共计三卷五十四篇,主要以李迅的《集验背疽方》和伍起予的《外科新书》等为基础编著而成。上卷,选录前贤有关痈疽的病因、病机、诊断、治法及方药的论述;中卷,论述痈疽的形证顺逆、护理及禁忌;下卷,论述痈疽的变证、治法及后期调理。全书重点论述了痈疽发背的诊断、鉴别、灸法、用药等,内容简单切要。他特别强调外科用药应根据经络虚实,因证施治,决不可泥于热毒内攻而专用寒凉克伐之剂,书中反映了陈氏治疗外科疾病重视整体与内外相结合的显著特点。由于此书对后世医家外科证治颇具启发意义,因而朱丹溪为之作《外科精要发挥》,熊宗立为之作《外科精要附遗》,薛己更将其收入《薛氏医案》,为其增订补注,名曰《校注外科精要》,书前自序中,薛己评价陈书:"发《内经》之微旨,殆亘古今所未尝道及者,可传之万世而无弊也。"书成七年后,自明先生与世长辞。

先生年寿八十,从医半个世纪有余,一生力学深究,广济众生,妇科与外科俱精,《大全》和《精要》并美,为杏林平添了一片夺目春色,诚可谓医界名家、杏林功臣,而《宋史》竟不为其作传,何其憾欤!

【注】

[1] 带下医:妇科医生。因为妇女所患疾病多在带脉以下,故名。

[2] 临川人:《古今医统大全》云其"号临川,建康人"。建康,今江苏南京市。

[3] 子悬:中医病名。指妊娠时出现胎气上迫、胸腹胀满甚至喘急疼痛等症状。

[4] 血瘕:中医病名。因淤血聚集而生的有形肿块。

罗知悌

在金元医学发展史上，有位重要人物叫罗知悌。他本人是刘河间的再传弟子，又私淑李杲、张从正二家学说，并是元代滋阴派创始人朱丹溪（名震亨，字彦修）的授业恩师，可说与金元四大家在学术传承方面有着密切联系。

罗知悌，字子敬（据《杭州府志》），又字敬夫（据《古今医统》），世称太无先生，约生活于宋理宗嘉熙二年至元泰定五年（公元 1238—1328 年）间，浙江钱塘（今杭州）人，南宋理宗朝寺人（宫内近侍）。公元 1279 年，元兵攻入临安（今杭州临安区），罗知悌被迫随侍三宫北入燕京，成为前朝遗民、蒙军俘虏。元当局曾笼络他，想收为己用，罗知悌称疾谢事消极抵抗，后来因病才得到居住宫外的自由。他身残国亡，心意阑珊，便以闭门苦读、研讨学问打发余生。当时，他有一位侄子罗某，在朝中做司徒，权势显赫，炙手可热，公卿莫不阿谀依奉。至正月初一，罗司徒请求谒见叔叔，罗知悌闭门不纳，罗司徒大喊大叫，以头触门，罗知悌于户内平静地说："人家都说你是太山，我以为是冰山！我老而有病，你若能奏我归杭州，就是敬我。"罗司徒于是具表陈情，上奏皇帝，果然得到批准。罗知悌便将家中所积金银玉帛及贵重物品统统赠予邻里、朋友，仅留数十部书籍捆放车后，准备返乡。临行时，嘱咐侄儿罗司徒切不可仗势胡为，自绝生路。罗司徒不遵教诲，依然弄权不已，后因贪污罪被流放远方，客死他乡。而知悌则得以终老于故里（事见《元史类编》）。

罗知悌才高智绝，善词章，工书法，对天文、地理、艺术都有深入研究，尤其精于医道。寓居北方时，他曾师事荆山（今山东诸城东北）浮屠，得刘完素之再传，又旁通张从正、李杲二家学说，可谓兼收并蓄，融会贯通。只是他"性好静僻,厌与人接"(语见《古今医统》),很少有人符合他的心意。义乌(今浙江义乌)朱震亨壮年励志于医,遍历江湖而未遇名师,后来在杭州听得罗氏大名,特于泰定二年乙丑(1325年)夏前往郊外灵隐山,登门求见,请教医道,不想罗氏闭门谢客,几次将其骂走。彦修为得此一见,在门外盘桓三个月之久[1]。有人告诉罗知悌说:"这人是朱彦修,笃志好学,你居住江南而失此人,不仅可惜,人们也会议论你。"罗氏为言语所激,又感丹溪至诚,便开门延客。谈吐之下,竟一见如故,丹溪遂北面[2]再拜[3],成为罗知悌唯一的入室弟子。知悌此时已八十多岁,爱丹溪至诚笃学,便将平生所知毫无保留地传授与他。据丹溪后来在他的《格致余论·张子和攻击注论》中说,为传其医术,每日逢求医者来,罗氏必令彦修诊视脉状回报,罗师卧听口授,指点弟子用某药治某病、以某药监其药、以某药为引经等等。这种方式进行了一年半,朱震亨发现老师并不固守一家之学,而是富于革新创造精神,善于吸取各家之长,为我所用。体现在用药方面,也就无一定之方。至于一方之中,既有攻补兼用者,也有先攻后补及先补后攻者,因而大悟古方不能治今病,应"随时取中"(语见《格致余论》。下同),灵活应用,随病化制。罗知悌也曾对弟子形象地说:"用古方治今病,正如拆旧屋凑新房,其材木非一,不再经匠氏之手,岂可用乎?"丹溪受此启悟,医术大进。

罗知悌虽然性情孤僻,不喜人事,却惜贫怜弱,有付菩萨心肠,平生遇有贫病无告者,他不但善为诊视,赠送药物,还慷慨解囊,助其调理之资,因而得到百姓爱戴。朱丹溪《格致余论》中曾记载有他的一则典型医案,从中不仅可以看出罗知悌医德之可贵,也反映了他对刘、张、李三家之说操纵取舍、运用自如的学术境界:

有位病僧,年方二十五岁,黄瘦倦怠,落落寡合。罗氏通过观察询问,了解到他的病因。原来僧人本是蜀人,出家时尚有老母在堂,及游浙东七载,忽一日思念母亲之心不可遏止,急欲回乡探母却又身贫无钱,伤心无奈之下,日日西望而泣,因此抑郁得病。罗知悌深为怜悯,决定助他一臂之力。于是,他让小僧人搬到自己隔壁屋中住下,每天以牛肉、猪肚等肥甘之物补养他,并且表示,等其病愈后,自己会赠他十锭银子作盘缠,以此打消他的后顾之忧。半个多月后,病僧形容果有起色。罗氏又处以桃仁承气汤,一日令服三服下之,秽中果然都是些血块痰积。最后又以熟菜稀粥将养了半个月,小僧人终于康复。

于是罗知悌兑现诺言,送他银子十余锭,僧人有了盘缠,欢欢喜喜动身探母而去。

这则病例属五志七情所为心病。罗氏选用桃仁承气汤即是师承河间涤荡佛热、推陈出新的治法。而张子和对喜、怒、悲、惊、思之证,皆主平抑心火,治法上推重精神疗法,罗氏对病人好言相慰,又赠以银两便是消其悲忧之气,法依张氏。而每日食以甘美之物,用以扶植正气、补养脾胃,用药后又以粥养息,顾护胃气,则明显是受李东垣"脾胃说"的影响。罗知悌于三家之说各取所长,信手拈来,足见其医学上造诣之深,临床中运用之神了。

据钱曾的《述古堂书目》记载,罗氏曾著有《心印绀珠》一卷,惜已不见。

【注】

[1] 另据《杭州府志》称朱丹溪"俟门下三载,始得见知悌"。

[2] 北面:指面朝北行拜师礼。

[3] 再拜:拜两拜,是古代一种表示恭敬的礼节。

危亦林

　　中医既然是一种经验论,学习过程中老师的言传身教就显得十分重要。可是自古以来,学有所成的医界高手对苦心得来的奇方妙技大多三缄其口、授受谨慎,就如同武林高手对自己的绝招和独门暗器大多秘而不宣一样,师之于徒,也常有所保留,遑论外传。《史记·扁鹊仓公列传》首段写到长桑君年事已高、欲传道扁鹊时,有这样一段描述:长桑君"乃呼扁鹊私坐,间与语曰:'我有禁方,年老,欲传与公,公毋泄。'扁鹊曰:'敬诺。'"寥寥数语却寓意丰富地写出了自古师徒授受时那种神秘微妙的典型情景,所以医界出现像王仲光窃书一类的事情也不为无因。然而本文所述的危亦林,却是一位出身名医世家,且无一己狭隘之私,勇于将五世秘方公之于众而与世人共享的高尚医家。

　　危亦林,字达斋,元代江西南丰(今江西南丰县一带)人,生于南宋灭亡前的景炎二年(公元1277年),卒于元末至正七年(公元1347年)。其家族是祖国医学史上又一赫赫有名的医学世家,自其高祖至他本人五世为医,且于各科都传承有自。据《世医得效方》初刻时上报太医院的牒文及其自序所述:其高祖危云仙[1]游学东京(今河南开封)期间,得遇三国时名医董奉的二十五世孙董京,被授以大方脉科(内科),归家后医道日行;伯祖危子美得传临江(原江西清江县)刘三点及建昌路(治所在今江西南城县一带)新城县(今江西黎川县)陈姓的妇人科,又传杭州田马骑的正骨金镞科(外科);祖父危碧崖得传黎川(时为新城县别称)大礤(qì,疑指今江西抚州市广昌县千善乡所辖大礤村一带)周姓的小方科(小儿科);伯父危熙载得传福建汀州路(今福建长汀县)程光明的眼科及南城县周后游治瘵(zhài,疫病名,亦指痨病)疾之法。

危亦林幼读儒书,冠弱业医。除承继家传之外,复师从本州斤竹(未详其处)的江东山、临川(今江西临川县一带)的范叔清,分别得授疮疡科及咽喉齿科。由于数人、几代的心血尽为其一人所有,因而危亦林大器早成,很快成长为一名精于各科的大医家。明代医家李梴称赞危家的医道传至危亦林,"学益备,技益工,所全活者益众"(语见《医学入门》),由此可以想见他在当时医界所负的盛名。

天历元年(1328年),危亦林出任南丰州医学教授(不久又迁官医副提举之职),他念及先世授受方术之难、百姓疗疾治病之苦,不敢自秘所学,便从这年开始,将历试有效的祖方、师传及平时古方中用无不验者按照元代太医院所颁定的十三种医学科目(祝由科除外)加以编纂,类萃成书,名之曰《世医得效方》。

《世医得效方》共有十九卷,辑方三千余首。卷首论述脉病证治,其次由大方脉杂医科开始,依次列叙小方科、风科、产科兼妇人杂病科、眼科、口齿兼咽喉科、正骨兼金镞科,一直到疮肿科终编,加上散附于各科中的针灸科,总计十二科。本书所辑古方,有经危氏斟酌损益者,有危氏自己创制者,卷九治水肿的八方及卷十九治痈疽的秘传十方,则是危氏家传的两套秘方。古谚有云:"方虽传于古人,药必出于己手。"又云:"千方易得,一效难求。"说明医者临病时,凭借丰富经验,量裁适度,对症下药,实施辨证治疗的重要。本书最大的特点就是述证准确,条理清晰,组方严密,并自始至终贯穿了辨证施治的原则,处处可以考见其治疗用意之所在,对于业医者具有极强的指导性,且其"所载古方至多,皆可以资考据(语见《四库全书总目》)",因而可以说它是一部实用价值及史料价值兼备的重要医籍。

特别值得注意的是,书中除列有"用药加减法"和"通治"等方剂等内容,更将历代治伤方药筛选总结为"二十五味"并附以随证加减,这一做法对后世可谓影响深远。此外,危亦林在骨伤科领域也贡献突出。该书卷十八中有许多伤科手术方法和经验方剂的详细记载,反映了元代骨伤一科有很大发展。例如所述骨折脱臼的整复法及相关麻醉法,迄今为专业者所祖述;他用的麻药名"草乌散",由蔓陀罗花、川乌、草乌等药物构成,麻醉效果极佳,后来日本医生在1805年使用蔓陀罗作手术麻醉药,被誉为世界麻醉史的先例,其实比危亦林晚了四百多年;又如采用悬吊复位法治疗脊柱骨折的有关记录,较之英国医学家达维氏在公元 1927 年才开始使用这一方法早了六百余年。

　　《世医得效方》成书后，江西医官提举司将它申报到太医院，又由太医院将它下达诸路司审查，两年间，同行们均交口称善，于是至元五年（公元 1339 年）太医院批复刊行，成为当时会国各地遵用的医疗手册。初刻本所附太医院牒文中称赞危亦林"性行纯谨，医儒兼通""广览医经，深明脉理，药有君臣佐使之辨，方按今古南北之宜，议论详明，证治精审"，比照危氏活人传道、兢兢业业的一生，确实当之无愧，今人拜读此书，除了分享来之不易的宝贵经验之外，可曾于字里行间读出危先生的平生高义？

　　【注】

　　[1] 危云仙：一作"危云企"。下文"危熙载"一作"危熙再"。

朱震亨

朱震亨,字彦修,为金元四大家的后起之秀,滋阴派的创始人。生于元世祖至元十八年(公元 1281 年),卒于元惠宗至正十八年(公元 1358 年),享年七十八岁。

据宋濂《故丹溪先生朱公石表辞》(下文简称《石表辞》)所载,彦修祖籍山东,其先出于汉槐里(故地在今陕西兴平市东南)令朱云之后,居山东平陵(今山东章丘西部一带)。至晋惠帝永兴(公元 304 年—306 年)年间,临海(今浙江临海市)太守朱泛始迁于婺州义乌(今浙江义乌)赤岸镇。这里山明水秀,景色清幽,环境十分宜人,历来为文人荟萃之地。镇的西南为东溪、西溪合流之处,名小双溪。因溪水清澈如镜,溪底红石如染,故又名"丹溪"。彦修生于斯长于斯,得天地之灵,成人中之杰,学者们景仰他的学术人品,不愿直道其字,因尊之为"丹溪翁"或"丹溪先生"。

丹溪出生于书香世家,其先自晋朱泛以来,子孙蝉联,多发闻于世,为当地望族。然而至丹溪出生时,家道已经中落,其父朱元早殁,母亲戚氏抚幼事姑,颇为辛劳,家境自然清贫寒苦。据说丹溪少年时,不得不攀崖越涧,采药谋钱,帮助母亲度日。有一天,他爬上因陡峭而人迹罕至的狮子岩,发现这里竟有上百种药材,五彩缤纷,各具特色顿然激发了他对医药的浓厚兴趣。他便一面读书,一面于家中小园精心培育药苗。丹溪在给好友楼信可的赠诗中曾描述当时的耕读情景。诗云:

> 一卧丹溪相见稀,小园日日掩荆扉。
>
> 学农未便妨书课,观物时常识化机。

帘卷午风花力懒,畦径新语药苗肥。

晚来不惜尘双屐,扫榻殷勤话夕辉。

诗中将丹溪当年自耽其趣、读书种药两不误的生活片段描写得活灵活现,如目如识。

丹溪先生幼秉家范,聪慧好学,能日记千言,词对如流。稍长,从乡先生治经书,为举子业,读书即了大义,不烦多絮;文章词赋,也是一挥而就,深得老师器重。然而,他受资爽朗,个性要强,平日任侠尚义,不肯略屈人下。乡中右族若有凌犯,必致风怒电击,求伸于有司,因而豪门大户都上下摇手,相戒莫敢轻犯。丹溪也自负侠气,以为平生要事。

丹溪成人后,事母至孝,远近无人不知,誉为楷模。在他三十岁那年,母亲患了脾疼病[1],众工束手,莫之能治。丹溪由是有志于医,因取《素问》读之。三年后,似有所悟,遂自度医理以意施治,两年后母亲的病竟获痊愈。因思父亲的内伤、伯父的督闷、叔父的鼻衄(nǜ,鼻出血)、妻子[2]的积痰,幼弟的腿疼皆一一死于庸医之手,追念回想,只觉"心胆催裂,痛不可追(语见《格致余论·自序》)",可以说这些痛苦的往事和心酸,为丹溪日后学医种下了宿根。三十六岁那年,丹溪离开家乡,去东阳县的八华山,开始追随许谦[3]学习理学。说起丹溪此举,不为无因,乃是风气使然。

理学,是宋代兴起的一种哲学思潮,它用思辨的形式,研究关于理、气、性、命等一系列哲学问题,因而得名。其代表人物有周敦颐、张载、程颢、程颐、朱熹、陆九渊、王守仁等,他们各分流派。在宋、元、明整整七个世纪的漫长时间里,理学成为统治思想界的官方哲学。而当时的婺州(今浙江金华),则是理学之乡,盛行着程朱派理学。理学大师朱熹的弟子黄榦(勉斋)即为金华人,黄榦之后,有何基(北山)、王柏(鲁斋)、金履祥(仁山)、许谦(白云),递相传授,号称"金华四先生",享誉一方。丹溪年轻时虽长于读书著文,却血气方刚、尚侠任气、时起纠扰。随年龄渐长,他的思想也渐趋成熟,在环境浓厚的理学空气影响下,他对自己的所作所为开始感到不安,悟道:"丈夫所学,不务闻道,而唯侠是尚,不亦惑呼!"(语见《石表辞》。下同)于是在三十六岁那年,决定辞别母亲,师事许谦,学习程朱理学。许谦为之开明天命人心之秘,内圣外王之微,丹溪听了,愧汗如雨,自悔昔日沉冥颠顽,不思求真上进。自此他日有所悟,心扃(jiōng,门)融廓,体肤如觉增长,大有从学恨晚之叹。据丹溪的晚辈至交宋濂所云,丹溪在那里的学习非常刻苦,常常夜半起身,一卷在手,坐至四鼓,潜验默察。概因投学较晚,时不我待,欲与流光争速,以偿逝日。如此数年后,学业果得大进,而性格也在理学的涵泳熏陶下起了变化,由原来的豪侠任气变得醇厚笃实。这一切使丹溪在众多学者中间脱颖而出,成为老师许谦的得意门生,师徒之间的感情日增日进,而理学之于丹溪也如月之于潮,深刻地影响了他的一生。在此后漫长的几十年中,他对"理欲之关,诚伪之限,严辨确守,不以一毫苟且",不仅成为理学的忠实信徒,更穷其一生成为理学的积极实践者。丹溪成了名医后,能一以躬行为本,春风化雨,泽及众生,力推及物之仁,便是得益于理学的熏染;至于他将理学观念引入医学领域并取得重大成就,更是理学渗透到他思想方方面面的一个典型证明。总体来看,理学虽然就其本身来说具有许多局限性,但它对丹溪发生的作用,却基本上是积极的。

丹溪在四十岁以前,曾经两赴秋闱,希望借助仕途推其所学,以逞儒人经世济民之志,却"再往再不利"(语见《石表辞》),于是叹为天命。回想当初为母亲治病的经历,他几度想到:自己穷而处下,泽不能及远,其力所能致者,不惟医者呼?况"医为吾儒格物致知一事",而"《素问》载道之书也",又"非吾儒不能读"(以上三句见《格致余论·序》)。当然,这些还都只是些模糊零散的想法,在脑中盘旋一番后重归沉寂,真正促使他将想法付诸实践,将医学选为终身事业的人,则是老师许谦。许谦虽是一代大儒,学识渊博,桃李满天下,却不幸身染笃疾,卧病在床,久治不愈。他见丹溪两试不利,无以用于世,便产生了劝他学医的念头。一天,他把丹溪叫到床前,恳切地对他说:"为师卧病已经很久了,恐非精于医者,不能起之。我看你平日聪明过人,又有志于道,何不重拾旧学,游艺于医乎?"一番话其实在建议丹溪走"假艺行道"的路子,丹溪以前那些模糊的想法被老师此念一激,顿然清晰豁朗、凸现成形,他感到茅塞顿开,当即慷慨陈词道:"士苟精一艺,以推及物之仁,虽不仕于时,犹仕也。"(语见戴良《丹溪翁传》)于是,丹溪拜别老师,于不惑之年重返义乌。

当时,医界盛行的,仍然是北宋陈师文、裴宗元所编的《太平和剂局方》,丹溪未能免俗,也手持一册,"昼夜是习"(语见戴传,下引同此)。但他很快发现了书中的漏洞,悟道:"操古方以治今病,其势不能以尽合。苟将起度量[4],立规矩,称权衡,必也《素》《难》诸经乎!"为订正《局方》之误,探求医学真谛,他决定负笈远游,寻求名师指点。"乃渡浙河(钱塘江),走吴中(今江苏苏州吴中区),出宛陵(今安徽宣城),抵南徐(今江苏镇江),达建业(今江苏南京)",风餐露宿,徒步千里,皆无所遇,于是返回武林(今浙江杭州)。这年他已经四十四岁了。

在武林,丹溪终于得到一条重要线索。有人告诉他:郡中有个叫罗知悌的老人,世称太无先生,原为南宋理宗朝寺人(宫中近侍),个性古怪,才高倨傲,又息影于灵隐山中,不大与人相接。但他曾得金刘完素的再传,又旁通张从正、李杲二家之说,精通医道,素负盛名,若寻名师,舍此其谁乎?丹溪听后满心欢喜,于是专诚具礼,前往拜谒,却被罗知悌拒之门外。此后,丹溪又往返十数次,不但不得一见,反而"蒙叱骂者五七次"(语见《石表辞》。下同)。但他并不灰心,心愈诚,"志愈坚,日拱立于其门,大风雨不易",如此"赼趄(zī jū,盘桓)三阅月"。罗知悌终于被丹溪这种笃诚向学的真情所打动,于是开门延客,收下了这个徒弟,当时老人已经八十多岁了,丹溪便成为他平生所收的唯一一位弟子。老人见丹溪风度纯正,谈吐不俗,又苦志力学,内心十分欣赏,于是将所知倾囊而教,丹溪"因见河间、戴人、东垣、海藏(金代医家王好古)诸书"(语见《格致余论·自序》)并识其要旨及短长。老人曾毫无保留地对他说:"医学之要,必本于《素问》《难经》,而湿热相火为病最多,人罕有知其秘者。兼之长沙之书,详于外感,东垣之书,详于内伤,必两尽之,治疾方无所憾,区区陈裴之学,泥之且杀人(语见《石表辞》。下同)。"又常说:"用古方治今病,正如拆旧屋凑新房,其材木非一,不再经匠氏之手,其可用乎?"丹溪受此种种启悟,学业上突飞猛进。某年夏月暑天,知悌遇一病人患大劳而惊,妄言妄见,便有意令丹溪诊脉开方。丹溪书就方药,请老师过目,竟与知悌构方一般无二,老人知道丹溪已经学成,便劝他返乡,自立门户。于是,泰定四年(公元1327年)夏季,丹溪回到了阔别六年的家乡。

回乡之初,丹溪的医学见解就因不合时尚,遭到了同行们的嘲笑和排斥,他不屑与群医争辩,不久,便将老师许谦得了十余年的宿疾治愈,在事实面前,那些嘲笑过他的时医"始皆心服口誉"(事见戴传)。数年之间,丹溪便以其高超的医技名扬四方。

然而,丹溪并不满足于已取得的成就,而是在理论上勇猛精进,力求有所创新。他曾在罗知悌的指点下,对刘完素、张从正、李杲三家之说做过系统、深入的研究,对他们的独特见解十分欣赏;同时,广征博参、验以实践后,他也发现了三家学说的弱点。他认为刘、张之学论脏腑受病之气有风寒暑湿燥火六种而以湿热相火三气致病为最多,因而采用推陈出新、泻火之法治疗,这固然高出了前代医家;然而遇到阴虚火动,或是阴阳两虚而湿热自盛的病证,又当有所斟酌地使用。又认为李杲关于饮食劳倦、内伤脾胃以致胃脘阳气不能升举,连同心肺之气也陷入中焦,于是用补中益气之剂加以治疗的种种论述,也是发前人所未发;但也指出,那些中气下降者固可因此痊愈,而于其升者,也从而用之,恐怕反而会加重病情。于是丹溪在《内经》理论的指导下,对三家学说去短用长,集其大成,又参以太极之理及《易经》《礼记》《周子通书》(北宋周敦颐著)、《正蒙》(北宋张载著)诸书之义,提出了"相火易动"和"阳有余阴不足"两大名论,反映了他学术方面的重大成就。

"相火"一词,最早见于《内经》,不过尚属运气概念,后世医家则逐渐将相火理论引申到人体脏腑中来。比如河间称肾为相火,子和称胆为相火等等。丹溪在前人基础之上,专著《相火论》一篇,阐述了相火有常有变的规律。他将周敦颐《太极图说》中阴阳动静、互为其根的观念引入医学,认为一切生命存在都离不开"动"与"静"两方面,而"动"更是人体维持正常生命活动的源泉。"凡动皆属火",是"相火"作用的结果,所谓"天主生物,故恒于动;人有此生,亦恒于动。其所以恒于动,皆相火之为也(语见《格致余论·相火论》。下同)"。离开了相火,一切生机就会停止,所以说:"天非此火,不能生物,人非此火,不能有生。"相火若动而中节,就能扶助造化,为人体生生不息之本;相火若动失其常,就会"煎熬真阴","其害甚大,其变甚速,其势甚彰,其死甚暴"(语见《金匮钩玄》),故为元气之贼,由此可见,相火之动有常有变,有利有害,具有两重性。丹溪此论可说是补充了刘完素的"火热论"和李杲的"阴火说",从而创造性地发展了祖国医学的火热证治理论。

丹溪还阐述了他对人体阴阳的基本观点。他受程颢"天地阴阳之运,升降盈虚,未尝暂息,阳常盈,阴常亏"(语见《二程粹言》)以及朱熹"天以气运乎外,故地榷(què,独处)在中间,隤(tuí,安)然不动"(语见《朱子语类》)二说的影响并予以发挥,通过运用"天人相应"的理论分析天、地、日、月的阴阳状况,得出了阳常有余而阴不足的论点。认为:以天、地、日、月而论,天与日为阳,地与月为阴,由于天大于地,是阳有余;地比天小,是阴不足。日恒圆而不缺,是阳有余;月虽圆而常缺,是阴不足。又由于日明于月,"人身之阴气,其消长视月之盈缺"（语见《格致余论》），故见阳常有余，阴常不足。此外，丹溪还从阴气难成易亏，而人之情欲无涯，心之君火受感易动，则引动相火、耗损阴精的角度出发，对阳有余、阴不足作了进一步论证。

基于以上相火易动、阴常不足的认识，丹溪在临证治疗上，提倡滋阴降火，善用滋阴降火之剂，因而被后世医家称为"滋阴派"，他的滋阴理论对后学医世产生了深刻影响，比如明清两代温病学说的形成和发展即以其说为基石。

由上述分析中不难看出，丹溪学术思想的形成和发展深受理学影响，他由儒而医，第一个将理学思维引入医学领域，可说是《内经》以后哲学与医学又一次结合的开始。继他开此风气之先后，后世医家风靡云从，由此促进了医学理论中阴阳、水火、气血之辨的深入研究。

丹溪发皇新说，自成一家后，医名更是冠绝一方，倾动江南，远近以病来迎者，辐辏于道，络绎不绝，丹溪从不自惜身力，皆一一赴治。临证中，他并不因为自己首创了滋阴学说就凡病皆治以养阴，而是坚持有是病、有是症，则用是方，极为强调辨证论治，这一点不仅反映了他学术上的成熟，也是他明显高于其他三家之处。丹溪一生留下了大量精彩医案，不仅在医界广为流传，文人学士也都津津乐道，于文中信手拈来，不妨仍从戴传及宋濂《石表辞》中选述几则如下，以见他"认病最真，而投剂最确"（语见《医旨绪余》）的神奇：

有位少年患热病，双颊赤红，周身发烫，在庭院中蹿跳狂走，热得想投河。丹溪诊毕，断为"阴盛格（阻）阳于外证"，当即投以热药"附子汤"，众人闻听皆为之乍舌，谁知少年服后果然痊愈。

天台有位周进士患了恶寒病，即使盛暑也必用棉布盖着头，服了几天附子热药，病情加重。丹溪诊之，脉滑而数，就告诉他说："这是热极反而出现寒象了。"于是投以辛凉之剂，病人服后吐出一升左右的痰水，蒙首之棉于是减半。再用防风通圣散，病就好了。周进士当然很高兴。丹溪却告诫他说："病愈后必须淡食以养胃，内观以养神，如此肾水可生，心火可降；否则，附子的毒性必将发作，恐怕就没救了。"周进士没能做到这些，后来背部生毒疽，不治而死。

有位老人双目失明，让人搀来求治。丹溪诊其脉甚微，便让他服用人参膏补气，老人果然恢复视觉。几天后，丹溪去看望老人。一进庭院就见一位医生在炼礞石[5]，问他，说老人已经服用。丹溪跌足叹道："这病是元气大虚引起的，并非痰火上扰的实证，现在不救其虚，反用礞石伤之，老人家不出此夜必死。"到了夜半,老人一口气上不来,果然死去。

又有一位男子患小便不通,医生用利尿药治疗,病情更加严重。丹溪诊之,右手寸脉颇为弦滑,便分析说:"这是积痰病。积痰在肺,肺为上焦,而膀胱属下焦。上焦闭塞则下焦不通,如同滴水之器(储水以备研磨的文具),必得上窍通透,下窍才能滴出水来。"于是用吐法治疗。病人吐罢,霍然病愈。

有位妇女昏迷不醒,稍稍苏醒后,就哭闹着又昏过去。丹溪诊之,肝脉弦数而滑,断定是生气之后喝酒造成的,经过了解,这位妇女与丈夫感情不和,每到夜晚,果然满杯自酌,以酒浇愁。丹溪便开了疏痰降火的方子,并加入香附以散肝分之郁,病妇服后登时痊愈。

另有一位女子,面朝北墙在床上一躺就是半年,如痴如呆,饮食不能自知。请了许多医生,都感到无能为力。丹溪诊之,肝脉弦出寸口,于是说:"这是思男子不得,气结于脾的缘故。"经过询问,果然她的丈夫外出将近五年,音信全无。丹溪悄悄对她父亲说:"这个病只有大怒方可化解,因为肝木之气上冲才可冲开脾土之结。"那位父亲不以为然。丹溪也不多言,径入屋中,劈手打了女子三记耳光,故意斥骂她不该有外思。那女子愤怒已极,号啕大哭,怒气平息后便能进食。丹溪又暗中嘱咐她父亲:"思气虽解,必得喜气相助,才不会再结。"父亲便假称女婿写有信来,近日将很快返乡。三个月后,那位丈夫果然回到家中,女子的病也不再发作了。

还有一位妇女,产后体内有物不上,医生们都说不清是什么东西。丹溪说:"这是子宫。因产妇气血亏虚,便随着胎儿下垂脱出。"当即让病妇服用黄芪、当归一类药剂,并加升麻提举。接着再用皮工制革的方法,以五倍子煮汤外洗,使子宫收缩。不大会儿,子宫果然复位。丹溪还细心地安慰妇人说:"三年后还可再生孩子,不要担心。"之后其言果验。

又有一位贫妇寡居病癞(麻风病),丹溪见后恻然,心想:"这病世人都说难治,原因是不守禁忌罢了。这个妇人贫无厚味,寡而无欲,大概尚可救治。"于是自带药物前往治疗。待其病愈后,又连续投用数百服四物汤[6],妇人的病再无复发。

以上诸病,或真寒假热,或假寒真热,或积痰,或气郁,或目盲,或癫疾,或子宫脱垂,或情志为病,大多经治不愈,可谓病种各异,其难一也。然而一经丹溪诊治,就能洞破脏腑,所向披靡,反映了他在杂病治疗方面的出色本领,而这恰恰体现了丹溪在医学领域中的另一大建树：

丹溪对于杂病的辨证论治，以"气、血、痰、郁"四因为纲，六气致病为目，形成了学术上独具特色的"四伤学说"。他的高徒王纶在其《明医杂著·医论》中曾对此总结说："丹溪先生治病，不出乎气、血、痰，故用药之要有三：气用四君子汤，血用四物汤，痰用二陈汤。又云久病属郁，立治郁之方，曰越鞠丸。盖气、血、痰三病多有兼郁者：有郁久而生病，或病久生郁，或误药杂乱而成郁……故四法者，治病用药之大要也。"丹溪这些由临床实践生发的宝贵经验对于后世医家产生了广泛的影响，以至于医界相率有"杂病用丹溪"之说。在具体论证中，丹溪尤重"痰、郁"，他所创制的越鞠丸（又名芎术丸），以治气、湿、痰、热、血、食"六郁"而著称；至于他突破前人病因学说的旧框，大胆将痰饮作为致病的重要因素加以详细讨论，更是对中医病因学说的一大贡献。

此外，丹溪的贡献尚有许多。比如，唐宋以来，士大夫阶层普遍服用香暖燥药以补肾命，丹溪却一反常说，认为肾本恶燥，如用燥热之药补之，无异于抱薪救火，因而创用寒凉药补肾，成为补剂史上一个转折点。又如，丹溪从理学的"存天理，灭人欲"的观点出发，结合相火论，力倡清心节欲、主之以静的养生观，并且强调节食、茹淡来补养脾胃清纯冲和之气，他的这些见解多为今日老年病学的研究者所汲取。

丹溪先生不仅在学术上取得惊人成就，且其"山峙渊澄之色，井洁石贞之操"[7]（语见《石表辞》）也并可称奇。他"简悫（què）贞良[8]，刚严介特[9]。执心以正，立身以诚"（语见戴传。下同），"非其友不友（结交），非其道不道；好论古今得失，慨然有天下之忧"。因而风声气节如日中天，一时豪门巨富、名士显宦均折节相交，以一见为荣。丹溪虽已弃儒从医，却处处不忘儒人本色。他关心民瘼，痛恨吏弊，凡遇方岳重臣及廉访使者来访，必再三蹙额告知其弊，仿佛亲受其害。为保障一方利益，他或挺身而出，与官府抗辞争辩；或利用自身影响，力阻扰民之事。比如包银之令[10]下达时，州县承命，急如星火，一里之间，被征不下数十姓，百姓们忍气吞声，莫敢与辩。当时丹溪所在乡里仅上富民二人。郡守将丹溪招来，恼火地说："这个朝令可非同儿戏，先生难道不爱颈上这颗头颅吗？"丹溪笑着说道："郡守大人为官，头颅当然宝贵；草民微命，此头何足惜也。此令一行，必将祸延子孙，大人必欲多取，我愿尽输家财以充其数！"郡守闻言虽怒，终不能使之屈。又有一位迷信的县丞，素好诌渎鬼神，想修一座岱宗祠祈福,又怕丹溪反对,便用话试探他说:"人之生死,实由岳神主之。我想修座神庙,不知谁会干令。"丹溪当即对答说:"我命受之于天,何用媚土偶以为生死计耶!且岳神无知则已,若其有知,当此灾年俭岁,百姓食糠咽菜尚且不饱,必待振民有功者,方会施以福佑。"县丞闻言,也怕日后舆论不利,卒罢其事。还有一位县大人欲下乡劝耕,丹溪先生惧其临境,将有扰于民,于是邪幅(犹言绑腿)扉屦(fèi jù,用草、麻做的鞋),前往大道迎候。大夫见丹溪,吃惊地问:"先生怎么这副打扮,难道有什么事吗?"丹溪躬身答道:"小民有役于官,理当如此。"大夫似有所悟,问他:"劝耕不好吗?"丹溪答曰:"私田不烦官劝,只有公田遍生青草。"当时公田赋重,种户大多逃亡,所以丹溪以此为讽,大夫闻言一笑而去。

由于先生医道纯熟又正直爱民,"四方以疾迎候者,几无虚日,先生无不即往,虽雨雪载途,亦不为止,仆夫告痡(pū,劳累),先生谕之曰:疾者度刻如岁,而欲自逸耶?窭(jù,贫寒)人求药,无不与,不求其偿;其困厄无告者,不待其召,注药往起(治疗)之,虽百里之遥,弗惮也。"(语见《石表辞》)真是仁人之行蔼如,虽千载之下,尚能想见其情其景,令人生高山仰止之叹。然而先生又疾恶如仇,不能耐俗。曾有一位贵人以微疾求治,可当先生进门时,他却故意危坐中庭,在左右两侧排列三品仪卫,以示威风,先生切脉完毕,一言不发,拂袖而去。病家追问缘故,先生气愤地说:"三月后就要做鬼了,犹有骄气耶!"(语见《石表辞》。下同)

丹溪先生活人巨众,嘉惠无穷,自己却"淡然无嗜欲",过着极其俭朴的生活。他大布宽衣,仅取蔽体,藜羹粝饭,安如八珍。有时豪家大姓设宴相请,虽水陆美味交陈于前,先生"正襟默坐,未尝下箸",其清修苦节如此,的确为常人所不能为。

元惠宗至正十八年(1358年)六月二十四日,丹溪先生在走过他漫漫而辉煌的一生后,于家中端然坐逝。临终前,他独呼侄子嗣汜于前说:"医学亦难矣,汝谨识之。"家人将他的衣柜打开,大柜小柜都装满了书稿,其中有《格致余论》,有《局方发挥》,有《本草衍义补遗》《外科精要发挥》,有《伤寒辨疑》《金匮钩玄》等等,这些浓缩了他学术精华和丰富经验的著作,乃是丹溪先生留给后人的无价瑰宝。

丹溪的去世,使当地百姓如失柱梁,人们纷纷采取各种方式纪念这位伟大医家。1934 年,东朱村民为表达自己对这位先民的崇敬之情,在其墓左修建了丹溪庙,其庙三间对合,中为天井,正殿有丹溪立像,像旁的石柱上刻有一副对联:"学绍程朱,道传百世;业精黄伯,积德千秋。"对丹溪一生作了画龙点睛般的精彩概括。

丹溪生前从不保守,广收门徒,遂至桃李满门,影响绵延,其中戴思恭、王履、刘橘泉、赵良仁、赵道震、贾思诚等皆成名家。至于私淑丹溪,传其学者,更是代不乏人,其中学术有成者,如徐彦纯(元末明初)、方广(明,下同)、卢和、王世相、王纶、虞抟、缪希雍、陈无咎(近代)等。以上诸家都是在丹溪学术基础上著书立说,各作发挥,共同将丹溪之学发扬光大,极大地丰富了祖国医学的内容,而丹溪开源在先,其功伟焉。

【注】

[1] 据《格致余论·自序》作"脾疼",戴良《朱丹溪传》(文中简称戴传)作"病脾",未详何病。一说当作"痹疼",脾通痹。

[2] 丹溪 20 岁丧妻,48 岁再娶戚氏为妻。

[3] 许谦:字益之,元代理学家,金华人。晚年自号白云山人,著有《读书丛说》《白云集》等。卒谥文懿。

[4] "起度量"三句:指确立诊疗疾病的各项标准。"起、立、称"皆"树立"义,"度量、规矩,权衡"皆为"法度、标准"义。

[5] 礞石:即青礞石,有治疗顽痰咳喘、癫痫发狂、烦躁胸闷、惊风抽搐的功用。但若非痰热内结不化之实证,或是脾胃虚弱、阴虚燥痰之症以及孕妇则忌服。

[6] 四物汤:中医补血和气的经典药方,由当归、川芎、芍药、生地四味药组成,故名。

[7] "山峙渊澄"二句:喻人品行高洁、深沉、坚贞。句中"山、渊、井、石"均为名词作状语。

[8] 简恳贞良:简朴、诚挚、坚贞、善良。

[9] 刚严介特:刚正、严明,特立独行。介特,耿介清高不随俗之貌。

[10] 包银:元代对汉民按户课征的赋税。

葛乾孙

据《明史·方技传》和李濂《医史》记载:葛乾孙,字可久,元末长洲(原江苏吴县)人,出身于一个医儒兼长的世家。曾祖葛思恭、祖父葛从豫,不仅仕官宋代而且以医显能;父亲葛应雷(号彦和),在南宋灭亡之后弃儒从医,尤为一时名家,史称其处方制剂常与他医有异而效验如神,因而由平江(今苏州一带)医学教授升为江浙医学提举。曾著《医学会同》二十卷,推五运六气之标本,察阴阳升降之左右,以定五脏六腑之虚实,著中颇有识见,可惜今已亡佚。当时,北方刘守真、张洁古的学说尚未行于江南,而首精二家之说并加以推介者,便是葛应雷。据《苏州府志》所载:有位浙西提刑李判官原是中州名医,为官吴下时,曾自诊父疾,复商于葛应雷,彦和为之剖白宜忌,李家父子听后相顾惊叹道:"南方医林中也有此等人物呀!"于是尽出所藏刘守真、张洁古诸书,而相与讨论,彦和所言无不吻合,自此,刘、张之学始盛于江南。葛应雷还有个弟弟名叫葛应泽,二人医术齐名,苏州人称为"医缓、医和"。

葛乾孙虽为世医之后,少时所为却与先辈大异其趣。他本就生得体貌奇伟,膂力绝伦,又酷喜击刺战阵之术,俨然一位少年英豪。平日还喜欢百家众技,演练兵、阵之余,常恣意研习,因而旁通杂学,一身多能。年龄略长之后,又一改平日所为,折节读书,不仅很快中举,且于阴阳、律历、星命之术也一并习为所长。为文辞采纷呈,出语惊人,见者称奇。但因文章策赋不愿离经析旨以媚有司,几番入京会试皆不为所取,于是愤然弃儒,转承祖业。不过仍时时指授弟子,颇有成才可观者。当时,金华名士黄公潜奇可久之才,屡以仕进相劝,可久总是一笑了之,不为回应。然而,可久一生虽素位布衣,但为人倜傥温雅,慈爱好施，又妙擅医道，才识过人，所以同样名重大江南北。据《霏雪录》中说，那时吴人凡欲远游四方者，必造可久之宅决疑求教；而四方士大夫经过吴中者，也必登门拜访以结交请益，其为世所重如此。

葛可久是元代一位尚侠重义、传奇式的人物，他为医的风格，也一如其人。世间常医多拘拘于药书方论，不越藩篱，而可久之工巧，仿佛得之天成。他平日交游广泛，爱好多门，不肯整日碌碌于医事之间，人也不愿仅以医目之，可他一旦援手施治，常出招怪异而著效神奇，能愈奇疾顽症于旦暮之间，令同道瞠目，患者夸奇，至今仍传下不少医事，堪称杏林美谈，不妨撷其二三，以广见闻：

有位住在河边的书生，患伤寒汗闭不出，可久赴诊那天，他突然发狂，沿河疾奔，众人都撵他不上。可久自幼习武，身手矫捷处自非寻常可比，因而很快追了上去，将书生一把揪住，按在水中，过了好一会儿才拎上岸来，交与惊立一旁的家人，说："赶快回去裹以厚被，汗发后自会痊愈。"之后果如其言（事见《医学入门》）。

同郡一位富家小姐，病四肢痿痹，目瞪口瘩不能饮食，群医皆治不效，又请可久。可久才进小姐闺房，便发现了问题所在，命人将房中香奁、流苏之物悉数搬出，然后掘地为坎，置小姐于其中。待她手足活动、口能发声时，又投药一丸。次日，小姐竟自己从坎中走了出来。此例在《明史·方技传》及南宋俞文豹所撰《吹剑续录》等书中都有记载，治法不谓不奇。细思之，大概这位小姐平日嗜香，闺中多放此物。这类辛香温燥之品日日充于口鼻身形内外，久之便耗伤脾阴。一旦阴虚津枯，肌肉筋膜失养，肢体自然痿痹不用；而阴亏之后阳不入阴，就会使人双目直视不瞬。可久令小姐坐于坎中，无非因脾在五行中属土，遂使多接地气以助脾运；之后再用相应药物资其气血恢复，病人因得痊愈。

另外，据明人黄暐的《蓬窗类记》记载，可久邻居中有位临产的孕妇，因为久生不下，腹痛如割，急请可久救治。可久才见产妇，便遽然以掌击案，厉声怒叱，妇人冷不丁一惊，胎儿已自产下。可久这才笑着解释说："刚才见你面色发青，知是胎气上攻所致，稍有延误就可能不治，故此猛然惊扰，使胎气速降，所以你才顺利产下一子。"

明代文学家，同为吴县人的徐祯卿写有一本名叫《异林》的书，他在书中评价可久医术时，曾以"不事方书，中辄神异"八字加以概括，观以上诸例，确实如此。可久从小醉心于勾卒嬴越之法，他临诊施治，也给人一种精兵锐骑直捣黄龙的简洁之感,医案读来令人赏心悦目称快夸奇。上案中,察病和治疗均在一瞬之间完成,足见可久的思路是多么敏捷;同时,他望诊技术的娴熟也不言而喻,《异林》中就记载有这样两则逸事:

一次,可久在道上行走,见一条疯狗在不断狂吠,便和旁边的人开玩笑说:"谁要把它捉过来,我就为它看病。"之后果然有几个好事之徒,将疯狗捉至其前,可久便用石针刺它的肾部,那狗摇着尾巴,好像很适意,这样治疗了一番后,狗竟恢复了正常。

可久先生里中,有群调皮捣蛋喜欢恶作剧的少年。一天,见可久远远走来,其中一位突发奇想,急召众人入室密谋道:"都说葛先生医术十分了得,今日不妨一试。我假作有病躺在床上,你们强他入视,如果错诊,便可群起噪之,岂不大乐乎?"众少年一起叫好,有几个便自告奋勇出门求请,那位始作俑者也将头发扯乱,衣服解开,然后钻进被窝等着。不一会儿,几位请人的少年叽叽喳喳地簇拥着葛先生进来,床上少年见状,赶紧挤眉皱眼、哼哼唧唧做痛苦状。可久来到少年床边,一望之下便惊呼起来:"可怜郎君肠子已断,死在即刻矣!"众人见说的古怪,已感离奇;又见可久一脸沉痛,更觉滑稽,于是再也忍不住,一起哄笑起来。那位装病的少年更是一跃而起跳到地下,一边大声怪笑,一边拍手嚷道:"先生错了!先生上当了!"哪知才跳几下,他就一头栽倒,绝气身亡。阅至此处,实在令人叹服于葛先生望诊本领之高,同时也惋惜那位少年没能早就先生诊治,或可挽回一命。

由于可久断病如神,治有奇验,所以上自权臣富户,下至市民百姓,凡是遇到经久难愈的痼疾怪恙,都会投可久处,求他设法全活,多能随手而愈,因而声誉卓著,与金华朱丹溪齐名。丹溪虽然比可久年长二十余岁,却非常欣赏这位后起之秀,二人多次共诊一病,在医林中传为佳话。说起他们的相识,还有一段故事:

据可久同乡都穆的《都公谭纂(zuǎn,编辑)》记载:有位江浙行省的平章(元代地方高级长官),赴任途中忽然中风,四肢不举。先邀丹溪赴疗,后又请可久参与会诊。二人平时互闻大名,却并不相识,舟中相见后,非常高兴,于是共脉平章。丹溪说:"病情已经垂危,不可用药了。"可久接言道:"我同意先生的看法。只是尚有针法可试。"丹溪叹了一口气,说:"下针后或可运其二肢,终也无济于命。"左右随行人员一听,都恳请可久下针一试,针入之后果如丹溪所言。丹溪问明平章回家路程的远近,屈指算了一下,对左右说:"马上启程尚可抵家,再晚恐怕就来不及了。"平章于是命左右即刻返程,果然刚进家门就死去了。这件奇事很快在江南传开,闻者无不叹服二人医术之高。从此以后,丹溪、可久便常相往来,二人意气相投,或切磋医技,或共话平生,海阔天空,无所不谈,成了非常要好的朋友。可久平日负奇傲世,但只要朱彦修有事相请,无不立即回应。徐祯卿在《异林》中就讲了这样一则逸事:

一次,丹溪为浙中一位女子治疗痨病,后来痨病将愈,只是颊上两片红晕不去。丹溪技穷,便对病家说:"要去这两片红晕,必得吴中葛可久才行。但是,葛先生性情豪迈,不受拘束,你不一定请得动。我给你们写封信带去,他见信必来。"病家深以为然,便派人划着一只备有幔帐的小船,前往吴中送信。待那人来到吴县,找到葛家时,可久正与众人大叫大嚷着搏戏,那人不敢惊扰,便站在一旁等候。可久一抬头,见有生人在旁,瞪着眼睛问道:"你是干什么的!"那人急忙跪下,呈上书信。可久看后,也不谢客,也不回屋,抬步出门径登舟而去。等来到病家,丹溪介绍了情况,并唤出病人,让可久诊视。可久说道:"按法当针刺两乳。"主人感到为难,可久又说:"可以盖上衣服嘛。"于是隔衣下针,红晕竟应手而灭。病家十分感激,赠以厚礼,可久一律推辞,并开玩笑说:"我可是为朱先生而来啊,哪里是图你的报偿呢?"医界自古就有"同行相轻"之说,有些人对待别人的长处,不是认真学习观摩,而是极力排斥诋毁,生怕别人各方面超过自己。而例中丹溪,比可久出道既早,又大名鼎鼎,却毫无嫉贤妒能之心,反而虔诚结交,乐于推介,显示了他虚怀若谷、尊贤尚才的可贵品质。而可久先生,针道超凡,又重谊轻财,同样令人为之感佩。

可久先生的事迹,可圈可点,尚有不少。比如他曾炒大黄过焦,遂皆弃而不用,不做丝毫苟且贻误之事,反映了他医疗态度的严谨。他还与人为善,以仁存心。《霏雪录》说他治病不分贵贱,一律尽心尽意;凡遇"贫人以楮(chǔ 钱币义)镪(qiǎng 钱贯义)来贸药",必准其病轻重,赠以善药而归其值;"或楮镪有不佳者,易佳者使供馅(zhān 稠粥义)粥",其用心仁厚由此可见。所以,当人们津津乐道于葛氏的文韬武艺和医术时,他的好友徐显却看出,可久实是一位"举圣人之道而修之者"(语见《稗史集传》),是志于道才游于艺的,在这一点上,他和金华朱丹溪可说是毫无二致。

至正十三年(1353 年),天下大乱,可久感慨地对友人徐显说:"听说中原豪杰并起,而我不得与命矣。今六气淫厉,我也身犯邪气,恐怕就要不久于人世了。"此前有一天,可久见一位武士引弓射箭,兴之所至,也取来玩弄,回到家即血从便出。于是命儿子煮大黄四两饮之,儿子怕父亲不受,密减其半,服后瘀血不下。可久诘知缘故后,笑道:"无伤,我命尽在来年,今则未也。"又补进大黄二两,服后痊愈。到了次年秋七月的某天,可久沐浴完毕,果然端坐而逝。死时年仅四十九岁,身前所作诗稿文章都未及整理,渐渐散佚,行于世者,唯《医学启蒙》《经络十二论》二书,可惜今天也已失传。考察可久一生,敬服之下不免深深遗憾:假若天假其寿,先生所为又当如何呢?

盛 寅

　　盛寅,以字启东行于世,吴江(今江苏吴江市)人,明代著名医家,平生因工诗善弈长于医而为人称道。

　　据《明史·盛寅传》及杨循吉《苏谈》所载,启东少时受业于同郡高士王仲光。仲光名宾,为儒而不仕,后思学医之道,慕名前往朱丹溪高弟、金华名医戴原礼(名思恭)处请益,原礼诲之曰:"我亦无他,熟读《素问》而已。"仲光于是归家苦读《素问》。三年后,原礼来访,谈论之下大为惊奇,以为仲光持见在己之上,于是登堂拜母以定交。其实仲光当时尚是纸上谈兵,未详用药。原礼藏有《彦修医案》十卷,一向秘不示人,仲光欲得其术并一见其书,原礼因讽之曰:"吾故无所吝啬,君独不能稍屈乎?"仲光谢曰:"吾老矣,不能复居弟子列耳。"后来,仲光私窥原礼藏书之处,伺其外出窃之而归,遂得其传。仲光终身未娶,死前,便将其书授予盛寅、韩叔旸。启东既得原礼之学,远宗丹溪,复讨究《内经》以下各家方书,因而术业大精,医名渐盛。

　　永乐初年,启东仕官医学正科[1],后因欠税犯法而遭拘囚,被押往天寿山,即后来的十三陵服役。启东气度不凡,监工的列侯[2]见而奇之,便任用他主管文书、账目以示优待。一天,启东正行于路上,抬头忽见不远处过来一队人马,为首者面目尚看不清楚,单从衣着上判断应是内廷宦官。又走近些后,那位宦官竟突然下马,向自己奔来,口中边喊道:"盛先生别来无恙乎!在下常相思念,不意在此巧遇,真拜天所赐!"启东这时也认出故人,忙含笑回礼,殷情问候。原来,这位宦官早先奉命赴江南督求花鸟时,曾借住在盛寅家,后来病于腹胀又为启东所愈,因而服其医术并时常念及。凑巧近日他所事太监也苦于胀病,经治无效,正发愁间,竟然在此巧遇启东,便禀明列侯,邀启东同往看视。

盛寅到后投药即愈,妙验如前。恰逢此时明成祖竟射术于西苑(在北京旧皇城西华门西),太监既已病愈,便前往服侍。成祖遥望其来,愕然说道:"朕谓汝已死矣,安又复生乎?"太监据实以告,其间盛称启东医术之奇。当时成祖正为痼疾所苦,二肢痹弱无力,侍医皆按痿病治疗,累年不效,于是召盛寅至便殿[3]视疾。启东诊毕,叩首奏曰:"陛下所患乃风湿耳!"成祖闻言赞道:"先生所言极是,朕逐胡兵出塞,动辄经年,心下也觉是被阴寒所侵致此,奈何诸医皆误为痿症。"于是信服其药,并立获效验,成祖自然是龙心大悦,当即授职启东,任为太医院御医。

启东不仅以医著称,且弈、诗俱佳。一天,他与同僚韩叔旸正在御药房专心对弈,不料成祖猝然而至,二人敛棋不及,伏地请罪。成祖未加责怪,反命二人归坐终局,自己一旁观战。一连三局,启东皆胜,成帝赞赏之余,复命其赋诗以试文采,启东也是出口即成,成祖感其才,特御赐象牙棋枰及亲作《醉太平词》一阕以示异宠(事见《明史》)。

按史料所述来看,启东为人正派,禀性耿介,不善为媚俗之语。有一次,大雪初霁,天气放晴,成祖心情十分愉快,于是召见盛寅等臣子对谈,其间语及当年白沟河[4]大捷一事,不免意兴飞扬,状甚得意。论起此事,发生于明惠帝建文元年(公元1399年)七月,当时尚为燕王的朱棣举兵造反,惠帝命耿炳文率大军征讨,为朱棣所破。其后李景隆取而代之,合兵五十万,进营河间,遂有白沟河一役。据《明史·成祖本纪》载,景隆声势浩大,横阵达数十里。朱棣荡其左军,"景隆兵乃绕出王后,大战良久,飞矢雨注,王三易马,矢尽挥剑,剑折走登堤……时南军益集,燕将士皆失色。王奋然曰:'吾不进,敌不退,有战耳。'乃复以劲卒突出其背,夹攻之。会旋风起,折景隆旗。王乘风纵火奋击,斩首数万,溺死者十余万人。"景隆溃走德州。启东闻言,并未像其他臣子一样离座顿首,拼命鼓吹成祖的圣功武德,而是有感于景隆军旗自折,说了一句:"是殆有天命耳。"成祖听后不悦,起而视雪,盛寅复吟诗曰:"长安有贫者,为瑞不宜多。"在座众人闻听,无不咋舌禁声。可以想见,这样的谈吐自然是败了皇帝的雅兴,然而却反映出盛寅惜弱怜贫、头脑清醒、敢于直言犯上的可贵品质。

医如其人,盛寅治疾,不唯独具慧眼,洞察隐微,且持论梗梗,不为明哲保身之举,但求对病者健康负责,反倒深得开明国君成祖的器重,眷遇日隆。一次,太子妃张氏患病,经水不通达十月之久,渐渐腹胀如鼓,所请众医皆以妊娠相贺,太子听了也十分高兴。启东奉旨脉诊后,却独谓不然,认为张妃得的是血瘕。众人不信,启东便为之推言张妃病状若何,详具之处一如亲见。张妃远远听见后,对左右说:"盛先生所言甚合吾病。"又责备道:"朝廷有此良医,何不早令视我!"及启东按证疏方,乃为破血之剂,太子看后大怒,厉辞训责道:"好个御医!张妃早晚当诞皇孙,竟为此破血之方,居心何在!"说罢,命人将启东撵出,其方也弃而不用。几天后,张妃病势加重,窘迫无奈之际再次传唤盛寅。启东仍疏以前方,并诚之曰:"再拖延三日,臣亦不敢用药矣。"太子惧其言,不得已命人按方备药,同时将启东锁在宫中为质。所幸张妃服药后,血块顺利排出,病也霍然痊愈。于是三天后,太子府中开出一列人马,红棍前呼,赉赏列后,一路招摇,望盛府而来……。这则医案生动记叙了身为太医,为皇亲国戚疗疾之难,可说是郭玉所言贵者"自用意而不任臣"(语见《后汉书》)的最好注脚。虽然后来拘锁变成赏赐,然而当启东被囚之际,盛府阖门恐慌,有人猜启东已死,有人预言必遭抄家之祸,众人惴惴不安,惶惶不可终日,则启东及其家属所遭受的精神折磨,又岂是区区赏赐所能平复!所以成祖听说后也予厚赏,并直言:"非为谢医,乃压惊也!"(并见于《续医说》及《明史》)!

据《吴江县志》记载,因盛寅医术高明又耿介正直,甚为成祖所倚重,两次北征均携之同行,以备不虞。启东多年来也屡次治愈成祖等人疾病,功绩卓著,因而由一般太医一步步升至太医院主管御医。

永乐二十二年(公元 1424 年),蒙古鞑靼部知院阿鲁台率部谋反,入侵大同等地,成祖晚年衰龄犹欲出塞亲征,启东以圣驾春秋已高、不宜远行为由力加劝止。奈何成祖不听,坚意北征。后阿鲁台战败而逃。六月(农历),明军前锋至答兰纳木儿河搜寻阿鲁台及残部,结果,穷搜三百里无所得,鉴于粮尽,遂班师南归。七月(农历),成祖于途中患病,至榆木川(在今内蒙古多伦西北)病势转剧而死。公元 1425 年,太子朱高炽嗣位,改号洪熙,是为明仁宗。

考今《明史·盛寅传》有"寅与袁忠彻[6]素为东宫(指仁宗)所恶"一语,未详嫌隙何来?而明人陆粲《庚巳篇》又有"盛寅后事仁、宣二朝,皆被眷遇,宣宗尤爱之"一语,二义正好相反。据《明史》说,盛寅虽曾为张妃愈疾,却尤为太子所忌,心中非常不安。袁忠彻通晓相术,预知仁宗阳寿不永,便密告盛寅以宽其心,启东忆及当年为张妃治病时仁宗的举止性情,仍畏祸不已。仁宗登基甫始,他便请求外调至南京太医院,由此分析,《明史》所记不为无因,而陆记或仅为饰词耳。

仁宗果然在位一年即死,长子朱瞻基继位,是为宣宗。宣宗素慕启东医名才华,为帝之始,便召启东还京,赐敕褒奖,日命侍其侧,优礼有加。

一天,盛寅晨值御药房,忽觉头痛欲裂、昏眩欲死,群医束手无策,不知何病。宣宗敕令张榜于市,募人治疗。不久有位草泽医应命请见,仅投药一剂,便愈寅怪病。宣宗甚感惊奇,召问所用何方?对曰:"盛先生系空腹入药室,卒中诸药之毒,能和诸药者,甘草也。用是为汤以进耳,非有他术。"再问启东,果然职事前未用朝餐,于是厚赏了那位民间医生,启东当然更是感谢不已(事见《庚巳编》)。

宣宗在位十年,之后英宗朱祁镇继位,改号正统。正统初年(公元1436年),盛寅以父丧请归故里,服阕返京前忽然得病,自诊脉后曰:"吾不起矣。"正统六年,盛寅病逝于乡里,享年六十七岁,两京太医院闻讯后皆为祭祀,共同哀悼这位历事三朝的老太医(事见《吴江县志》)。

盛寅身后有《脉药玄微》稿本和《医经秘旨》上下卷存世,另有《流光集》和《六经证辩》二书,均已亡佚。史载盛寅有弟名盛宏,亦精于药论;子盛儶、侄子盛伦、孙盛恺(一作皑)及盛旷,俱以医世其家(见《吴江县志·本传》)。

启东先生生前,与周文襄[2]公素相友善。文襄曾馈其米百石,启东却之,并赋诗一首以明其志,中有"鱼龙江海梦,雀鼠稻粱谋"之句,文襄玩味良久,为其深意所服。鸟飞高天、龙腾海底想必为先生平生所羡,然而自从授职御医以来,一入君门深似海,虽有君恩圣宠,却失去了自由身,只需看启东先生为张妃治病一事,则太医生涯之酸甜荣辱,可览而尽知矣。

【注】

[1] 医学正科:明代府医学官名,设正科一人,从九品。

[2] 列侯:古爵位名。后泛指封侯者。

[3] 便殿:犹言别殿。皇帝休息闲宴之所。

[4] 白沟河:河北境内的涞水,流至白沟河镇,称白沟河。

[5] "长安有贫者"二句:诗出晚唐诗人罗隐的五绝诗《雪》。全诗曰:"尽道丰年瑞,丰年事若何?长安有贫者,为瑞不宜多。"诗歌表达了作者对贫者的同情。

[6] 袁忠彻:字静思,明代鄞人。精于相术,成祖时官尚宝寺丞。

[7] 周文襄:即周忱,字恂如,号双崖,吉安(今江西吉安)人。永乐进士。明朝初年名臣,财税学家。曾官工部右侍郎,巡抚江南。在任二十年,惠政大著,后以工部尚书致仕。谥号"文襄"。

万　全

　　万全，号密斋，是祖国医学史上有名的儿科医家，约生活于明弘治十二年（公元1499年）至万历十年（公元1582年）间[1]。他祖居江西豫章（今江南南昌），从祖父万杏城起，就以精于儿科名闻当地。明代成化十六年（公元1480年），他的父亲万筐万恭叔（号菊轩）迁居罗田后，也以儿科著称于时，人称"万氏小儿科"。万全自幼聪颖，曾在父亲的安排下修习举子业，为邑廪生[2]，一度从游于罗田巨儒张玉泉、胡柳溪门下，受教律历、史纲之学，并颇得二位夫子之传。后因不得志于八股，且忧父业不得其传，遂放弃科考，转就青囊祖业。

　　其实，世医的背景，使万全从小就接触了不少医书、医案，对治病颇能了悟，专力事医后，更是穷原竟委，发愤苦读。他秉承父训，学医一本于《素问》《难经》，并在此基础上深究《脉经》、攻习本草，参研张仲景、刘完素、李东垣、朱丹溪等各家之说，并"自求家世相传之绪"（语见《幼科发挥》），探玄勾隐，索微穷妙，久而渐入佳境，医术亦得精进，年纪轻轻，便在医界脱颖而出。

　　一次，附近有位两岁小孩忽得急惊风，当时全神抽搐，神志昏迷，命若游丝。他的父亲一路狂奔到万家求救，可是，当万全随他赶到家门时，病儿已经"死去"，一家人正在悲伤地哭泣，尤其那位母亲仍紧紧抱着孩子幼小的身体，哀哀不忍释手。万全心有不甘，便走过去，看看孩子的脸，又摸摸他的手脚，随即兴奋地说："孩子面色未脱，手足也未冷，看来是气结痰壅导致的昏迷，还有救！"说罢赶紧从随带药囊中取出艾绒，搓成小炷，急灸病儿两手的中冲穴。才灸了一炷，孩子便大哭着醒了过来。因为出乎意料，孩子父母一时高兴得手舞足蹈，喜极而泣。接着，万全按照父亲平日里的指点，有条不紊展开了治疗：先用雄黄解毒丸利痰，再用凉惊丸去热，合以薄荷，煎汤送下，不一会儿，病儿就"利下黄涎"，停止了抽搐，万全又将调理小儿的注意事项嘱咐一番，这才离开。回到家后，父亲问万全用了什么药，这么快回来，万全据实以告，父亲点着头，对一旁的妻子说道："看来我万家后继有人了！"（事见《幼科发挥》。下同）。

又有一次，罗田县一位姓阎的户吏，因为儿子生病特来万家求治，他自称儿子近来得了"怪病"：胃口忽然变大，人却日渐消瘦，还常常腹痛，而且一日无肉便会发病尤其令人费解。菊轩先生听罢，额首微笑，命万全随治。在路上，万全告诉阎氏，他儿子得的是"虫痛"，因而嗜食而瘦，按法当杀虫攻下。比及见到阎子，万全却颇费踌躇，因为那孩子面黄肌瘦，身体太虚弱了，径用下法恐其生变，于是思得一计：只用一味苦楝根皮，放入肉汁中煮汤服食，以求缓缓图之。服用三天后，病孩终于暴泻一盆，里面果有许多蝌蚪样小虫。之后，万全又用养脾丸善加调理，病孩终于获得健康，脸上也有了血色。阎吏夫妇感激不尽，登门厚谢，极赞万全年少而有才，药少而治病。事后，菊轩先生高兴地对妻子说："吾有子矣。自古医出于儒，往日吾教他读书，也正为此。"

常言道：知子莫若父。万筐先生所望不差，早年习儒得名师严教，确为万全日后著书立说、拓展学术空间打下坚实基础，他的一生不仅全面继承并光大了先辈们的经验，而且于儿科理论方面也多有发挥，成为继钱乙之后又一位对中医儿科做出突出贡献的医家。他生前诊务繁忙却笔耕不辍，所著医书多达二十余种，仅刻版收入《四库全书》的书目就有《保命歌括》三十五卷、《伤寒摘锦》两卷、《养生四要》五卷、《万氏女科》三卷、《幼科发挥》两卷、《片玉心书》五卷、《育婴秘诀》四卷、《痘疹心法》二十三卷、《片玉痘疹》十三卷及《广嗣纪要》十六卷共十种、一百〇八卷，合称《万密斋医学全书》，内容广涉内、外、妇、儿各科及养生学，可说是万家三代尤其是万全个人多年临床经验的汇集。因万氏几辈都长于儿科，所以书中尤以《幼科发挥》《育婴秘诀》等儿科专著对后世影响为大。

学术上，万全遥宗钱乙又力图发展。他受钱乙所说小儿"五脏六腑，成而未全，全而未壮"理论的启发，提出了著名的"小儿五脏有余不足论"，即小儿肝常有余，脾常不足；心常有余，肺常不足，肾常不足。指出：因为小儿心、肝有余，故临床中小儿疾病以实热动风之证为多；肺常不足，则易为邪气痰浊和异物所伤；脾常不足，除易被饥饱寒热所伤外，痰湿内生亦可伤及肺脏，至于肾之精气是人体生命活动之本,小儿尚处于生长发育阶段,肾气自然未充,因而临床发病也以禀赋不足为特征。他的这一理论,对于小儿疾病的防护、诊断和治疗提供了颇有价值的理论基础。

万全对于小儿的生理特点也进行了更为深入细致的探讨。他总结说:小儿"有如水面之泡,草头之露。气血未定,易寒易热,肠胃软脆,易饥易饱"。(语见《幼科发挥》)意思是,小儿肌肤未实,气血未充,寒热不知自调,易受风寒侵袭;肠胃全而未壮,谷气未充,乳食不知自节,又易为饥饱所伤。而父母爱子心切,看承太重,调摄往往不得其法,更易节外生枝,使小儿遭受外感内伤之疾。所以万全殷殷叮嘱人们:"若要小儿安,常受三分饥与寒。饥,谓节其饮食也;寒,谓适其寒温也,勿令太饱太暖之意。"(语见《育婴秘诀》)基于以上认识,万全采用陈无择(宋代医家)疾病"三因论"的说法,将小儿生病的常见原因具体概括为三种:一是"衣太厚则热,太薄则冷,冷热伤之,此外因也"(语见《幼科发挥》。下同);二是"乳多则饱,乳少则饥,饥饱之伤,此内因也";三是"客忤(谓客气忤犯主气之病)中恶(谓中恶毒之气),坠仆折伤,此不内不外因也。"他的这些见解,对于日常养护小儿、防治疾病的发生有着重要的指导意义。

在小儿病的治疗上,万全更是一位出色的临床大家。他上承家传,又博采众长,无论是治疗小儿各种常见病还是各色疑难杂症,他都驾轻就熟,积累了大量的经验。他对病因、病机的分析及所施之方新颖独到,常给后人以宝贵的借鉴。比如他在《幼科发挥》卷二"急惊风变证"中说:"急惊风变成痫者,此心病也。心主惊,惊久成痫。盖由惊风既平之后,父母玩忽,不以为虑,使急痰停聚,迷其心窍……宜服如神断痫丸治之。"并介绍"如神断痫丸"的配方是:黄连五钱、白茯苓三钱、石菖蒲三钱、胆星一钱、珍珠一钱、铁花粉一钱、朱砂(飞)三钱、甘遂五分为细末,粟米粉煮糊,入豮(fén,阉过的猪)猪心血三枚杵匀,为丸如弹子大小。每一丸,取豮心一枚,切开两片,入药在内,线扎定,水煮熟,分三服,本汤送下。论证可谓精审,治方也历试有效。又如他在卷三"脾所生病"中总结自己治痢的经验时说:"痢不问赤白,皆从积治。湿热者,食积之所生也。痢初得之,其法宜下,积不去,痢不止也;如吐泄后痢者,其积已下,不可再下,复伤胃气。可下者,木香导滞丸主之;不可下,宜去积,保和丸主之。"其中"木香导滞丸"的配方是:枳实(炒)、厚朴(姜汁炒)、槟榔各五钱,黄连、黄芩、黄檗、大黄各七钱半,木香二钱五分加黑牵牛(半生半炒去头末)二钱半共研为末,以酒糊丸如小豆大,白汤送下。"保和丸"的配方是:陈皮五钱、枳壳(炒)三钱、黄连(姜汁炒)五钱、神麴(qū,同曲)、山楂肉、麦蘗各三钱、莱菔子(炒)三钱、槟榔三钱,以上研末,调水糊丸如麻子大,白汤送下。其他如痢久脱肛者,可以加减八珍丸主之;痢下赤白青黑名野鸡痢者,可以阿胶梅连丸主之;痢而两膝肿大名鹤膝风者,加味地黄丸可主之;痢久不止名休息痢者,可以和中丸主之;若初痢下鲜血者,为风热之毒,宜剪红丸主之;如痢下瘀血或如豆汁者,为湿气下血,宜胃风汤主之等等,对于痢疾的不同类型及其相应主方均作了详细论述和介绍,由此足见万全实践经验的丰富。

多年临床观察中,万全发现诸如疳[3]、惊、吐、泻等小儿多发病、常见病无不与脾胃有关,因而治疗中将顾护正气,调理小儿脾胃放在头等重要的位置,从而形成了自己独具特色的治疗风格。他认为:"人以脾胃为本。所当调理。小儿脾常不足,尤不可不调理也。"(语见《幼科发挥》)若"脾胃强实,外邪不能侵,内邪无由起,何病之有哉"?(语见《育婴秘诀》)所以,他说:"调理脾胃者,医中之王道也。"(语见《幼科发挥》。以下皆同)万全所用秘方中,诸如养脾丸、肥儿丸、保和丸、补肾丸、胃芩丸等等,都是调理脾胃的良方妙剂,这也从一个侧面反映了他治疗上的倾向。与此倾向对应的是他的用药原则。万全认为小儿"无病之时,不可服药。一旦有病,必请专门之良。"他反复强调:小儿用药贵在中病即止,无过其剂;且药贵平和,"偏热偏寒之剂,不可多服";"尤忌巴牛(巴豆,牵牛),勿多金石"。不然"恐伤元气,损脾胃,误杀小儿"。为了引起重视,告诫后学,他还在书中讲述了一些反面的例子,比如:

一个八岁的孩子,体质十分虚弱,他的父亲却责之读书甚勤。万全有次给孩子看病,见到这种情况后,就劝他的父亲说:"令郎形气甚弱,应当好好爱养,不可太过严厉。"走时还将自制的养脾丸、肥儿丸留下,嘱其调理半年。可是,那位父亲却并不在意,致使孩子久病成疳。先是请了一位老中医,因不是幼科,妄谓伤食,遂用一粒金丹治之,孩子服后病情一下子恶化。又请万全,万全问那位父亲:"先前给的养脾丸、肥儿丸服完了吗?"回答说:"还没服。"又问:"现在吃的是什么药呢?"答曰:"一粒金丹。"万全一听惊愕不已,随即长叹一声说:"如此不可治矣!金丹内有草乌、巴豆大毒之药,岂是常服之剂?这孩子脾胃素来怯弱,食少而瘦,所以我才主张用肥儿丸调其脾胃,应服而不服;一粒金丹重伤胃气,此又不当服而服,可怜孩子已危在旦夕了!"言后不久,孩子果然病死了。

又有一位狂妄的庸医,自称得异人之传,到处对人宣扬说,他能洞人脏腑,百病皆治。恬不知耻,大话连篇,人们却信之不疑。当时有一位姓杨的富人,生有两个儿子,闻其"大名",便有意结交他,礼节情意都十分周到、恳切。大概两个儿子都未出痘,指望到时能有个依靠。后来一子果然出痘,此医用汤剂热之,遂致孩子汗脱而死;次子病后,也因服了他的含有附毒的药,发痫而死。两条小命先后都毁在一个庸医手里,读者阅之,可胜慨哉!

由此可见,万全将"调理但取其平,补泻无过其剂"(语见《幼科发挥》)作为儿科用药原则,既有着极强的针对性,也是多年临床所见使然。他本人便极善根据小儿特点遣方用药,处方以药味少、药量小、喜用丸散膏丹著称。他还是化裁古方、变通其用的高手,善寓神效于平凡之中。比如白术散,是钱乙治疗小儿泄泻烦渴的主方,万全守其方,变其法,一则倍用葛根,以升胃中津液;二则以大剂煎汤,代饮常服,使胃气上升,则津液自生,渴泻自止。二法于临床中屡试不爽。

万全先生为人笃诚,心地善良,将活人一命看得高于一切。他治病不论贫富贵贱,均一视同仁,甚而到仇家看病,也必求尽心尽意,在《幼科发挥》卷四中就记有这样一则故事,读来感人至深:

有位名叫胡元溪的人,与万全素来不和。某年二月(农历。下同)份,他的四岁儿子胡滋患了咳嗽病。因此病起于春初,春多上升之气,木旺金衰,故按法当抑肝补脾,以资肺之化源,而胡家先请的医生张鹏素,却连用葶苈丸泻肺,所以咳嗽随止随作,到了四月间孩子咳嗽得更加厉害,于是又请万全弟子甘大用来治。此时已进入夏季,火旺金败,按治法当清心养肺,治以寒凉,可是甘生却用五拗汤这类甘热之药为治,犯了用热远热之戒,因而咳病止而复作,其间几次更迭用药,再也无效。一直拖到了秋天,孩子病情已明显加重,每次一咳就百十来声,且痰血并来。到了九月,胡家眼看病情紧急,逼不得已,才请了万全。事前还占了一卦,卦辞曰:"大蹇朋来。"这才敦促他们下了决心。万全听说后,丝毫不计个人恩怨,很快赶来诊治。他仔细观察胡滋,发现他鼻根青、准头红、两颊微赤;视其内证,每咳果然声连过百,气促面赤,痰先出而血随之,痰血既来,其咳方定,知道病为妄治所误,非三五十剂不会见效。于是告诉胡元溪说："令郎之病,乃肺有虚火,气逆而咳,我能愈之;只是需费时一月,方可成功。"元溪疑道："为什么这么迟呢?"万全反问他说："病经八月无效,公不曰迟,而以一月为太迟,究为何因呢?"说罢暗忖,自己虽用心至意,胡家心存宿怨,终是不安。于是又对元溪说："君家可预置一簿,从初服药日起直到治疗结束,某日服过某药,某日加减某药都请一一记下,以备日后查验,这样可好?"胡家闻之虽喜,终是心存疑虑。当时,万全精心配置了"茆根汤"以润肺降火。五剂后,病孩咳减十分之七,口鼻之血也止住了。就这样,胡元溪仍不释疑,又请了一位名叫万绍的医生来治,并且出言不逊,说："他不要你同治,你可以走了!"万全听了当然很生气,可是转念又想:胡元溪只此一子,非自己不能治也。自己这一去,他再不会相请,岂不误了此儿? 虽不是亲手杀了他,也是自己的过错呀。不如留下,且看万绍用什么方子,用之有理便走;如有失误,还可尽力劝阻;阻之不得,再走不迟。于是问元溪道："令郎的病,我已治好了一半,为何还请他人呢?"胡元溪不客气地说："有病众人医嘛,只恐一人所见有限。"万全点头道："诚然如此!"再看万绍立方,无非防风、百部、杏仁、桑白皮之类,忍不住问他："王好古《汤液本草》'风升生例'防风居先,此儿肺升不降,肺散不受,防风百部,又岂可并用呢?"万绍不屑地答道："那是自然。防风、百部,本是治咳嗽的神药!"元溪一旁帮腔道："对对,他是家传秘方。"万全见事不可劝,神色黯然地叹了口气,说："我是为孩子担心哪,又岂是同行相忌呢!"说罢轻抚胡滋的头,嘱咐道："孩子,且少吃些,可怜咳病又要发作了,如之奈何!"言罢不辞而退。胡元溪竟毫不介意,送也不送。当天,胡滋便服了万绍开的药,才喝了一小杯,咳复作、气复促、血复来,一如当初。孩子哭着说："才吃万先生的药好些,爹又请来这人,莫非要毒杀我?"胡妻且怒且骂,埋怨不休,此时,胡元溪才懊悔不迭,亲自寻到大用处找万全谢罪,言辞殷勤恳切,大不似从前。万全听了不禁叹道："早听我一言,何至有此一悔。要我调治,必去嫌疑之心,以一月为期,专意付托才可。"到了胡家,元溪夫人也出来拜谢,说："万先生,以前多有得罪,万望海涵。这是白金五两,权作利市,待小儿好时,再补五两为酬,只求先生竭心尽力,救我儿不死!"万全恳切地说："夫人,我只要你们专信我、放心用我,使我将孩子的病治好,并不在谢之多少也。"此后,万全依旧照前立方。血止后,去片芩,加冬花五味;咳止后,再以参芩白术散调之,十七天后,孩子便恢复了正常。

　　药王孙思邈在《大医精诚》中说：“若有疾厄来求救者，不得问其贵贱贫富、长幼妍媸（通媸，丑陋）、怨亲善友、华夷愚智，普同一等，皆如至亲之想。”其中最难做到的，便是面对“怨家”，也能生“至亲之想”。然而，万全先生却做到了这一点，他的美好情怀和高尚医德是多么令人敬佩啊！同样可贵的是，他生平以活人为念，从不自秘其术，身前教授弟子，知无不言，言无不尽；身后又留下多部著作以遗教后世。书中他细细论述，反复叮咛，务使后学能明了其意，不致临病误治，用心可谓良苦。他还根据祖传经验和自己心得，总结并公布了一百多个家传验方以推广其用，其中包括琥珀抱龙丸、茱萸内消丸、雄黄解毒丸、至圣保命丹、凉惊丸、胃苓丸、养脾丸、胡麻丸、神芎丸、玉夜丸、香连丸、一粒丹、截疟丹（又名斩鬼丹）在内的“秘传十三方”以及安虫丸、玉枢丹、牛黄清心丸等等，皆效验卓著，在治疗儿童疾病方面，长久地发挥着作用。当我们运用这些药物治病时，又怎能不想起当年的“万氏小儿科”及其杰出代表万全先生呢？

　　【注】

　　［1］万全《明史》无传，生卒年尚无定论，此据毛德华《万全家世及生卒考》一文（载于《湖北中医杂志》1992年第4期）定说。

　　［2］廪生：明清两代称由公家给以膳食的生员。又称廪膳生。

　　［3］疳：中医病证名。是一种慢性营养障碍性疾病。

李时珍

　　明武宗正德十三年农历五月(公元 1518 年)的某天,蕲州(今湖北蕲春)城东瓦屑坝(今博士街)的一户人家有个婴儿呱呱坠地,据说当时"白鹿入室,紫芝产庭"(语见《白茅堂集》)。熟读历史的人都知道,史笔附会生时祥瑞,无非是表达敬仰之心。四百多年后的 1951 年 2 月,世界和平理事会议在德国柏林召开,会上果然一致推举此人为"世界文化名人"——他就是写出科学巨著《本草纲目》的李时珍。

　　李时珍,字东璧,晚号濒湖山人,出生于三代世医之家。祖父是位"铃医";父名言闻,字子郁,号月池,是蕲州名医,曾任太医院吏目[1]。所著医书有《痘疹证治》《四诊发明》《四言举要》等。明代医家李言闻对草药也很有研究,曾写有《人参传》《艾叶传》,可以想见这种环境下长大的李时珍对本草学产生兴趣是理所当然的事情。可是由于当时医家社会地位不高,和做官的相比更有着天壤之别,所以父亲李言闻还是对两个儿子的前途做出规划:哥哥李果珍承袭父业,养家糊口;弟弟李时珍博取功名,学而优则仕。嘉靖十年(公元 1531年),李时珍年方 14 岁,就顺利考中了秀才,取得进入儒学的生员资格,一家人满心欢喜,以为改换门庭的希望就在眼前。可是,此后李时珍在科考之路上却备尝艰辛。他 17 岁、20 岁和 23 岁时参加了三次乡试,都以失败告终。尤其嘉靖十九年(公元 1540 年)的第三次更是波折。之前他患了骨蒸病,一卧不起,几乎死去,幸得父亲精心治疗,投用黄芩汤,才转危为安。他不知道病后疲累虚弱的自己是怎样撑过那一场场考试的啊,从武昌回来的路上,李时珍的心情异常沉重,乡试可是三年才举行一次,一晃快十年就要过去了,人生能有几个十年呢？十年间自己广治博学，不出户庭，越发清楚自己的兴趣在医不在做官，之前出于孝道也只能听命于父亲，现在眼看前路茫茫，难道非要硬走下去吗？经过痛苦的思考，李时珍赋诗向父亲表明了心志："身如逆流船，心如铁石坚。望父全儿志，至死不怕难。"（李时珍《铭志诗》）他决定回归兴趣，继承祖业。父亲虽万般无奈，还是尊重了他的选择。

自此李时珍摆脱了科举的桎梏，开始正式学医。他白天跟随父亲去附近的玄妙观侍诊，晚上点灯夜读，总结经验，由于多年寒窗苦读，"无所弗睨"（语见《白茅堂集》），李时珍打下了坚实的学术基础，加上父兄的倾囊相授，医术进步神速。根据地方志的记载，嘉靖二十四年（公元1545年），湖北蕲春先是发生大旱，又继之以水患，一时瘟疫流行，李时珍跟随父亲走出门户，主动施救，挽救了很多人的生命，赢得了当地百姓的爱戴，李时珍的医术也经受了实战的检验，开始崭露头角，得到一些达官显贵的关注。

富顺王朱厚焜（kūn，光明）是首代荆王朱瞻堈（gāng，一种盛器）的玄孙，他因宠爱庶子，想废掉嫡子的王位继承权，适逢嫡子患病找李时珍诊治，时珍进献汤药，名曰"附子和气（隐喻父子和气）汤"。相传药汤由四味药组成：无食子、杏仁、蝉蜕、延胡索。首字分别谐音：毋（无）、信（杏）、谗（蝉）、言（延）。富顺王受此"药谏"而感悟，仍立嫡子为王位继承人。

楚王朱英㷿（xiān，火貌）听说这事后，就召请他去做管理祭祀的"奉祠正"，并兼管王府医疗事务。不久就发生了一件棘手的事：楚王的嫡子突然间休克了，把王府上上下下吓得不轻，多亏李时珍及时用药，一剂活命。楚王于是将他推荐给朝廷，授予他太医院判一职。

京城任职期间，李时珍利用有利条件，积极从事药物研究工作，太医院的药房和京城各大药店是他最爱去的地方，在这里他认真鉴别各地药材，看到了许多难得一见的药物标本。同时，还不失时机地饱览了皇家和王府珍藏的丰富典籍，比如弘治年间官修的大型综合性本草书籍《本草品汇精要》等等，开阔了眼界，丰富了学识，为他编写《本草纲目》一书提供了很多宝贵素材。

但是，由于当时的嘉靖帝热衷道教，痴迷炼丹，妄图得道升仙，长生不老，政治环境和社会风气十分不佳。嘉靖帝置国家大事于不顾，在宫中大设坛醮和炼金所，甚至以青词（祭祀天地神明的祝词）写作的好坏作为朝官选拔标准，官吏们为了飞黄腾达，纷纷追随术士大搞靡费民财的迷信活动，这股歪风也刮到了医学界,很多医生开口金丹,闭口升仙,令注重民生疾苦和科学研究的李时珍反感之极,耻与为伍,所以一年后的嘉靖三十七年(公元1558年)他便辞官告归,并于家长创立东璧堂,一面坐堂行医,一面继续开展学术研究,此时他已确立了自己的研究方向:本草学。

原来,在长期的阅读、实践中,李时珍发现在历代本草类书籍中存在着大量错漏,尤其名实不符,已到了触目惊心的地步,"或一物而析为二三,或二物而混为一品。似兹之类,不可枚举"(语见《白茅堂集》。下同),所以拨乱反正,重修本草已成为医学界的当务之急。李时珍是从嘉靖壬子年(1552年)35岁时,开始正式编撰工作的,万历戊寅年(公元1578年)之后仍在完善,这项事业一做就是三十年。为了考查、比对药物,三十年间他足迹遍及湖广、直隶、安徽、江西、江苏等地,渔樵农猎皆可为师。文献研究方面更是尽己所能,经史子集广搜博取,引用文献多达八百余家。书成之后几易其稿,反复打磨。因每药标正名为纲,附释名为目,内容从订正名称开始,然后才是集解、辨疑、正误、出产、气味、主治等内容,所以书名叫作《本草纲目》。全书五十二卷,一百九十万字,分为十六部,载药1892种[2],附图1109幅,附方11096例,集此前本草著作之大成,可谓皇皇巨著,拥有很多重要发现和突破。其中新增药物就达374种(见《明史·李时珍传》),如马蓼、茴香、三七、蘑菇、南瓜、龙须菜、巴旦杏、葛花菜、九香虫、舵菜、宝石、石鳖、雷墨、蜜栗子、金刚石等等都首出此书。历代大型本草书籍多为官方组织编写,比如唐代《新修本草》的主创班子就包括了上柱国长孙无忌、行尚药奉御许孝崇、右监门府长史苏敬等二十二位大臣,收药850种,《本草纲目》过其一倍还多,可以想见李时珍在繁忙的诊务之余,凭一己之力编撰此书,需要付出多少艰辛的努力。

然而,书成之后却遭遇了出版困难,这样一部巨著的刊刻需要很大的资金投入,李时珍曾让次子李建元将书稿进献朝廷,希望借助官方力量出版。可是,明神宗只轻描淡写批了句"书留览,礼部知道",就再无下文。为谋求关注和出版,大概公元1580年,李时珍来到当时出版业的重地南京,拜会了闲居在家的王世贞。王世贞曾官至南京刑部尚书,他和李攀龙同为"后七子"(明代的一个文学流派)领袖,倡导文学改良运动,反对萎弱贫瘠、冗长空洞的"台阁体",在文坛享有盛名。士子、词客常奔走门下,果得其片言褒奖,便可声名鹊起。李时珍来到他居住的弇(yǎn,遮覆)山园,历述自己的写作动机,恳请王世贞为《本草纲目》一书作序,加以推介。也许他来得不是时候,那天正赶上王世贞修道恩师昙阳子仙逝,王世贞忙着张罗仪式,无暇应酬。而且两人寒暄之时,很可能涉及到道家炼丹等话题,一个是心向神往,一个是不以为然,难免话不投机。所以王世贞在其《弇山续稿》卷十中提到此事时写道:"蕲州李先生见访之夕,即仙师上升时也。寻出所校定本草求叙,戏赠之。李叟维肖直塘树,便睹仙真跨龙去。却出青囊肘后书,似求玄晏先生序。华阳真逸欲临仙,误注本草迟十年。何如但附贤郎舄(xì),羊角横抟上九天。"这段话大意是:这个老头干巴枯瘦如塘边老树,何其幸运亲睹仙师升天而去。却又见他从青布袋中拿出医书,请求我写一篇皇甫谧著作中一样精彩的书序。难道他不知道晚号华阳真逸的陶弘景本可成仙,就因为痴迷于注解本草经而延误十年。我看还是把这事交给后代来做,这样就可与仙子一起扶摇上九天。整首打油诗语含讥诮,颇为不敬。所以,虽然王世贞在口头上答应了此事,却并未付诸实现。李时珍是满怀希冀而来,无奈失望而去。

此后,李时珍一方面在家乡行医,并继续完善书稿,一方面等待时机。十年后的万历十七年(公元 1589 年),李时珍已经 72 岁,来日无多的他想再做一次努力,于是再下江南,来找王世贞,请他兑现当年的承诺,见面的这一天是万历十八年的正月十五,此刻的王世贞也是 60 多岁的孱弱老人了,也许出于一个老人对另外一个比自己还年长的老人的体恤、怜悯,也许是世事无常,不再有当年的慢待轻狂,也许是李时珍这份对理想的坚持打动了人心,王世贞这次不再迟疑,抱病为《本草纲目》写了一篇辞采飞扬、热情洋溢的序文,对李时珍其人其书都做了高度评价。序成后不久,王世贞在家中病逝。多亏这篇序文,让李时珍和他的《本草纲目》引起了南京书商胡承龙的注意,接触书稿后,他敏锐地意识到蕴含于这本书中的巨大价值和无限商机,开始刻板付印,这便是"金陵版"。然而,令人痛心的是,这部巨著一刻就是三年,就在万历二十一年(公元 1593 年)即将书成之前,76 岁的李时珍终于没能等到这一天,在家中溘然长逝,身后留下无尽的遗憾。

金陵版《本草纲目》极为珍贵,它最大程度保留了李时珍手稿的原貌,目前只有七部存世,分别收藏在中日美德几个国家。八年后的公元 1601 年,江西巡抚夏良心偶见此书,盛赞不已,捐资重印,由张鼎思主持刻成图文精美的"江西本"。此后随着《本草纲目》的影响力日渐增加,新刻版本也如雨后春笋般出现,迄今各类版本达数百余家,拥有日、韩、英、法、德、俄、意、荷、比、拉丁语等十多种译本,成为最为世界所熟知的中国古籍之一。除此之外,李时珍还撰有《濒湖脉学》《奇经八脉考》等学术名著,其余《五脏图论》《三焦客难》《命门考》《脉诀》《医案》《蕲所馆诗》等多部著作可惜没能流传下来。

2011年5月,继李时珍获得"世界文化名人"殊荣后,他的《本草纲目》又和《黄帝内经》一起入选联合国教科文组织评定的"世界记忆名录"。这些事件对于推动中医走向世界,营造传承、发展中医药的良好国际环境发挥了巨大作用。

如今,李时珍的故乡蕲春已成为著名的艾都,并孕育了著名的中药材专业交易市场。

贤者如果泉下有知,或许会感到欣慰吧。

【注】

[1] 吏目:一说当为"莲幕",即太医院官员的顾问或参谋。详参王旭东《拨开历史迷雾,寻找真实的李时珍》一文(载于2018年6月7日的《中国中医药报》)。

[2] 1892种:据刘衡如校点本统计实为1897种。

杨继洲

杨继洲,字济时,以字行世,浙江三衢(原浙江衢县一带)人,约生活于明代嘉靖至万历年间(公元 1522—1620 年)。他自幼攻读举子业,博学绩文,只因得罪有司科举不顺,愤而弃儒从医,后来成为明代杰出的针灸学家。

杨继洲学医,有着得天独厚的条件,他出身于医学世家,祖父曾任太医院太医,藏书富集,纂修的《集验医方》还被刊行天下,父亲杨闻(yín),嘉靖年间任太医院吏目。受此耳濡目染,杨继洲对医道颇有所悟。矢志学医后,更是得到祖父、父亲的悉心指导,很快就能将所学施之于用。同时,开始投入大量精力系统地攻读历代医家专著,包括家藏珍贵秘籍,他"由《素》《难》以溯其原,又由诸家以穷其流"[2],参合旨归,考异汇同,奠定了深厚的理论功底。他认为:"夫治病之法,有针灸,有药饵,然药饵或出于幽远之方,有时缺少,而又有新陈之不等,真伪之不同,其何以奏肤功、起沉疴也! 唯精于针,可以随身带用,以备缓急。"因而他特别着意于针道的研究,努力传承家学之余,还广求心法于医籍,结合实践,仔细体会,反复研习,实践中屡创佳绩,终于成长为一名针灸高手,年方而立,已播誉一方,人称"名针杨继洲"。嘉靖年间,杨继洲经过考试,被选为侍医,隆庆二年(公元 1568 年)又进圣济殿太医院供职,直到万历年间一直在京城,历任楚王府良医和太医院御医等职。因他内、外、妇、儿各科无不精晓,临床尤善以小小银针妙手回春,因而医名动朝野,颇受病人倚赖,任职四十来年间,治好了众多的奇症痼疾。比如吏部许敬庵患腰痛,继洲运用"指针法"刺其肾俞穴,并令大量内服除湿行气药,所治应手而愈;夏中贵患瘫疾,诸医皆治不效,继洲刺其环跳穴,一针除病;又针巨髎、合谷、足三里三穴,治愈了扬州黄某之子的面疾；刺肺俞等穴治愈蔡督尉长子蔡碧川的痰水，如此等等，不胜枚举。

杨继洲的家中，有本祖传的《卫生针灸玄机秘要》一书，一望而知，是部有关针灸学的专著，里面记载了许多前人和他祖辈的宝贵经验，继洲早年曾日夜捧读，获益匪浅。后来，随着他理论和实践水平的提高，他感到此书很不完备，只谈"玄机"与"秘要"，尚不成系统，于是有意加以补充和完善。况且，久处医界，杨继洲对不少医家"或将针、药割裂"或重药轻针的不良倾向也感到不满，他想，如果能尽其所能编一部大成之书，不仅可以弘扬针道，针砭时弊，还可以对自己积年所学作个交代，何乐而不为呢？所以多年来他留心积意，广泛搜求，反复考究，终于编成一本新的《卫生针灸玄机秘要》。此前，山西监察史赵文炳患痹症，百医莫奏其功，特来京城，请继洲诊视，继洲三针愈病，并示其《玄机秘要》一书，文炳方知继洲学出有源，服膺之下，深感针道之大，希望日后有机会将此书刊行于世。后来听说继洲写了一部更为完备的针灸专著，欣喜之余，亲为作序，并拜托晋阳才士靳贤为之选集校正。靳贤仔仔细细进行梳理润色，颇有功于杨氏。万历辛丑年（公元1601年），《卫生针灸玄机秘要》更名为《针灸大成》[3]并镌刻出版，其时继洲已年逾古稀了。这部书是杨继洲经过充分准备厚积薄发的作品，他以家传《卫生针灸玄机秘要》为底本，广泛汇辑了《神应经》《子午经》《古今医统》《乾坤生意》《医学入门》《医经小学》《针灸经》《针灸聚英》《针灸捷要》及《小儿按摩》等二十余种文献资料，对明代以前针灸方面的学术成就作了一次全面系统的总结。它的内容包括周身总穴图、针灸源流、针灸歌赋、历代各家补泻手法、禁针禁灸问题、子午流注和灵龟八法等特殊针法，还有杨氏的个人研究心得、各病症的治法及其医案等，应有尽有，是一部名副其实的"大成"。尤其可贵的是，杨继洲对所掌握的众多资料并不是简单的罗列汇聚，而是经过认真的取舍，抉精择微，考同校异，体现了他自己的学术思想，因而此书取材赅备而又能以简驭繁，一经问世，便受到了广泛欢迎。从初版之日至今，四百年来此书的翻刻不下数十次，为针灸专著史上所仅有，而且它还远传日、德、法、美、俄等国，为世界所瞩目。

多年研究和实践中，杨继洲逐渐形成了自己一套独特的学术指导思想，他的针灸技术之所以高明，大概正源于此。他认为，针灸临床中必须贯彻辨证论治的精神，并将它和经络理论密切结合起来，所以他治病，总是首先进行辨证，然后根据辨证选取有关经络,最后才确定穴位,而其中辨证选经恰是治疗成败的关腱。他的这一观点和做法,较之不精医理,但言某病用某穴的寻常医家,确有着本质的不同,疗效自然也相隔云泥。隆庆六年(公元1572年)杨继洲治愈王疏翁手臂难伸及痰火炽盛一案就可看作他运用经络学说进行辨证选穴的典范:王疏翁是当时户部尚书,本来身体一向强壮,不料这年夏天,突患上述病症,杨继洲诊断后,发现他是湿热流注于经络之中为患成病,于是选针肩髃穴,疏通他的手部六阴经及手部阳明经的湿痰;又灸肺俞穴以理其本,于是病人痰气清而臂能举,后来又担任了吏部尚书,身体反较以前更为强健。

杨继洲对于脉理的研究和应用也深得古法精义,在其医案中,凭脉断病之迹比比皆是。比如张相公患肛肿之疾,杨继洲诊其右手寸口脉浮数,右寸为肺舍,脉象浮数说明外感风热之邪,再据大肠与肺相表里而断其为"肺金受热而移于大肠之中",按证施治后,患者病愈而安。

杨继洲的针灸立方也很有特色,可谓是严谨不泥,独具匠心,往往取穴精炼而效果卓著。在他现存的医案中,一方取四穴的只有一例,取三穴的五例,取两穴的十二例,而取一穴的竟有八例;他曾将自己的临床经验和家传心法编成一首《胜玉歌》(后来收入其《针灸大成》中)流传,其中选穴仅有六十六个,治病却达近百种之多,正如杨氏所说:"不得其要,虽取穴之多,亦无以济人;苟得其要,则虽会通之简,亦足以成功。"今日临证者或当以此为诫。

经常体验针灸治疗的病人一定知道,中医针灸讲究个"得气",将他看作是影响疗效的一个重要因素。如果进针后医生感到针下沉涩发紧,病人有酸、胀、麻、痛的感觉,就谓之"得气"。而得气与否与医生的操作技巧有很大关系,所以俗语有云"千金难买针下气"。杨继洲在这方面,表现非常出色。他在深入研究前人针刺手法并融入自身经验的基础上概括了一套针刺操作常规,名为"十二字分次第手法",包括爪切、指持、口温、进针、指循、爪摄、针退、指搓、指捻、指留、针摇和指拔十二法。其中着眼于得气的就有持针、指循、爪摄、搓针、捻针五种,而"指留"一法,去邪养正,实为杨氏不传之密。后来,杨继洲又将这十二法加以简化,创立了"揣、爪、搓、弹、摇、扪、循、捻"八法,内容包括进针前的寻穴、进针后的催气、候气等多种辅助方法以及出针后的按穴。"下手八法"也注重催气,如搓、弹、循、捻都可以增强针感,使酸、胀、麻等针感顺经络一定方向传导,达到气至病所的目的。"十二字分次第手法"及"下手八法"

(也称下针八法)都是杨氏对针刺手法的经验性概括,临床中有着极高的实用价值,因而受到后世医家的推崇,至今沿用不衰,并且流传海外。

唐代医家孙思邈曾说过:"若针而不灸,灸而不针,皆非良医也。针灸不药,药不针灸,亦非良医也。"(语见《千金药方》)杨继洲虽然是一位杰出的针灸学家,临床中也并不偏废药物治疗,主张针、灸、药三者并用,各取所长,他的医案中也处处是这方面的例子。比如有个叫夏梅源的大尹,行经峨眉投宿庵堂时得了伤寒,同僚诸公中颇有知医者,见他六脉微弱,阳证得阴脉,都说是险证,家人急忙派人来寻求杨继洲的帮助。不巧杨继洲这时住在玉河坊,正值朝廷考核官吏的政绩,此时若请假离位,显然不明智。但是考虑到病人远在他乡客邸,且莅政清苦,继洲心中十分怜悯,于是抛开个人利益,千里迢迢赴病治疗。先与一剂加减柴胡汤,只少少见效,脉象尚不合症,于是苦苦思索,又换了别种药,并针其内关穴。汤针即加,病人六脉转阳,次第令服汤药、散剂,夏大尹终获痊愈。此案不仅反映了杨继洲医术的全面,还显示了他治病第一、患者为重的可贵品质。

小小银针一根,既可治病救人,运用不当,也会杀人致命,杨继洲从医多年,深知其中利害,因此他治病态度一贯谨慎,从不草率行事,十分重视针灸的禁忌和各项安全措施,并注意总结这方面经验。比如他说对于鸠尾穴,"非高手勿轻下针";针肩井穴时当防晕针;对于腹针法,"初学者不可轻用"等等。更为难得的是,他还重视并提倡动物试验。他在所写的《针灸大成》一书中介绍了进针拔内障的有关内容,对具体操作步骤均详细叙述,谆谆告诫。于此尚恐有失,最后还嘱咐说:"凡学针人眼者,先试针内障羊眼,能针内障羊眼复明,方针人眼,不可造次"。这种通过动物试验,练习操作,以保证治疗安全有效的做法实开后人动物实验之先河。

杨继洲一身经历隆庆、嘉靖、万历三朝,正是封建迷信大行其道之时,医界也染此不良风气,邪说杂出,比如针灸治疗上就有"尻神禁忌"、"人神禁忌"等怪诞诡异之说。医家们趋之若鹜,奉为教条,而杨继洲却尖锐地指出这些奇谈怪论"俱不合《素问》,乃后世术家之说",认为既然治病就应一切从病情实际出发,无须为这些鬼神之说所蛊惑。有年夏天,员外公熊可山患急痢兼吐血不止,身热咳嗽,绕脐一块疼痛至死,脉气也将断绝,众医因此日不宜针刺且又无法可措,皆云病已不治。当时可山的好友工部正郎隗(kuí,姓)月潭心有不甘,便请来杨继洲诊视。济时见其胸部尚暖,而脐中一块高起如拳大,认为尚有一线生机,于是急针其气海穴,并施以灸法,到了五十壮(一灸为一壮)时,病人霍然苏醒,肿块即散,疼痛也止。后依次治痢、治咯血,各病也依次痊愈。大病不死,熊可山一家自然欢喜不已,但因当日犯了忌讳,一直疑有后报,及次年"升职方"(古指职掌方面之官),反而有喜,熊可山便不解地询问其中道理,济时见他仍执迷于荒唐之见,便开导他说:"自古病有标本,治分缓急,若当时拘于日忌,不针气海穴,则肿块何以消去? 气血何以疏通? 危脉又何以平复呢?"可山听着这些最明白不过的道理,心中也引发了思考。例中,杨继洲尊重医疗实际,不为邪说所囿,他这种朴素的唯物主义思想对后世医家产生了深远的影响,明代以后按时取穴针法并未盛行,与杨继洲对这一做法的反对不无关系。

【注】

[1] 杨继洲的里籍、生卒年均存在争议。文中里籍所据为《卫生针灸玄机秘要》书前王国光(明代人)的序;而生卒年取童惠平之说,详参童惠平《杨继洲生卒与里籍考》一文(载于《2017 世界针灸学术大会暨 2017 中国针灸学会年会论文集》)。

[2] 本篇所引原文或医案若非特地注明,皆出自杨继洲《针灸大成》。

[3]《针灸大成》赵文炳序及《四库全书总目提要》皆云《针灸大成》为杨继洲所作,为学界主流看法。当然也有不同观点,如中国中医研究院黄龙祥认为《针灸大成》为杨继洲原著、靳贤补辑重编,黑龙江省中医研究院张缙等认为《针灸大成》为杨继洲编著、靳贤选集校正。

赵献可

赵献可,字养葵,自号医巫闾子,浙江鄞县(今属浙江宁波市)人,确切生卒年代不详,据明末学者黄宗羲《张景岳传》云,献可"与介宾同时,未尝相见,而议论往往有合者",可知他大概生活在明代隆庆(公元 1567 年—1572 年)、崇祯(公元 1628 年—1644 年)之间。据《鄞县志》记载,赵献可"好学淹贯,尤善于《易》而精于医"。他学术上私淑薛立斋(明代医家,善用温补),力倡温补,反对时医滥用寒凉之弊。他一生对医学所做的最大贡献就是创立了"肾间命门说",并据此强调了温补命门的重要性。

"命门"一词,最早见于《内经》。《灵枢·根结篇》谓:"命门者,目也。"其后,《难经·三十六难》又提出"两肾者,非皆肾也,其左者为肾,右者为命门"的观点。此后历代医家均对命门有所研究,并相继形成了包络命门说、两肾命门说、动气命门说等多种说法,出现了诸家争鸣的局面。而赵献可在广泛研究的基础上不为各家说法所拘,别开生面地提出了"肾间命门说",对于命门的位置、性质、作用、病理变化、治疗原则和用药等进行了全面的探讨。他认为,人身之主非心而是命门,命门无形、属水,其位在两肾各一寸五分之间,"对脐附脊骨"(语见《医贯》。下同),当一身之中;而人身两肾则有形、属火,其左为阴水,右为阳水。命门与肾的关系,就像《易经》中"坎"的卦象(☵)那样,系"一阳陷于两阴之中",其间阳爻为命门,两边阴爻为肾,二者是水与火的关系,水中有火,火中有水,互相依存永不分离而又以命水为主导。故人身有病,多由此水火失调所致。其中若火有余,则实为水不足,治疗时不可泻水,只能补水以制火,即王冰"壮水之主,以制阳光"(语见《素问》王冰注。下同)之意;若是火不足,则为水有余,治疗时不可泻水,只能补火以化水,即王冰"益火之源,以消阴翳"之意。所以他在临床各科治疗中,处处从水火阴阳二气之盛虚着眼,善用"八味丸"与"六味丸"

两方以平调水火阴阳。认为"八味丸"是益火主剂,可通治命门火衰所致脾胃虚寒或下元衰惫诸疾;而"六味丸"为壮水主剂,通治由肾虚不能制火引起的阴虚火动。实践中,他对两方的运用均得心应手,屡获奇效,颇为时人称道。他还探讨了命门的功能,指出命门乃人生至宝,是人体生命之本、生化之源、脏腑生机之所系,所以命门之火强盛,则生机由之而壮;命火衰弱,则生机由之而弱。所以他与薛己(号立斋)虽同属温补学派,侧重点却有不同。薛氏温补,脾肾并重,他却着重于补命门之火。对此他分析说,既然人体疾病的发生,命火之衰是根本原因,那么温补命火便是治疗疾病的图本之法,虽然脾胃是气血生化之源,但是,脾虚实源于命门火衰,因而补脾也应先补命火,若能恰当运用六味丸和八味丸调补肾水、命火,就能达到益脾胃而培万物之母的目的。他对温补命火理论的深入阐发及相应实践,不仅发挥了温补学说,扩大了它的应用,且于滥用寒凉的时弊也颇有修正意义。

为了阐述自己的学术观点,赵献可于明万历四十五年(公元 1657 年)撰写《医贯》一书,书分玄元肤论、主客辨异、绛雪丹书、先天要论上、先天要论、后天要论下六卷,因以保养命门之火的思想贯穿于养生、医疗等论题中,故书名叫《医贯》。

全书集儒道释为一家,和天地人为一体,对其所创的命门学说及温补命门之理作了详细的研究,成为研究命门学说的重要参考书,对于后世医学界产生了深刻影响,其书曾风靡一时,广为流传。比如清初医家高峰、吕留良均宗其说,将温补命门作为临床指导思想,吕氏更为《医贯》逐一作注,奉之为金科玉律。但因《医贯》所述乃自创新说,难免执论太过、立言有偏,所以也招来后世不少非议,其中尤以清代医家徐大椿为甚,徐氏专作《医贯砭》,对《医贯》逐篇进行批驳,对赵氏重视温补命门、忌用攻下的治则提出责难,其说虽是,但因言辞过激,一字一句索垢求瘢,遂遭《四库提要》"有伤雅道"之讥。其实赵氏重视温补,是有其时代背景作基础的。

明自中叶以来,政治腐败,社会极其黑暗,百姓饥寒忧迫,多生脾胃虚弱之疾,而权豪富贾一味奢靡放浪,又使肾气多受戕损,正该是温补大行之时,然而医界却反其道而行,盛行着寒凉克伐之风。所以赵氏为纠时弊,才着意阐发了温补命门的重要性。正如他在《医贯·内经十二官论》中所说:"夫既曰立命之门,火乃人身之至宝。"何世之养身者,不知保养节欲,而日夜戕贼此火? 既病矣,治病者不知温养此火,而日用寒凉,以直灭此火,焉望其有生气耶?"

值得注意的是,《医贯》虽是一部理论性著作,然而论述中偶杂病例,对后世研究赵献可的临床经验颇有参考价值,也显示了赵氏医术的高明。比如卷五中有两则治消渴的案例:有位贵人生疽,疾未宁而渴作,一日饮水数升。献可诊毕遂献加减地黄方,不料诸医见方后哄然大笑,说:"这药若能止渴,我们也不再从医了!"病家于事从众,用木瓜、紫苏、乌梅、人参、茯苓、百药煎等生津药止之,数服之后,茫无功效而渴愈甚。病家不得已,才抱着试试看的想法用地黄方,三天后便止烦渴。以后经常服用,不但渴疾不作,且气血亦壮,饮食加倍,强健过于少壮之年。又一男子患此病,献可仍治以八味地黄丸。病人却嫌方中肉桂太热,私易黄檗、知母等苦寒药以图清热止咳,结果渴疾加重,竟发背疽而死。二例均肾气不足、虚火上炎的消渴症,故赵献可用八位地黄丸治疗,以达水火既济、引火归元之功。而后例患者不知,以至于弄巧成拙,枉送了性命。说明消渴病虽有上、中、下三消之分,但其本在于肾虚命火不归下元,浮越于上所致,因而从本图治,方能获得良效。《医贯·痢疾论》中还记有一则赵献可为弟子徐阳泰看病的纪录。例中,赵氏根据弟子不同的病症特点来辨证施治,处方用药,更是丝丝入扣,无怪乎弟子文后赞他"噫,先生隔垣见人,何必饮上池之水[1]哉!"

赵氏所撰医籍,除《医贯》外,尚有《内经抄》《素问注》《经络考》《正脉论》和《邯郸遗稿》等书,可惜大多亡佚,唯存一部《邯郸遗稿》,是赵献可从妇人的生理、病理和诊断治疗等方面阐发其命门学说的妇科专著。在治疗上也重水火,认为调经当以滋水养火为根本大法,这种观点在后世医家中也颇有影响。冠名"邯郸",大概是取《史记》中扁鹊过邯郸,闻赵贵(尊重)妇人,即为带下医的典故,可见书名寓志,含义颇深。

今天,医界通过临床经验对赵氏的命门学说进行了新的研究,初步认为:赵氏所说的命门,其实是与现代医学中所讲的神经——内分泌系统相类似的一个系统,它以下丘脑为中枢。一方面,通过下丘脑、垂体、靶腺三者之间的协调关系分泌各种激素;另一方面,下丘脑通过植物神经的影响作用于全身,对全身的阳气起着促进作用。这种将命门作为全身一个重要系统的探讨,充分证明了赵氏"命门为一身之主"的论点是正确的。早在科学不发达的时代,赵献可先生就能力破陈说,对人的生命现象本源和人体生理学做出大胆的探索,他的勇气和卓识确实堪为后世楷模!

【注】

[1] 上池之水:指未沾及地面的水,如露水及竹木上的水。据《史记·扁鹊传》所载传说,扁鹊用上池之水服用了长桑君给的药物后,"视见垣一方人,以此视病,尽见五藏症结,特以诊脉为名耳。"

喻 昌

　　喻昌,字嘉言,晚号西昌老人,江西南昌府新建(今南昌市新建区)人,生于明万历十三年(公元 1585 年),卒于清康熙三年(公元 1664 年),为明末清初著名医家。他既与张璐、钱谦益并称清初医界三大家,又被阎若璩(qú)《潜邱劄(zhá,同札)记》列入"十四圣人"之一,可见当时医名之盛、影响之大了。

　　喻昌生活的年代,正值遑遑多事之秋。一方面封建制度已走向没落,各种社会矛盾尖锐突出,诸多流弊积重难返;另一方面,清廷大定之初,曾努力施治,采取了一些顺天应民的措施,直接迎来了"康乾盛世"这一封建王朝最后一个鼎盛局面的到来,恰如一位身患绝症的病人遇良医挽救,暂逞一时之生机。处于这种改朝换代、复杂多变的局势中,喻昌经历了理想由幻灭到再生的痛苦,走过了一条由儒至禅、又由禅至医,最后终于以医名于天下的曲折路程。

　　据喻昌的生平好友高士奇在《牧斋遗事》中称,嘉言本姓朱,是明朝宗室之后。他自幼禀赋超群,个性洒脱无羁。早年习儒、攻举子业,读遍经史之余,还旁涉佛经道藏。博闻强识、善思敏行使喻昌出口成章,落笔惊俗,他也自恃才识高迈,常思有所作为。崇祯三年(公元 1630 年),他以副榜贡生的资历就读太学,有感于时局紧迫、弊政害民,喻昌"愤欲有为"(语见《常熟县志》),于是借诸生名义大胆上书朝廷,畅论辅国政见,希望引起朝廷重视。然而,当时局势已急转直下,高迎祥、李自成正率部进逼河南、河北,明王朝正江河日下,疲于应付,根本无暇他顾,一介书生的微弱呼声自然得不到回应,喻昌一腔报国热情落空,深感失望。应该说,此次上书受挫及局势变化恰似当头棒喝,使喻昌对于国事有了清醒的认识,对个人能力也有了正确估价,意识到明王朝之覆亡已是难以挽回的趋势,而自己以前的种种设想恰是在不可为中强为。洞破时事之后,喻昌顿感前途一片黯淡,一时间心灰意冷,不久即削发为僧,遁入佛门。

出家期间,喻昌延续着勤奋的本性。他从小尚医乐释,因而退身佛门后,于诵读佛经之余还广治医典,穷流溯源,无论《内经》《伤寒》《脉经》《本经》还是各家医论传述,均细细研摩、反复体味,务求通经达旨、融会贯通,这为他以后成为一代名医,打下了深厚的理论基础。但是,表面沉寂之下依然是波澜涌动的心,随着时光推移,喻昌重又感到矛盾的痛苦。他毕竟习儒多年,儒家"经世济民"的思想已根深蒂固,正当盛年,要他默默无闻、碌碌无为地了此残生确非本心所愿;况且,一个天性自由、豪情奔放、爱结交、喜游历的性情中人,又怎能久处壁影青灯、清规戒律的冷寂与束缚中呢?身处佛门净地,反复思索之后,一个想法逐渐在他脑中明晰:自古以来,儒人"不为良相,便为良医",既然国运衰微,已非人力可回,何不择医为业,悬壶济世,凭借医学上的业绩来实现自己的抱负呢?主意一定,喻昌毅然蓄发还俗,投身医门。

下山之初,喻昌常往来于南昌、靖安(今江西靖安县)一带。由于在此之前他对医理有着多年的深入研究,一旦投身实践,便如登高望远,耳目所及自非常人所能见,因而很快在医界显露锋芒,《靖安县志》中"治疗多奇中,户外之履常满焉"等语说的就是他这一时期的情况。此后,喻昌广泛游历于江西、浙江、江苏、安徽等地,每到一处均以医术见称,至公元1664年他应友人钱谦益之邀定居常熟时,已是成就斐然、誉满四方的杏林名家了。

喻昌为人品行高洁,医德也为人所称颂。他一身而历儒、僧、医三职,儒家的仁义之说、忠恕之道,佛门所宣扬的慈悲为怀、普救众生以及传统中医有关医德理论都对他产生了深刻影响,因而他在医疗实践中极力追求医疗动机与效果的统一,以德艺双优的标准严格要求自己。治病时他视人若己笃于情,详求本末明于证,对患者有着高度的责任心,极端鄙视那些不精术业、以人试药,甚而轻忽人命、玩忽职守的业医者。他对病人的精诚笃实、细心周到可以从其验案集《寓意草》中找到许多生动例证。有时他为了使患者得到正确治疗,不惜与他医争辩,甚至以自己的性命相争,因而被人誉为医中"血性男子"。

诊病中喻昌尤加意于贫者。相传他的药橱中每每预贮白金,凡贫苦患者前来求治,他就埋银于药中,告诉病家煎药前须再做检点,病人照他的吩咐去做,往往有得,喜若天赐,药未进而病已减。喻昌平生喜好游历,还曾多次于途中洞破他人险症,主动施治,挽救了那些萍水相逢者的性命。《牧斋遗事》中便讲述了这样两则故事:

当时,常熟北城以外,有些破旧的房子,附近居民大都在此停放棺材。有一次,喻昌从这里路过,突然看见一口新棺材的底部流出一滴滴鲜血。他吃惊地询问当地人,人们告诉他说:"刚才某某的妻子死了,才把棺材放在这里。"喻昌一听急忙找到死者的丈夫,告诉他说:"你的妻子并没有死。凡死人血色便暗黑无泽,活人则血色鲜红。我见你妻子棺底流出的血是鲜红色的,赶快开棺救治吧!"原来,这位妇人因为临产失血过多,昏迷了一天一夜,她的丈夫误认为妻子已死,就把她殡殓起来了,听喻嘉言这样一说,他急急慌慌奔至旧屋打开棺材。嘉言试诊妇人,果然脉息未绝,于是就在她的心胸之间扎了一针,针头还未拔出来,就听到呱呱的哭声,婴儿分娩了,妇人也得救了。那位丈夫背着复活的妻子,怀抱新生婴儿,千恩万谢、喜气洋洋地回家去了。

又一次,喻昌乘船下乡,路经一座村庄时,见一位少女在河边洗衣。嘉言定睛看了好久,突然命令停船,随即对一名强壮的男仆说:"你登上岸去,悄悄地接近少女,从后面急忙抱住她,无论如何不要放手直到我喊停止。"仆人虽然莫名其妙,还是照做了。那位少女自然大吃一惊,边愤怒挣扎边大声叫骂,并且高声地招呼父母。他的父母出来一看,忍不住怒火中烧,冲过来便要殴打仆人。这时喻昌领人也正好赶到,遂对其父母解释说:"我是喻嘉言,适才见你们女儿将有大病临身,因而用此法相救,并非恶意呀!"少女的父母久知喻嘉言大名,闻言即刻放手。喻昌便问他们女儿是否还未出过牛痘,二人答"是",喻昌于是告诉他们说:"近几天你们的女儿将要生闷痘,无法救治,所以我叫仆人激发她的怒气,是为了在闷痘未出之前,先发泄她的肝火,病势减弱,再用药就容易奏效了。等她发病时你们必须赶快到城北我家取药,千万不能耽误时间。"刚过几天,突然有人深夜来敲喻昌的门,来者正是那位少女的父亲。一进门他就说女儿得了热病,出现烦躁不安的情形,不知该怎么办才好。喻嘉言问他:"皮肤见到痘影了吗?"回答说:"不但出现痘影,并且见到痘的形状了。"喻昌面有喜色,安慰他说:"你女儿有救了。"于是使用托里透表的药物治疗,少女服用后,痘毒透发,不久病就痊愈了。

对于这门最后选定的事业,喻昌是以极大的热情来从事的。他认为医学道大任重、关乎民命,必须全身心地投入其中以求成为出类拔萃者。有感于"晚世道降术升,医事之不振"(语见《尚论篇·自序》。下同),他业医之初便决心以振兴医业为己任,因而当仁不让地发出"古人既往,有我负荷,韫藏待剖,棼(fén,义同乱)丝待理,责难他诿"的慷慨之言,表现出他对医学事业的强烈责任感。此后的许多年中,喻昌于岐黄之业一直孜孜以求。他志向高远,才识卓著,善取百家之长,富于革新精神,又有多年造就的理论学养,因而学成大家,一生在学术上广有建树,实践中也是硕果累累。

喻昌治医,学宗张仲景。他对仲景其人及其《伤寒杂病论》一书均推崇备至。在《尚论篇·自序》中他称赞《伤寒论》一书"天苞地符,为众法之宗,群方之祖";又将张仲景比作具有无穷力量与影响的佛教药王、药上二菩萨,这对于曾剃度修行的喻嘉言来说,无疑是他对人的最高礼赞。因而,他对《杂病论》六卷的失传常感痛惜,且认为:劫火之余,即《伤寒论》一书也仅得之口授,已非原貌,再经王叔和"附以己意"(语见《尚论篇·自序》。下同)的编纂,林亿、成无己的先后校注,益使原书"大纲混于节目之中,无可寻绎",实乃仲景之不幸。唯有方中行《伤寒论条辨》一书,削去叔和序例,大得尊经之旨,至太阳三篇,改叔和之旧,以风寒伤荣卫者分属,尤为远见卓识。于是借方有执"错简"一说撰成《尚论篇》一书以畅其义。全书以六经为纲,三百九十七法为目,于每一法下分列条文,并附以注释,通过对《伤寒论》的重新编次,使它体现出纲举目张且更为符合辨证论治原则的风貌。喻昌也因此成为"错简重订"派的重要代表人物,显示了他在研究《伤寒论》方面的深厚功力,不唯理论上别开生面,而且有效地指导着临床实践,使他成为治疗伤寒证的行家里手。

一次,喻昌被请到一位病人家里。病人名叫徐国祯,患伤寒已有七日,全身滚烫,双目赤肿;每每索水到前,又放下不饮;胸中躁热异常,将门窗大开,卧身地上仍觉不足,最后竟要求家人将他垂入井中。喻昌到时,一位医生正在指手画脚地命令家人,让速煎承气汤与病人服用。喻昌诊病人之脉,宏大无伦,重按无力,心中已经有数,遂诘问该医道:"此病明明是用人参附子干姜之证,先生为何说是下证呢?"那位医生一听,殊为错愕,不耐烦地说:"病人本来就身热目赤、躁急若此,再用人参附子干姜服之,只怕要逾墙上屋了!"喻昌也发难道:"真热证必大渴饮冷且脉象宏大有力、脉率均匀。今病人脉象宏大无力、得水不饮,显系阳微欲脱、假热真寒,以姜附投之,尚恐不胜回阳之任,怎敢用纯阴之药,重劫其阳呢？此证若顷刻一身大汗则不可救矣;若以为大热而下之,则必成结胸,性命也堪忧虑。只有用姜附,使其补中有发,并致散邪退热,一举两得,方为至稳至当之法,又何庸置疑?"说罢手书一方,转对病人家属说:"我便在此久坐,你们可按方用药,如有差误,我一任其咎!"于是病家遵嘱以附子干姜各五钱、人参三钱、甘草两钱煎汤与病人冷服。服过不久,病人一转而为怕冷寒战,叩齿有声,须用重棉厚被覆体方可,至此微阳真寒之状始著。喻昌令再与前药一剂,病人服后退热而安。此案中,喻昌的高明之处就在于他一眼洞破了"得水不欲咽"这一关键性细节,准确区分了真寒假热证与真热证的不同,其他又以脉象作佐证,连服药中要采用热药冷服的"热因寒用"法以避免出现药物格拒现象都细心考虑到了,又怎能不用药有效、起生死于反掌呢?然而,如此慧眼独识又岂是一朝一夕之功可具[1]?

又有张令施之弟患伤寒坏证,两腰偻废不用,疼痛如割,日夜卧床,呼痛不已,竟至痛不欲生。百般医治无效,后求诊于喻昌。喻昌切其脉平顺无患,其时腰痛也大为缓解,家人都感到宽慰,喻昌却忧虑地说:"此病虽非死证,但恐成废人矣。因此证原可转移处,全在痛如刀刺,说明尚有邪正互争之象;若全然不痛,就表明邪正已混为一家,相安无事了。如今病人痛感大减,实属可虑,应该赶快治疗。"施弟闻言,凄然说道:"此身既已废去,活也无趣,不如速死为快。"喻昌蹙眉不应,欲为救全,只一时想不出治法。谛思良久方道:"我得之矣!此必热邪深入两腰,血脉久闭,不能复出所至,唯有攻散一法可试。不过邪入已久,正气全虚,攻之未必有效,不妨用桃仁承气汤多加肉桂附子二大剂与服,以观后效。"不料病人服过之后,竟能强起,效果大著,喻昌于是再仿前意处以丸药,病人服至旬余即全然康复。本案中施弟的两腰偻废,继发于伤寒坏证之后,可知迭经汗、吐、下三法治疗皆未奏效,喻昌结合自己多年临床经验反复推敲,始诊为"热邪深入两腹,血脉复闭,不能复出"。他从仲景治膀胱蓄血证和结胸证中得到启发,根据《伤寒论》的理论巧妙化裁古方,以活血祛瘀的桃仁承气汤加附子、肉桂温运肾阳来攻散腰间的血结,故能两剂而获奇效。整个治疗过程不仅表现出喻昌对患者认真负责的精神,而且说明他虽然尊经却不泥古,一切从临床实际出发,与那些动辄漫投舒经活络或落于俗套、凡腰痛一律以杜仲、破故纸补肾健腰者岂可同日而语哉[2]!

伤寒之外,喻昌对温病学的发展,也做出了可贵的贡献。一般认为,明清以来开启温病学发展的,当首推明末《温疫论》的作者吴有性。其实,《温疫论》初出,流布不广,知之者甚少,喻嘉言与吴有性几乎同时,而影响则明显大于吴氏。他总结《内经》和《伤寒论》中有关温病的论述并参以历代诸家和自己的学术经验,对温病学进行了多方面的阐发,明确指出伤寒与温病为病之不同,并由此提出了寒温异治的原则,成为温病学发展的先驱者之一。

不唯如此,喻昌的学术发明还体现在首倡"秋燥论"和创言"大气说"上。

早在《左传·昭公元年》中就载有"六气致病"的说法,历代医家对此均有论述,认为与时序有着密切关系,而秋气主病,自古不明。喻昌在多年研究基础上,根据六气配四时的五行学说,大胆地把《内经》"秋伤于湿"更正为"秋伤于燥",并对秋燥的成因、燥气致病的机理、燥病的多种临床表现以及治燥的得宜禁忌等都做了详细的阐述,使人们终于对秋季主病有了正确理解,对燥邪致病有了较为完善的认识,从而得到后世医家的广泛称道。喻昌又自制"清燥救肺汤"主治肺燥,临床疗效颇佳,为数百年来医家临证所喜用,并由此衍化出一系列类方,促进了甘寒润燥、清肃肺气学说的发展。他曾亲笔记录了两则燥邪致病的典型医案,其大概过程如下:

吴吉长的妻子新秋得病,浑身发冷,继而又发热,还渐渐咳嗽,不过病不大重。一医误断为外感风寒,施药解表,以致病人重伤了津液,咳病延至初冬尚未痊愈;又一医令进参术补剂,促使燥证更燥,以致病妇饮食不思,有咳无声,泻利不止,眼看危在旦夕,其医不省,犹欲以温热药收止泻补虚之功。吴吉长见妻子已命若游丝,不敢轻用,于是请喻昌赴诊。喻昌略经诊视,即发现病妇是伤于新秋燥气,因用药一误再误,使肺气闭锢而咳嗽之声不扬,肺中之热无处宣泄,遂急奔大肠,食入则不待运化而直出;食不入则肠中垢污也随气奔而出,所以病人泻利无休,厌厌欲绝。吉长听罢怨愤不已,恳请喻昌设法周全。喻昌于是处以凉润肺燥之药兼清其肠,初进一剂而泻稍止,四剂而寒热除,再数剂而咳嗽俱愈,正所谓对症下药,验若桴鼓耳!又有一位乡下王氏妇秋季也病寒热,服用参术后,也是奄奄一息,十多天粒米不进,也不大便,也无咳嗽,时时晕去不省人事。她丈夫来到喻昌家中,详述妻子病症,恳求得一补剂归服。喻昌听罢,已知病妇也是伤于新秋燥气,因为误进参术补剂,燥气由表入里内结肠胃,治疗上理应清泻腑实内燥,故以大黄、芒硝、石膏、甘草四味组方通泻。又虑病家见药害怕不敢服用,便研成粗末与之。那人不知何药,归而煎服。病妇喝药时觉得药味甚咸,其夫高兴地认定咸即是补药,于是将两剂连服。才喝完病人便觉腹中努痛,连下结粪数块。之后,病体大快思食,进粥两碗后病已如失。分析以上两个病案,虽同属燥邪为病,然而见证不一,病情演变不同,医家极易为表象所惑,误诊误治;而喻昌却能洞破假象,抓住实质,如此独具手眼,殊得益于他对致病之旨的透彻体悟[3]!

中医理论特别强调"气"对人体的重要性,认为诸气在人身内各司其职,分别起着动力、防御、温煦、固摄、气化、营养等方面的作用。而喻昌通过对"气"的研究,结合自己的临床经验,认为人体之内应有一种整体的、能斡旋于诸气之间又独出于诸气之外起统摄协调作用的"大气",并将其部位定于胸中,命为"胸中大气"。"大气论"可说是喻昌学术思想的重要组成部分,虽然这一学说本身还很不完善,但却开阔了人们的思路,体现了嘉言先生勇于探索、敢于创新的精神,对后世医学的发展产生了一定影响,比如近代医家张锡纯所制的"升陷汤"即是受此论启发。也有临床医生撰文反映在"大气论"原则指导下,对一些诸如冠心病、风心病、肺心病、心包积液、胸膜炎、胸腔积液、植物性神经功能紊乱、溃疡病、胃炎、胃下垂、肝脾肿大、腹水等以胸腹部症状为主的各类疾病进行辨证施治从而取得满意疗效,可见"大气论"对于医生临床实践也有一定的指导作用。喻昌为病人袁聚东治愈痞块危证等案便是他对"大气论"的具体运用:

袁聚东年方弱冠而生痞块,卧床数月,无医不投,日进化坚削痞之药,渐至枯悴肉脱、面黑发卷,几无生理。家人本欲买舟载往郡中就医,因虑不能生还而止。不过仍医巫日费,渐至家产馨尽,于是恳请喻昌临床一诊,以决其生死。喻昌诊时,先察其痞块,见自小腹到脐旁,痞分三歧,皆坚硬如石,以手拊之,痛不可忍;其脉也只两尺(尺脉)洪盛,余皆微细,因长叹道:"此病本一剂可愈,奈何一误再误,拖延数月。既治痞块,理当先明气结、血结,若本质不清,药石漫投,则痞不能除,徒伤正气而已。前医即误以血块论治,日服化坚削痞猛药,致真气内乱,转护邪气为害,故愈治愈危。其实此痞全是无形空气聚成,只看触痞而痛剧,气结情状已露。"于是先以大剂理中汤运转脾阳正气,胸中受损大气亦因此而得升举;再用桂、附一大剂温固肾阳,破无形之结,病人服后只觉腹内气响甚喧,不一会儿三处结块竟一起消失[4]。

从以上几例医案中可以看出,喻昌临证,非常善于抓住不同病症的辨证要点,于几微之间洞察毫厘之别,是以疗效卓著,手到病除。

晚年的喻昌,并不满足于显赫的临诊医名,遂将主要精力放在著书立说和教授门徒上面。他先后撰写和刊出了《寓意草》《尚论篇》和《医门法律》三部书,集中体现了他的学术思想,也确立了他在中国医学史上的地位。其中《尚论篇》是为弘扬仲景学说所作,前文已经叙及,而《医门法律》六卷则专为庸医误人所作。为了分辨疑似,让医家深明毫厘千里之谬,使临证者不敢草率轻昌,并使那些执不寒不热、不补不泻之方搪塞病人,以致贻误病机、迁延致变的庸医不能逃其罪责,喻昌因取风、寒、暑、湿、燥、火六气及诸杂证,分门别类,著就此书。全书序例每门先论病因、病理,次论法、律。“法”主要阐明辨证论治的法则,“律”则主要指出一般医家在临床上易犯的错误并判定其罪。此书叙述精当,析理透辟,且极具个人创见,如“秋燥论”、“大气说”即见于此书中。《寓意草》是喻昌的个人自订医案,记录了他以内科杂病为主的疑难治案六十余则。案中详录病因病情,讨论辨证精辟明细,并点出每案的关键之处和疑难点,见解独到,足资启悟,是个人著作医案中的精品,一直深受后世医家重视。

《寓意草》的卷首有两篇著名的医论。首篇名曰《先议病后用药》,是喻昌针对当时医界不求理论、随症检方的不良习气而发,严肃指出这种弊端给广大患者带来的危害,大力提倡“治病必先识病,识病然后议药”的临床诊治程序,反映了他对疾病诊断的高度重视,至今仍然值得借鉴。第二篇名曰《与门人定议病式》,是喻昌制定的中医病例格式,也即“议病”的具体内容。内中不但要求记入病人的一般情况、医生四诊所得的症候、诊断治疗预后等各项内容,还提醒医生注意病人的形志苦乐、生活习惯、所处环境、发病季节以及以往病史、现病史等等,务求全面记录以为识病依据,与以往医家病案记载过简,往往寥寥数笔,证、因、脉、治多不齐全,致使后学常感困惑的状况迥异,足以显示喻昌严肃认真、科学审慎的临诊态度,对今日医界仍有着不容忽视的现实意义。

喻昌平生披沙拣金,勤于笔耕,著述之多,为常医所不及,三书之外,可考者尚有《尚论后篇》《生民切要》《张机伤寒分经注》《伤寒抉疑》《喻选古方》《温证论》《温证朗照》等。著书的同时,他还倾注了大量心血兴办医学教育,广收门徒,启蒙后学,相传其弟子达七十五人之多,其中不乏如徐忠可、舒驰远和程云来那样的后学名家。

顺治戊戌年(公元 1658 年),喻昌先生开堂讲授他对温病学的见解。是年八月他突患中风,一直拖延了二百多天,几经磨难,至次年三月间才见好转。病中,他还强撑弱体为《会讲温病语录》一书题词,这是目前所知他在世时出版的最后一部著作。据《常熟县志》所载,喻昌生平善奕,康熙甲辰年(公元1664年)八十岁高龄的嘉言先生与围棋国手李兆远搏奕,时达三昼夜,局终收子时,溘然谢世。

【注】

[1]事见《寓意草·辨徐国祯伤寒疑难及证治验》。

[2]事见《寓意草·治伤寒坏证两腰偻废奇验》。

[3]事见《寓意草·论吴吉长乃室及王室妇误药之治验》。

[4]事见《寓意草·袁聚东痞块危证治验》。

傅 山

　　傅山,字青竹,后改青主,号啬庐,山西阳曲(今山西太原市)人,明末清初著名医家、爱国志士,平生刚直烈性,个性率真,品行第一,气节为先。他生当改朝换代之际,不为名扰,不为利诱,坚守德操,清白做人,显示了一介士子的铮铮铁骨、高尚情怀。

　　傅山生于明万历三十五年(公元 1607 年),出身于书香门第。祖父傅霖进士及第,曾任明山东辽海参议;父亲傅之谟以明经(贡生)教授生徒,号离垢先生,二人皆儒学出身,可想而知傅山从小就倍受忠孝仁义等儒家思想的熏陶。他天生敏慧,幼即好学,读书过目成诵,十四岁时便取秀才第一名,时有"神童"之称,为后来擢升山西提学的文太清、袁继咸所器重。傅山遂与二人过从,聆其教诲并深受影响。袁继咸为官清正,廉洁奉公,为一方所推重,崇祯九年(公元 1636 年)因不理阉党张振孙之请托而为其所诬,身陷冤狱,受牵连者竟达一百余人。当时傅山已年近三十,他秉性方正,敬爱忠贤,睹此冤假错案,遂拍案而起,不平而鸣,与同学曹良直等一起联合山西学界名人不远千里,入京诉状,三次叩门讼冤,又伏道陈情,后在山西巡抚吴甡(shēn,众多)鼎力相助下,终使冤案昭雪,袁公获释复官,张振孙贬官戍边,受到应有的惩罚,一时间人心大快,傅青主也以此大无畏之举而名满天下。崇祯十五年(公元 1642 年),袁继咸以兵部右侍郎兼右金都御史,总督江西、湖广、应天(今江苏南京)、安庆军务,旧部及左梦庚变节降清,他被强执北上,因誓死不屈而被杀。死前曾以难中诗遗赠青主,且作书曰:"不敢愧友生也!"(语见《清史稿·遗逸传》。下同)青主省书后,恸哭失声,知袁公必以死节践其言,不免垂泪说道:"呜呼,吾亦安敢负公哉!"

　　甲申初年,风雨飘摇的明王朝终于覆亡,满清政权入主中原,极不愿发生的事情还是无可挽回地发生了,傅青主为此痛彻心扉,肝胆欲裂,遂奉母携子愤而隐居,布衣樵耕,穴居洞处,以表亡国之恨。为明遗民之志,免于剃发蹄袖之辱,他戴黄冠、衣朱衣[1],改装易服从此以朱衣道人自居。傅青主曾刻意于医道,此时便在布道行医的掩护下游于平定(今山西平定县)、汾州(府名,在今山西境内)一带,秘密从事反清活动。他在一首诗中写道:"禁方须万一,冷药满乾坤,若遇真人买,和笼价不论。"(诗出《霜红龛集》。下同)一望而知在论药之外别有深意。傅山素来与昆山(今江苏昆山)顾炎武相友善,炎武曾盛赞傅山为君子人。当此之时二人同为反清义士,常诗文酬答,互相勉励。顾炎武《酬傅处士次韵》一诗云:"清切频吹越石笳[2];穷愁犹驾阮生车(阮生即阮籍)。时当汉腊遗臣祭,义激韩仇旧相家。陵阙生哀回夕照,河山垂泪发春花。相将(相随)便是天涯侣,不用虚乘犯斗槎(chá,筏子)。"诗中既以陈咸的不忘汉腊表达亡国之痛,又以张良的义报韩仇暗寓复兴之志,整首诗苍凉沉浑,又激昂流转,实为二人当时心境怀抱的真实写照。然而改朝换代掀起的狂波渐趋平息,傅山不禁发出"荡荡乾坤病,复仇愁死我"的浩叹。顺治十一年(公元1654年),在河南郑州从事反清活动的宋谦被清廷逮捕,严讯之下供出知情人,傅山、张锜、朱振宇、萧善友等人均牵连入狱,大牢之中,傅青主虽经严刑拷打,却抗词不屈,视死如归,并以绝食九日相抗争,宁为玉碎,不为瓦全,显示了可贵的民族气节与道义情操。由于他深孚众望,得到各界人士的倾力相救,终于获免出狱。然而亡国之痛,痛入骨髓,他早已置生死于以外,所以此番九死一生,他竟毫无喜意。《清史·遗逸传》云其获释后"深自咤恨,谓不若速死为安,而其仰视天、俯视地者,未尝一日止",其余生心情之沉重由此可见一斑。之后,清廷大定,反抗无望,他的反清活动终告失败,万般无奈之中,傅青主降志于医,一以自养,二以济民。他萧然物外、黄冠自放,意欲以这种消极的方式对抗清廷。这本是他本人的不幸,然而杏林之中却为此多了一个奇人。

论起傅青主业医,真是凤具基源。《清史稿·本传》称其年方六岁,便啖黄精、涉养生,当是由博读医书而了悟医理。多年的抗清活动中又伴以大量的医疗实践,青主遂集理论功底与临床经验于一身,成为愈病的行家里手。专力业医后,更是医名远扬、卓然成家。青主一生善善恶恶,治病也一任性情:凡是志同道合的仁人志士、贫病交加的普通百姓,他都至意深心、倾力赴救;而那些达官贵人、清府奴才请他看病则势比登天还难。比如数百里外的好友杨思坚病危,他可以不顾酷热炎暑,跋山涉水,步行五昼夜前去救治,令朋友深受感动。而权贵们每每厚聘相邀,他却不为所动、厉辞相讽:"奴人害奴病,自有奴医与奴药,高爽者不能治!"清人阮葵生《茶余客话》卷五曾谈及傅山行医之事,内中写道:"青主善医而不耐俗,病家多不能致。然素喜看花,置病者于有花木寺观中,令善先生者诱致,闻病人呻吟,僧即言羁旅无力延医耳。先生即为制剂,无不应手而愈。"足可见青主先生既冷眼热肠恤贫怜弱;又疾恶如仇、蔑视权贵,其医品一如人品。

青主治医,起步殊早,老而弥精。他既重视名家经验,博览医书,又注重民间验方。在抗清及业医过程中,他曾广为游历,足迹遍及山西、陕西、河南、河北、山东、安徽、江苏各省,每至一处,他或与"村童野叟登东皋,坐树下,话桑麻"(语见《霜红龛集》)、或造访马医夏畦、市井细民,虚心向群众学习,广泛听取民间验方,并将不少时方、禁方收入他的书中。因而他治病一向不拘成法,常能别出心裁。《清稗类钞》中载有他一则奇事:傅山有位相识的同乡名唤王尧,客居京城时忽患头疼,延请多人都医治无效,后闻太医院某公善断生死,毫发无伤,遂造访求诊。某公按脉毕,长叹一声,告诉他说:"你的病一月后便会发作,快回家料理后事吧,迟了就来不及了!"王尧闻听,惨然不乐,急整束行装,兼程而归。其时傅山正被有司逼迫进京,二人竟于途中巧遇,王尧于是将恶疾始末及某公之语具告傅山,青主听罢惊言道:"某公是当今国手,他若如此说,君命必危!"边说边捉住王尧的脉按了一回,低头叹道:"果然是国手,所言不谬!"王尧素知傅山医名,料其技当不在某公之下,闻言后流着泪恳求道:"傅先生久负和缓之名,难道不能生死人而肉白骨乎?"青主沉思良久,对王尧说:"这样吧,君病本来万无生理,刚才思得一法,你不妨试试,愈则不任功,不愈亦不任过,你看如何?"王尧连连点头,表示悉听遵命,傅山于是令他归家后遍觅健壮少年所戴旧毡笠十余顶,煎成浓汤,漉其为膏,旦夕服用。王尧一一照办,疾病果然痊愈。事后王尧特地赴京,将治病经过告诉了某公,此公佩服异常,连连赞道:"傅君神医,吾不及也!"王清任《医林改错》曰:"精汁之清者化而为髓,由脊骨上行入脑,名曰脑髓。"王尧所患头痛便由脑髓亏耗所致,古人喻为不治之症。傅山以健少人之旧毡帽入药,便是借力于壮少脑髓丰满、神气充溢于外的特点,病人服之竟愈,遂使此事传为医林奇闻。

青主于诸科之中尤擅妇科,今所传《傅青主女科》一书,医理精当,文笔简明,是一部临床价值颇高的著作。太原祁尔诚在该书序文中说:"读征君此书,谈症不落古人窠臼,制方不失古人准绳,用药纯和,无一峻品,辨证详明,一目了然。"书中反映了傅山先生重视肝、脾、肾三经之调治,常融水火于一炉的学术思想,而临床中他尤重舒肝解郁、畅通气血,对后世妇科临床产生不少影响。

书中所载其自创方，如完带汤、易黄汤、引精止血汤、固本止崩汤、清经汤、两地汤、加味四物汤、通乳丹等，由于疗效显著，三百年来一直为临床所习用。

傅山先生聪明绝顶，敏学善成，于医术之外，又博通经史诸子，兼工诗文书画、金石篆刻，堪称一身多能，杂学大家。他于书法最恨奴俗气，常言道："书宁拙毋巧，宁丑毋媚，宁支离毋轻滑，宁真率毋安排"（语见《霜红龛集》），与其说是评书，不若说是议人。他的画丘壑磊砢，纵横挥洒，也以骨力取胜，可说青主先生是书如其人，画亦如其人。他常说自己"好学而无常家"（见傅山《好学而无常家赋》），又说于学"取其是，而去其非"（语见《霜红龛集》），故能于诗文自成一体，于书法不宗一家，于医学别出心裁，杂学旁收并融于一心，使先生视野开阔，思路灵活，闻一知十，融会贯通，一生成就斐然，令世人艳羡。

青主先生有子名眉，字寿髦，又字须男，号竹岭，别号麋道人。傅眉既称须眉男儿，又号竹岭道人，与麋鹿为伍，具竹之气节，可见其志趣所在，与乃父相同，所以父号老蘖（niè，酒曲）禅，他便自称小蘖禅。据《国朝先正事略》讲，傅眉也是天赋过人，七岁能作小诗、小赋，书法亦承家传。每日砍柴山中，置书担上，途中休息时便取书观读。傅山常卖药四方，傅眉与父亲共挽一车，"暮抵逆旅，篝灯课经，力学继父志"（语见《清史稿·傅山传》）。中州有位吏部郎，也是一方名士，曾与傅眉同寝一室。傅眉谈起中州文献滔滔不尽，吏部郎有时竟不能答，甚觉羞愧。有此爱子，傅山颇得安慰，可惜傅眉寿短，未及六十而卒。关于他的死，还有个传说，据清人叶廷琯（guǎn，玉制乐器）《鸥陂渔话》卷一所载：一日，傅山偶于醉后作草书，书罢困极而眠。傅眉也精于书法。便走过来观赏，见父亲这几行字写得洒脱空灵，忍不住细细临摹起来，之后暗将己书易置书几之上。傅山醒后，见了几上之书，垂思默想，竟愀然不乐。傅眉心中疑惑，近前请问缘故，傅山蹙眉叹道："我昨日醉后偶书，今天起而视之，发现字中中气已绝，恐怕我就要死了吧。"傅眉听后，惊愕不已，于是将易书之事跪秉父亲。傅山闻言沉痛地说道："既然这样，可怜吾儿死期不远矣。"此后不久，傅眉果然一病而亡。古人云言为心声，而诗文字画则皆有中气行于其间，善识者或能觇人穷通寿夭。大概傅山既擅长书法，又精于理气数术之学，故能审微知著，洞察秋毫。

顾炎武曾有诗云："嗟我性难驯，穷老弥刚棱。孤迹似鸿冥，心尚防弋矰（yì zēng，用带绳之箭射鸟）。"（见《寄次耕时被荐在燕中》）诗中以鸿雁自喻，言其虽然匿迹深藏，仍恐为朝廷所用。此诗也可说是傅山心迹之写照。然而傅青主既才华横溢，多才多能，又肝胆照人，明于气节，盛名早已远扬，遂无可避免地成为朝廷网罗的对象。康熙十七年(公元1628年),朝廷以纂修明史,诏开博学鸿儒科,想以官禄来分化反清文人,维护清统,因而特别属意于一班素负重望的遗老,给事中李宗孔遂举荐傅山为"博学鸿词",其时青主已七十一岁,他以"病极待死"为由坚辞不允。阳曲知县强其上路,他义正辞严地说:"生既须笃挚,死亦要精神。"(诗出《霜红龛集》。下同)表达了生要为民族志士,死亦为爱国鬼雄的决心。怎奈官府不由分说,命人将其强行按于担架之上,抬送赴京。当时傅眉已死,二孙随侍,傅青主抱定信念,准备以死殉节,因而对两位孙儿吟诗道:"此死心舒极,儿孙切莫哀"、"人间书绝笔,箕尾五云开。"途中趁人不备,他用利锥刺断双腿静脉,致使一路血流不止,有司被迫将担架停于离京三十里外的圆觉寺,他以死拒不入城。文华殿大学士冯溥闻讯,首至相劝,随后公卿大臣纷至沓来,或慕名已久,特来问候,或鼓唇摇舌,劝其应征,青主"卧床不具迎送礼"(语见《清史稿·遗逸传》)。刑部尚书魏象枢以老病上奏,康熙"鉴其诚"(语见《傅青主女科》张序),诏令免试,并加封内阁中书舍人以示恩宠。冯溥强其入谢,又使壮夫舁(yú,抬)其入宫,比至望见午门,傅山老泪纵横,痛感"死之有余恨,不死亦羞涩。"(诗出《霜红龛集》)官员们掖其叩头谢恩,他拼力不从,并就势直挺挺扑倒于地,魏象枢见状,进曰:"止,止,是即谢矣!"次日放归时,冯溥以下皆出城相送,傅山眼望众人,冷冷言道:"今而后其脱然无累哉!"既而又说:"使后世或妄以许衡(汉人,事元为国子祭酒)、刘因(汉人,事元为右赞善大夫)辈贤我,且死不瞑目矣!"此言一出,令众臣失色,闻者咋舌。回乡后,傅山不论冬夏仍一身布衣,行医治病,自称曰"民",或有人问:"君子非舍人乎?"傅山一概怒而不应。

康熙二十三年(公元1684年)六月十二日,傅山以七十八岁的高龄去世。二孙遵嘱,以朱衣黄冠殡之。远近百姓,四方名士,或念其医德广布,或感其气节为人,或敬其才华学识,纷纷赶来致意,下葬之日,追悼者竟达数千人之多。他的一位友人在评价其一生成就时曾说:"世人都知青主的字好,岂知他的字不如诗,诗不如画,画不如医,医不如人。"殊可谓盖棺论定之语。如今三百多年过去了,傅青主英灵不远,盛名犹在,他的高风伟德将和他的医名一样,世世长存。

【注】

[1] 黄冠、朱衣:黄冠是道士的冠,而朱衣是道士服。

[2] 越石笳:晋刘琨,字越石,曾吹胡笳而退胡兵。

柯 琴

柯琴，字韵伯，号似峰，浙江慈溪文亭（今属余姚县）人，行医后迁居于吴之虞山（今江苏常熟县）。他的生活年代，大约在清代康熙、雍正年间（公元1662年—1735年）[1]。

关于柯琴的生平，医史文献中收载的不多。同里孙介夫为柯著《伤寒来苏集》作序时写道："吾乡似峰先生，儒者也，好为古文辞，又工于诗……惜其贫不能自振，行其道于通都大国，而栖息于虞山之邑，又不敢以医自鸣，故鲜有知之者。"另一署名虞山友人的季楚重在题序中说："先生好学博闻，吾辈以大器期之。"是知柯琴早年业儒，勤奋博学、工诗善文且胸怀大志，所以朋友们都希望他能一举成名。据《慈溪县志·艺技传》说柯琴原系"吾慈庠彦"，可见在当地诸生中颇有才望。然而他终于弃儒学医。观季序有"今焚书弃举，矢志于岐黄之学，此正读书耻为俗儒，业医耻为庸医者"之语，其中"焚书弃举"四字，愤慨之情溢于言表，似有块垒不平于胸中；又云"读书耻为俗儒，业医耻为庸医"，足见其心志高洁，而耿介之性也不言而喻了。据此推测，柯琴或因生性孤傲，不愿随波逐流做附势小人，所以才科场失意，不得志于时吧。

从医后，柯琴游于吴，遂迁居于吴之虞山（原江苏常熟县）。关于他的医术，因罕有医案传世，故而不得详知。不过孙介夫在序文中倒叙及一则与柯琴交往的旧事，他自云幼年多病，长而及医，前后留心达二十余年，故也颇识医药大体。有一年春天，他患咯血病，时愈时发，遂自处芩连等寒凉之剂服之而愈；继而寒凉不效，复改用参芪等温补之剂服之而愈；继而又温补不效，再用寒凉亦不效，于是深感医道高深莫测，便来到虞山就教于柯琴。柯琴为他分析说：

"斯未求其本耳。诸寒之而热者取诸阴,所谓求其属也。君病阴虚而阳盛,以寒药治之,阳少衰,故病少愈耳;复进寒凉而阳亦虚,得温补而病少愈耳;再进温补而阴亦虚,复进寒凉而阴阳俱虚,故绵连而不解耳。岂知脏腑之原有寒热温凉之主哉?必壮水之主,以制阳光[2](斯为合法。"于是为他开了加减肾气汤方,结果一剂而喘宁,再剂而神爽,孙氏大服其能,我们也借此对柯琴的医术得窥豹之一斑。

柯琴儒而能医,却并不操有余以自重。或以医道为大,性命所系,一着之谬,往往噬脐莫及,故"不敢以医自鸣"(见《伤寒来苏集》孙序。下同),而世也"鲜有知之者",可知柯琴虽然傲岸清高,却是稳重谦虚、知进退之人,与那些挟技劫病、贪利忘义之流怀抱迥异。《慈溪县志》说他一生"生活贫困潦倒",大概正因为他刚直正派,不屑趋附,治病以救人为念,不苟报偿吧。

柯琴既以医道为重,治学态度自然严谨认真,一丝不苟。他在所著《伤寒论注·自序》中说:"尝谓胸中有万卷书,笔底无半点尘者,始可著书;胸中无半点尘,目中无半点尘者,才许作古书注疏。夫著书固难,而注疏更难。"所谓胸中无半点尘,就是胸中不带任何私心杂念;所谓目中无半点尘,就是眼中不带任何偏见。一般人皆认为著书难而注疏易,柯琴却反说注疏比著书更难,见解新奇,显然别有深意,耐人寻味。那么,注疏何以更难呢?柯琴接着说:"著书者往矣,其间已经兵燹,几番播迁,几次增删,几许抄刻,亥豕(谓形近而误)者有之,杂伪者有之,脱落者有之,错简者有之。如注疏者着眼,则古人之隐旨明、尘句新;注疏者失眼,非依样葫芦,则另寻枝叶,鱼目混珠,碔砆(wǔ fū,像玉的美石)胜玉矣。"柯氏曾穷毕生心力为《伤寒》著论,他的这番话,可谓深知个中三昧的经验之谈,那些轻视注疏或好为注疏,甚而朝谋夕成者,或当以此为诫,略改所为。

柯琴治医,溯流探源而重在探源,他一生对于《内经》和《伤寒论》均有深刻研究,曾著《内经合璧》一书,惜已亡佚。"以《伤寒》为世所甚重"(见《伤寒论注·自序》。下同),故于仲景学说的钻研,尤其不遗余力。他认为《伤寒论》一书,经过王叔和编次,已非仲景本来面目。仲景之文遗失的很多,叔和之文附会处也不少,因而读《伤寒论》,必须"凝神定志,慧眼静观,逐条细勘,逐句研审"。而著论者必须做到"何者为仲景言,何者是叔和笔,其间若脱落、若倒句与讹字、衍文,须一一指破,顿令作者真面目见于语言文字间",才谈得上

"羽翼仲景,注疏《伤寒》"。然而,读叔和之后注补《伤寒》各家,柯琴却深感失望,认为诸说非但不能矫叔和之偏,彰显古人精义,反而"尚论愈奇,去理愈远,条分愈新,古法愈乱"(语见《伤寒论翼·自序》),前此之疑辨未明,继此之谜途更远,以致后学者疑窦丛生,无所适从。因而他潜心静意,究心有年,先后写成《伤寒论注》《伤寒论翼》及《伤寒附翼》三部书,合称《伤寒来苏集》。书中引《内经》理论,悟仲景要旨,辟诸家之谬,破后学迷津,议脉论证,阐幽发微,诚多精辟要妙之言。加之行文明快畅达,朗朗上口,自来为后学所乐诵,堪称历代研究、注疏《伤寒论》的上乘之作。柯琴以注疏为难,偏又知难而进,著成如许佳作,则先生当年鸡声灯影之苦推而可知矣。

《伤寒论注》共四卷,系柯琴将《伤寒论》原文依据六经的方证,重立篇目,重加编次而成。首卷先立"总纲"一篇,汇集了《伤寒论》中总论伤寒的条文,并分别予以注释,使人开卷便知伤寒脉证的得失大局;其次,依六经顺序分述各经的脉证。各经之中也是先立总纲,再立一主治方证(如桂枝汤证、麻黄汤证等),而各以类从地归纳了加减变法诸法,使之成为一个系统。并采取分篇汇论的体例,注解仲景原文,辩正前人学说。

《伤寒论翼》两卷,主张《伤寒论》的六经辨证方法是为百病立法而非单指伤寒。上卷七篇,概括阐明了六经经界、治法及合病、并病、温、暑、痉、湿等病,意在使读者领会六经全面的应用意义;下卷七篇,为六经的病解及制方大法。

《伤寒附翼》也是两卷,专门论述《伤寒论》的六经方剂。除了每经方剂总论外,下列每方皆分别列述其组成意义和使用法则。

《伤寒来苏集》既为柯琴纠偏补弊之作,自然多所创见,与众不同,反映了他在伤寒学研究领域中独树一帜的杰出贡献。柯琴生当康熙之年,方(有执)、喻(嘉言)的伤寒学说正盛极一时,他却不为所囿,别出心裁,发明了"以证分类"的编次方法,使全书读来脉络分明,条理井然,前后密切相连,《伤寒论》的面目,从此为之一新,而后学者开卷也颇可获益矣。柯琴还独具慧眼,一反前人所持"《伤寒》论外感,《金匮》治杂病"[3]的成见,首倡"仲景之六经为百病立法"的主张,终使《伤寒论》的真谛要眼得以彰明,而《伤寒论》所确立的辨证论治方法也得到了推广,确可谓千古不磨之论。他还为伤寒六经正义,认为《伤寒》所述六经与《内经》六经不同,前者是经界之经,是面;后者是经络之经,是线,则人体"腰以上为三阳地面"(语见《伤寒附翼》。下同)、"腰以下为三阴地面",分属六经,从而创立六经分区之说,既不落前人窠臼,又给后人以莫大启示,开辟了六经研究的新途径。柯琴身后,叶天士曾为柯书作序云:"韵伯之注疏,透澈详明,可谓精而不乱,予深得其味。"可见对柯氏其书评价很高。

饶有趣味的是,《伤寒来苏集》在言语的运用上也颇有特色。纵观注疏《伤寒》各家,传于今者不下数百种之多,其中佶屈聱牙者有之,味同嚼蜡者有之,辞不达意者有之,不知所云,令人昏昏欲睡者,亦广而有之。而柯琴先生却以儒医之身,文心慧笔之才独出于众人之上,他为文典雅清丽、畅达明顺,成语典故信手拈来又运用得当,读其书意气酣畅,辞采飞扬,可圈可点,趣致昂然,况椟珠并美,又析理透辟,怎不令后学喜闻乐见,交口称誉呢?

柯琴的友人罗东逸在为《伤寒论翼》作序时写道:"我友韵伯柯先生愤其所以然,晓夜孜孜于先圣《内经》之蕴,苦攻二十余年,遂能抉其堂奥而昌明之。凡前人之承讹袭舛,相仍而莫敢出手眼者,悉明目张胆痛快析之。自此仲景之书可读,《内经》之旨益明,六经察病之法遂定,而虚实辨证之妙,可不烦多索而拈。此非所谓知其一万事毕者欤?"可见,宝剑锋从磨砺出,柯先生有功于仲景处实多,而其励志苦学的精神也足可垂范后人!

【注】

[1] 此从傅维康《中国医学史》(上海中医学院出版社1990年版)所说。

[2] "壮水之主"二句:"壮水之主,以制阳光"乃王冰语,意指火有余实为水不足,治疗时不可泻火,只需补水以制火。可参《赵献可》篇按语。

[3] "《伤寒》论外感"二句:至宋,随著《伤寒杂病论》一析为二,"《伤寒》论外感,《金匮》论杂病"渐成学界主流观点。

叶 桂

叶桂,字天士,号香岩,先世自安徽歙县迁至江苏吴县(江苏省苏州市郊),世居阊门外下塘上津桥畔,因此晚年自号上津老人。叶氏一门,三世业医,名满吴中。祖父叶紫帆(一作子蕃),名时,既通晓医理,又素著医德,治病不分贫富,务在全活。紫帆先生尤善治小儿疾患,即使陋巷矮屋,也必亲往;儿啼褓中,便溺狼藉,也必详视颅囟,细察饥寒饱暖。有不名一文者携子登门求治,他都欣然施药,毫无吝色,所救患儿甚众,可谓嘉惠一方。父亲叶阳生,名朝采,也是乐善好施的名家高手,且善治之症甚多,一时吴中诸属邑,争相延请,登门求治者日夜不绝。阳生先生还工于书画,平生爱吟诗,善鼓琴,名士风流,享誉一时。

叶桂生于康熙六年(公元1667年),自小也是聪明绝顶,读书竟过目不忘,深得阳生先生喜爱。他白天去私塾治经习儒,暮归则由父亲授以岐黄之学,颇能领悟,对《素问》《难经》及唐宋名家著作,靡不旁收博览。可惜康熙十九年(公元1680年),阳生先生一病不起,英年早逝,叶桂少孤失养,家贫不能自给,只好弃儒辍学,拜父亲门人朱某为师,专力习医。朱某遂将阳生师平日所授毫无保留地传与叶桂,天士闻言即解,以一知十,很快见出于师上,因此年少而有名。据清人梁章钜《浪迹丛谈》卷八所云,叶桂自十一岁至十七岁之间,"凡更十七师",只要听说某人善治某病,就不辞辛苦拜师求教,所以旁学妙悟,集诸家长处于一身,及至壮年,已成为广负盛名的杏林名家了。他一生"身历三朝,名闻九域"(语见《叶氏医案存真》石序),在当时,上自达官显贵,下迄平民百姓,鲜有不知其医名者。

叶天士成名既早，况复遐龄久寿，因而临证经验十分丰富，望闻问切无所不精，不仅疑难杂症应手而除，且能于无病之时预知隐症，甚而能向患者预言数十年后的病情。他处方用药灵活多变，不抱任何成见，尝云：剂之寒温应视疾之凉热而定，自刘河间以暑火立论，专用寒凉；李东垣谓脾胃之火务必温养，习用参附（人参、附子）；朱丹溪创阴虚火动之说，又偏寒凉。于是宗丹溪者多以寒凉，尊东垣者多以温养。而近代医生茫无定识，假兼备以幸中，借和平以藏拙，甚至朝用一方，晚易一剂，没有一定的主见。他指出，病有现证，有变证，有转证，必得洞见其初终转变，做到胸有成竹，而后施药于人，方能取得明显效果。否则，所谓以药治人者，实是以人试药而已[1]。所以他处方施药时，一二味不为少，十余味不为多，甚至施以奇招，不假药物，唯以病情为准，而所疗皆中，无不如意；即使重症危候，一经调治，也往往指下回春，成为我国医学史上又一位临床大师，他的精彩医案为数甚多，流传甚广，且举数例如下：

有位村民患齿痛数年，诸药不效，叶天士用山萸肉、北五味、女贞子、旱莲草各三钱，淮牛膝、青盐各一钱，治之而愈。又治一妇人胸痞心嘈，用盐水煮石决明三钱，经霜桑叶二钱，丹皮一钱，黑栀一钱，三角黑胡麻二钱，细生地三钱，四帖而病愈。

还有一位二十来岁的年青人夏月生病，咳嗽不止，时带血出，常发寒热，饮食减退，口不欲饮，身体渐渐消瘦，走路时常摔倒在地，症状时轻时重，脉细带数，而且牙跟松动，牙龈红肿，晨起总有血胶厚凝于齿龈之上，症状十分繁杂，群医都认作虚证治疗，生地、熟地、天冬、麦冬等滋阴药遍用无效。而天士诊后则断为湿温久郁，于是处以芦根、滑石、杏仁、苡仁、通草、钩藤、白豆蔻等药，并嘱咐病人一定要服够二十帖才能彻愈，否则日后当引发疟疾。病人服用十帖后病症已除，于是忘了医嘱，擅自停药。到了十月份，疟疾果然发作，仍然服用前药，疟病才得以痊愈[2]。

又据《临证指南医案》嵇璜序所载，有位家住锡山的乡民，因患痼疾至先生所求治，天士诊视处方毕，告诫病人说："须服此药百剂，终身方不复发！"乡民回家后，遵嘱服至八十剂，宿疾早已痊愈月余矣，于是止而不服。一年后，那人旧病复发，再次赴桂所求治，天士便追问他说："当初我让你服药百剂，为什么还会这样呢？"乡人据实相告，天士于是命他再服四十剂，乡人如言而行后，病遂永不再发，其治病之神妙若此。

另据青城子《志异续编》卷四载,有位富家公子,年方二十而秋闱登第,一时贺客盈门。这位公子却忽然两目红肿,痛不可忍,日夜呼痛嚎叫,家人急延天士诊之。天士对公子说:"你的眼病倒不足为患,自会痊愈。所可虑者,七日内足心必将生痛,痛毒一旦发作则不可救治矣。"天士平日决生死如同烛照,不差分毫,因而公子闻言,不觉悲惧交集,再三恳请救治,天士说:"此时已不暇用药,且先以方散毒,如七日内不发,方可议药也。"于是告诉公子散毒之方:息心静坐,以自己左手擦右足心三百六十遍,再以右手擦左足心三百六十遍,每天如此七次,俟七日后再来施治。公子诚惶诚恐,谨遵医命,七天后再延天士复诊,因忐忑不安地问道:"我的眼病已像先生说的那样痊愈了,不知痛毒会不会发作?"天士忍不住笑道:"前日所说的发毒,乃妄言耳。公子富贵双全,事事如意,所惧者不过一死。只有以死相恐,你才会万念俱寂,一心注足矣。此时手擦足心,则上火下行,目疾自愈。不然心益燥,目益痛,虽日服灵丹,也不见得有效。"公子听后,一颗悬着的心才放了下来,于是笑而谢之。

　　天士于各科杂症无不擅长,尤其长于痘科,他的弟子陆履安曾对此总结说:"先生治痘,夙称神奇。观其案中寒热攻补,不胶于一见。如毒火深伏,气血壅遏者,藉芳香以搜逐,用紫雪丹。气滞血凝,毒重火伏者,以酒大黄、石膏、青皮、桃仁、荆芥、犀角、猪尾血之类主治。肝肺毒火不宣,气血有焦燔(fán,焚烧)之势者,用犀角、羚羊、紫草、丹皮、石膏、鲜生地之类。元气不支,阳虚毒陷,而见灰白湿烂、泄泻呕恶等症者,用辛香温煦,如陈文中[3]之法为要。气血极虚而浆清塌痒,全无实证相兼者,当峻补气血,用参归鹿茸汤及坎炁(古同气)汤之类。气虚莫外乎保元及四君子,血虚不离于四物及补血汤。又有气虚血热者,补气之中兼凉血。血虚气滞者补血之中佐辛香。用攻法须分部位经络,用补法当辨寒热燥湿。过清则有冰伏之虑,偏热则有液涸之虞。此则先生采择先贤之法,因人见症而施治,可谓善法古者矣。"(语见《临证指南医案》)据传,天士治痘,只需以目视痘,或以鼻闻其气息,便可断病孩生死。他的长孙曾出痘发热,天士一见之下便说:"此闷痘也,虽险可治。"于是处方施药,长孙危而得安;而次孙发痘时,他一揭蚊帐即惊呼:"此死气也,治亦无功!"于是叹息而退,次孙果然很快夭亡。此外,梁章钜在《浪迹丛谈》卷八中,还讲了一则天士用奇招为外孙治痘的故事:天士这个外孙一岁时,痘闭不出,于是女儿抱着孩子回娘家求治,天士诊视后,认为恐难痊活。女儿听后十分气愤,用头撞墙说："父亲平日不知治好多少痘病,今外孙独不得活乎? 请先儿而死。"说罢冷不防抓住一把剪刀就要自尽,幸被家人拦阻,劈手夺下。天士迫不得已,俯思良久,终于想出一个死里求生之法。他将外孙抱到一间空屋中,为他脱去衣服,裸身放在床上,然后关门上锁,一言不发,自出外与人博戏而去。女儿想看儿子,门却弄不开,于是几次派人去叫父亲,仆人回说,家主博戏正酣,不愿回来,女儿听罢怨怒父亲无情,哭泣欲死。到了深夜天士方才回家,一进门便直奔空屋,启锁探视,只见外孙已遍体生痘,粒粒如珠矣。原来空屋蚊多,天士是借其叮肤以引痘而出,不料果然奏效,外孙遂得不死,女儿知道后也破啼为笑。

有趣的是,天士不但能治病,还能医贫。在清代陆长春的《香饮楼宾谈》卷一中记有这样一件事:一日,天士坐轿外出,忽有乡人拦路乞治。天士遂停轿诊之,然后奇怪地问:"你六脉俱调,哪有病呢?"乡人回答说:"先生为当世名医,奇疴险症无不洞悉,小人所患者,贫病也,不知先生可否疗之?"天士闻言笑道:"是疾也,亦颇易治。你晚上可来取方,一服即愈矣。"到了晚间,乡人果来敲门乞方,天士便让他拣些城中的橄榄核回家种植,并嘱其苗苗来告,说彼时当获厚利。乡人如言而行,月余,小苗已郁郁长成,乡人高兴地跑来告知天士。天士即对他说:"很快就会有人去买你的橄榄苗,你回去等着吧。"从此每处方药引皆用橄榄苗,病人争往乡下求购,数日之间苗已渐稀,而求者益众,价钱愈高,乡人大大地发了一笔财。事后乡人具礼来谢,天士笑着问他:"病好了吗?"乡人感激地说:"赖公之力,已彻底痊愈了!"天士于是笑而遣之,此事便在吴中传为美谈,反映了天士与人为善、同情穷人的可贵胸怀。

天士不但医技精湛,而且对待病人认真负责。他每治一病,必得切脉、望色、听声、察形,将四诊合参方言病之所在,故能语语中的。魏长春在《研医熟思录》中说:"读叶天士先生《临证指南医案》,知先生勘病之法,查过去病因,察现在病状,防未来变症,于天气寒暖变化,人事忧思喜怒,饮食膏粱藜藿(lí huò,指粗劣的饭菜),案词详述无遗。治小儿,查其先天受气盛衰,后天痘疹疳积,病后留邪及饮食太过不及。医妇女,必问月事胎产之情形,环境、情志之关系。审慎周详,为历代名家所不及。"难怪他能详别人所略,察别人所不察,长众人所短,治众人所不治了! 由于他医术高超,屡起沉疴,吴中百姓皆尊之曰"天医星",然而"天医星"本人却不自满足,对技术精益求精,从不放过就教学习的机会。

一次,浙右某孝廉,与同伴入京会试,行舟至姑苏,忽感不适,遂请天士诊治。叶桂诊之良久,叹道:"君病系触冒风寒所致,一药即可痊愈。然而内热太甚,另有隐患,此去舍舟登陆,必得消渴,届时将无药可治。脉象已露端倪,寿不过一月耳。君还是速归家门,料理后事吧!"说罢开方与之,嘱门徒登诸医案。孝廉执方回舟,不觉凄然泪下,踌躇满志之心一扫而空,于是收拾行李,准备回家。同伴见状,大不以为然,纷纷劝他道:"这不过是医生们吓人骗钱的把戏而已,你不必介意,况且叶天士又不是神仙,岂能个个灵验?"次日,孝廉服药后,不适果然痊愈,遂在同伴怂恿下继续北上,只是路上一直闷闷不乐。舟抵镇江时,风大浪高,船不得行,大家弃舟登岸,去游金山寺。行至山门前,孝廉忽见旁边墙上贴着一张行医告示,下落某某僧名,触动了他满腹心事,于是径至禅房求诊。医僧切脉问事毕,垂首蹙眉,叹道:"居士赴闱恐不及矣!此去登陆,消渴即发,寿不过一月耳,奈何又作远行耶?"孝廉闻听,垂泪不已,遂将叶天士所说俱告医僧。医僧听后,捻须笑道:"天士此言差矣!药如不能救病,圣贤何必留此一道?"孝廉觉其话里有因,便长跪不起,请求治策,医僧便告诉他说:"此易治耳!居士登陆时,可至王家营购秋梨百余斤,渴即以梨代茶,饥则蒸梨作膳,梨尽则无恙,岂如叶天士所言无药可治,几误人性命哉!"孝廉得此救命之方,感激涕零。行至清河(今江苏淮阴),其渴疾果然大作,遵僧言而行,比至京城已平复如故。后来孝廉入闱不第,返程回乡,途中重访金山,拜谢医僧活命之恩,并以二十金及都中方物为谢。医僧却金留物,说:"居士过苏城时,再见叶君,以前言相质并具告愈病经过,便胜于厚惠也。"孝廉如言而行,叶桂得知后惊诧不已,拱手谢道:"我知道了,先生请行,吾将停业以请益。"随即摘牌散徒,更换姓名,衣佣保服,轻舟一叶经造老僧。及至,再三求为弟子,随以习医,医僧鉴其诚意可嘉,于是应允。叶桂日日随侍僧师,见他治过百余人,医术与自己实不相上下,于是请求代师立方,医僧看过后,惊奇地说:"你的学问已同姑苏叶天士相类,何不各树一帜,不强似依在老僧门下?"天士恳切地答道:"弟子唯恐如叶天士一般误人性命,故须精益求精,唯求万无一失,方可救人耳!"僧师闻此言,捻须颔首,赞道:"善哉!此言胜过叶君矣!"一天,几个人抬着一位腹大如孕的危重病人前来求治,并说:"此人腹痛数载,于今尤甚,已奄奄待毙了!"僧师诊罢,命天士复诊开方,叶氏便处以白信(即砒霜)三分。僧师笑道:"妙哉!只是你不及我处,谨慎太过。此方须用砒霜一钱,以期起死回生，永绝病根！"天士闻言吓了一跳，担心地说："此人患虫蛊，用二分即足以杀虫矣，多则人何以堪？"僧师挥手解道："你既知有虫，可知虫之大小乎？试以三分，不过令虫暂困，后必复发。再投此物，虫必避而不受，病人则无药可救矣。用至一钱，杀虫至死，并排泄而出，令病人永绝后患，岂不更妙？"如言而治，病人数年痼疾，果然一朝而愈。叶天士心悦诚服，遂拱手谢罪，告以真实姓名，医僧感其虚心向学，临行赠医书一册，天士从中受惠不少。从此，叶天士医技更如锦上添花。此事记载在《续客窗闲话》中，作者吴芗（xiāng）厈（àn）先生文后评述道："医道至叶天士，已成名手，尤耻不及人而精益求精，彼后生小子不过读得《脉诀》《本草》，居然吾道是在，大胆行医，人命何其堪哉！"如此说来，俗手名家之所以有天壤之别，能无因乎？叶天士虚怀若谷，谦诚就贤，只有一心向道之念头，并无半点同行相轻之陋习，其精神可钦可佩，其行止当为后范。

叶桂先生灵心慧识，在学术方面既善于穷流溯源，博采众长，又善于各家之外，另有发现，别具创建，因此在理论方面也卓有建树。

他生活的时代，温病广为流行，往往一人有病，四邻皆染，时医多以治伤寒之法误治温病，民命枉死的现象屡屡发生，天士目睹此状，深以为虑，遂刻意着力于温病的研究。为了弄清温热病的发病机理，他先从医典入手，明辨细察，结果发现《内经》《难经》《伤寒》诸书虽有温病之名，却无明确治法，他又旁及有关各家，发现金朝刘完素、明代吴又可虽对温热或瘟疫病有一定创见，却缺乏系统的理论与实践。因此，天士不避危险，深入疫区，仔细观察患者的病症表现，总结规律，探讨医理，摸索治法，终于在温病治疗方面别开生面。他发现，温疫与伤寒有着许多显著的差别：伤寒之邪是由皮毛而入，其转变规律是自外而内，先阳经而后阴经，最易伤阳；而温热之邪由口鼻而入，自上而下，肺先受邪，然后逆传心包。肺主气属卫，心主血属营，卫之后方言气，营之后方言血。温热之邪由浅入深，按卫、气、营、血传变，最易伤阴化燥、生风动血。根据这个辨证纲领，叶桂采取了相应的治疗法则，认为：在卫分可用汗法，到气分才可清气，入营分犹可透热转气，用犀角、玄参、羚羊角等物，入血就恐耗血动血，直须凉血、散血，可用生地、丹皮、阿胶、赤勺等物。由于这些辨证施治纲领深符临床实际，疗效显著，而且纲举目张，便于掌握，因而一经推出便广受欢迎，"一扫以前痼习，如拨云雾而见青天"（语见《叶案批谬》），从而使医者面对温病时井然有所遵从。在天士的倡导和影响下,后世研究温病的医家与日俱增,形成了著名的温病学派,而天士也被后世尊为温病学的开山宗师,二百多年来私淑其说者代不乏人,尤以薛生白、吴鞠通、章若虚、王孟英等最为有名,时至今日其理论仍广泛应用于外感温热病的治疗中。此外,他还创造性地发展了察舌、验齿和辨斑疹、白痦[4]的诊断方法,特别是观察病人舌质舌苔判断温热病邪的深浅轻重,至今都仍有实用价值。

温病以外,叶桂对李东垣的脾胃学说也有一定发展。他认为东垣之法详于治脾而略于治胃,所以属于脾阳不足、宜于温补升运者,可采用李氏的方法;若属脾阳不亏而胃阳不足者,则必须采取"养胃阴"的治疗原则,从而弥补了脾胃学说的不足。具体说来,胃阴虚的辨证以少纳或不食不饥、口干舌燥、大便燥结为主证;治以通降为旨,用药以甘平或甘凉濡润为宗。叶氏的养胃阴法,临床运用十分广泛,常用来治疗温病、虚劳、肺痿、血证、咳嗽、失音、呕吐、便秘、不食等多种病症,既是天士调治内伤杂病的重要方法,也给后世医家以有益的借鉴。此外,叶桂在肝阳化风说、奇经八脉学说、久病入络的理论以及虚损证的治疗等方面的论见,也多有发明,值得深入研究探讨。

先生一生忙于诊务,无暇著书立说,只是将自己的见解、经验随时口授给他的门人,后来弟子顾景文、吴厚存等人便将老师的学说和治疗经验收集起来,写成《温热论》一卷和《临证指南医案》十卷。《温热论》一书重点介绍了温邪的转变规律以及温热病的病机、诊法和治法。清代名医章虚谷评价道:"伤寒温病两千年来纷纷议论,叶天士始辨其源,明其变化,不独为后学指南,实补仲景之残阙,厥功大矣。"而《临证指南医案》一书则以疾病为纲,分八十九门介绍了叶氏内、妇、儿诸科的治疗经验。无锡华岫云乾隆年间为此书作序时写道:"吴闻叶氏,晚年日记医案,辞简理明,悟超象外。其审证则卓识绝伦,处方则简洁明净。案中评证,方中气味,于理吻合,能运古法而仍周以中规;化新奇而仍折以中矩。察其学识,迥异于人。盖先生固幼禀颖绝之才,众所素稔(rěn,习知)。然徒恃资敏,若不具沈(沉的古字)潜力学,恐亦未易臻此神化也。惜其医案,所得无多,不过二三年之遗帙,每细心参玩,衹(zhǐ,只)觉灵机满纸。其于轩岐之学,一如程、朱(指程颢、程颐及朱熹)之于孔、孟,深得夫道统之真传者。以此垂训后人,是即先生不朽之言也。"《临证指南医案》后附《幼科心法》一卷,传为叶先生所手定,徐灵胎评其议论和平精切,可法可传。

其后叶桂的曾孙叶万青,又取家藏方案编为一帙,书名为《叶氏医案存真》(三卷),其他可考者尚有《叶天士先生方案真本》《眉寿堂方案选存》《未刻本叶天士医案》等。比起先生生前所治大量医案来,这些记录只如零珠碎玉,然而先生的学术终赖以保全矣。

叶桂先生卒于乾隆十一年(公元1746年),享年七十九岁。他鬌龄习医,皓首不倦,在理论和临床两方面,均功绩累累,生前誉满大江南北,死后名列史册,垂范后人。据《清史稿》记载,天士临终前曾将奕章、龙章二子唤至床前,殷殷嘱咐道:"医可为而不可为,必天资敏悟,读万卷书,而后可借术济世,不然鲜有不杀人者,是以药饵为刀刃也。吾死,子孙慎勿轻言医。"寥寥数语,反映了这位老人一生严谨的治学态度和崇高的人道主义精神。

先生此言不独为二子之诚,恐怕于后世广大医家也不无警示吧!

【注】

[1] 以上观点意出《叶氏临证指南医案》。

[2] 以上三例见俞震《古今医案按·叶天士医案》。

[3] 陈文中:南宋医家,善治小儿疮疹。

[4] 白痦:温病过程中出现在皮肤上的白色小疱疹,多见于颈项、胸腹。

薛 雪

　　明清两代,苏州一带出了不少名医,尤以叶桂、薛雪、缪(miào)遵义最为著名,号称"吴中三家"。三家之中又数叶桂、薛雪的故事最多。这位薛雪(公元1681年—1771年),字生白,比叶天士晚生十几年,为明代诗画家薛虞卿的曾孙,而薛虞卿又是才子待诏文徵明的外孙,家学渊源,造就了薛雪独特的气质和品味。

　　薛雪少年时期曾学诗于同乡叶燮(xiè,谐和)。燮为康熙年间进士,晚年(退隐后)住在吴县横山,人称横山先生。他为文不蹈袭先人,喜自立为言,诗则远宗杜甫、韩愈、苏东坡,也是一方名士。薛雪既秉承家学,又得名师指点,加之兴趣广泛、爱好多门又敏学善悟、闻一知十,因而获得多方面发展,平生诗书兼善,医画并妙,尤以医扬名大江南北。

　　说起薛雪学医,还有一段传说。据姜泣群《虞初广志》记载,苏州有个叫"王废基"的地方,地如其名,所在荒僻特甚,常有贼匪潜伏于此劫掠夜行人的财物,名之曰"背娘舅"。薛雪自幼习武,精于拳术,因而自负胆力,任侠喜游。一天深夜,薛雪踏月醉归,路过王废基时,忽有一贼人窜出,欲行劫事。这真是李鬼遇李逵,惹祸上身。薛雪的拳艺本就不俗,又有酒力相助,腾腾几记老拳之下,贼人居然毙命。第二天,消息便在城内传开,连官府也被惊动了。当时,薛雪曾悄悄地告诉妻子:"你们都不知道吧,那贼人是我杀的!"薛雪的妻子平日看丈夫虽然风雅孔武,却不好谋生计,已暗暗忧心,此时便乘机进言说:"我看你一向所为,终非长久之计,何不读书学医,以期自食其力?"薛雪听了开玩笑说:"读书当然不错,可是谁为我料理薪水、准备饭事呢?"妻子当即正色道:"君若能勤力读书,妾当以女红佐薪水十年!"薛雪闻言,半晌不语,深为妻子的相夫之志所感动。从此遂发奋读书,"起卧一小楼不下者十年,遂博极群书,尤精于医。时医叶天士,声名籍甚,薛一出,即能与之抗。"由此可见,薛雪医道之精实得力于十年苦读,而其名与叶天士不相伯仲,可知医术之奇,必身怀绝技。翻开吴金寿的《三家医案》看看,则薛雪"断人生死不爽,疗治多异迹"(语见《清史稿·薛雪传》)之处比比皆是,不妨举其三例如下:

有个人患痢十年,肢冷神疲,医生们不知请了多少,都说是脾胃病,可是汤药喝遍,却无一取效。待请到薛雪时,已是每况愈下。薛雪见这人脉象细数,综合分析后认为是肾伤,于是用熟地、归身、补骨脂、五味子、菟丝子等药治疗,遂使多年痼疾,十剂而愈。

又有王、李二人打赌吃油馓(sǎn,一种油炸食品)。王某吃至七十个,再也咽不下去,便主动认输。而那姓李的争强好胜,竟然吃了一百多个,结果刚起身,就觉气短腹胀,身体与平常有异,赶快寻医问诊,都说已经不救。李某此时才追悔莫及,心想,为了此事送命也实在冤枉,心有不甘,又跑去找薛雪。薛雪听他讲明事情原委后,又好气又好笑,于是对李某说:"好吧,你先等在这儿,我去准备准备,治疗后见效如何,尚未可知。"说罢急入内室。过了一会儿,薛雪端出两碗药来,让李某先服一碗,继而再服另一碗。药尽顷刻,病人就腹如雷鸣,如厕后大泻如注,终于捡回一命。有人服其神效,询问治法,薛雪告诉他:"病人饱胀不化,法宜消导。只是恐其不胜,遂事先以人参固其元气,然后得以奏效。"

外地有个商贾来吴地做生意,后来生了重病,命在旦夕。薛雪诊后,也认为是不治之症,徒劳无益。而病人却向他苦苦哀求说,若能延喘几天,等儿子赶到便可瞑目。薛雪听后非常同情,便精心配成一服汤药,病人饮后,病势当即减轻,十余天后,还能稍稍坐起。就在这时,他的儿子终于风尘仆仆地赶来旅店,薛雪叹着气告诉店主说:"药力已尽,这人今晚就会死去。"果然,商贾夜半而殁。

薛雪平生奇验,大都如此,可说是活人至众,济世有功,深得人们的爱戴。因而有人作诗赞他曰:"医术非君好,云池水恰清。九州传姓氏,百鬼避声名。

散药如颁赈,筹方当用兵。衰年难掩户,也为活苍生。"这首诗题名为《病起赠薛一瓢》,作者乃是清代乾隆年间文坛宿将袁枚袁子才。袁枚当初曾身患重病,诸医莫治,眼看奄奄待毙,命若悬丝,幸得薛雪倾力相救,才转危为安,二人因此结为至交,常相往来。袁枚对薛雪的医术及其成就心折口服,遂作此诗予以褒奖。诗名中的"一瓢"是薛雪的雅号。相传他曾遇异僧,席间共饮,僧尽三十六瓢而薛雪一瓢已醉,因而自号"一瓢"(说出《清稗类钞》)。薛一瓢家住俞加桥南园,故又名"所南翁"。

薛雪既出身名门,又才华横溢,一身多能,所以个性上放达不羁,鄙世傲俗。他粪土名利,视权贵如草芥,即便公卿大臣有病招请也每每不赴;对朋友却侠肝义胆,闻病常不招自至。乾隆二十年(公元 1755 年)袁枚寓居苏州时,他的厨子王小余曾病疫不起,就在准备入棺掩埋时,薛雪来到。当时天色已晚,一瓢先生秉烛照视,随即笑道:"可不是死了吗!不过我素好与疫鬼作战,恐能胜之也未可知。"说罢出药一丸,捣石菖蒲汁调和,命力气大的车夫用铁筷撬开"死者"牙齿,将药灌下。那王小余目闭气绝,唯喉间咕咕作响,似咽似吐。之后,薛雪嘱咐人好生看守,说到鸡鸣时当闻呻吟声。果然届时病人醒来,呻唤有声。再服两剂后,王小余竟霍然病愈。十年后,袁枚再次寓居苏州,又是一个叫张庆的厨子忽得狂易之疾,"认日光为雪,啖少许,肠痛欲裂,诸医不效。"薛雪赶来后,也不问诊,也不切脉,只是袖着手上下打量张庆,然后断言说:"这是得了冷痧,刮一下就会痊愈。"如言治疗后,病人"身现黑瘢,如掌大,"狂疾也随之而愈。事后,袁枚奇赏之不已,一瓢先生也笑着说:"我之医,即君之诗,纯以神行,所谓人居室中,我来天外是也。"[1](上二则事见《随园诗话》)可见,一瓢先生的医术至晚年更是达到神而明之,运用裕如的境界。

薛雪先生读书既广,治学又不拘成说,加之临证经验十分丰富,理论上自然生发出许多独到见解,因著《医经原旨》及《湿热条辨》等书来阐明自己的学术观点。

他认为,《内经》一书,虽"万古不磨之作"(语见《医经原旨·绪言》。下同),然而流传既久,文"多繁辞","罅漏"非一,即使才大学博如张景岳,其所编《类经》也未能去华存实,"于是鸡窗灯火,数更寒暑,彻底掀翻,重为删述",写成《医经原旨》六卷,分为摄生、阴阳、脏象、脉色、经络、标本、气味、论治和疾病等类,参酌《类经》及诸家学说,结合个人见解予以注释,内容简明扼要,对《灵》《素》奥旨,俱有发挥。

薛雪擅治温热病,于湿热病传变及辨治尤多创见。他认为"湿热乃阳明、太阴同病"(语见《温热条辨》。下同),"中气实则在阳明,中气虚则在太阴,病在二经之表者,多兼少阳三焦,病在二经之里者,多兼厥阴风木。故本证易聋、干呕、发痉厥。"并指出湿热为病,多因患者素体就有"太阴内伤,湿饮停聚"的机理,然后"客邪再至,内外相引,故病湿热",明确脾胃乃湿热病变中心,治当明湿与热孰轻孰重,细察人体正气盛衰,决定立法用方。他所著《湿热条辨》三十五条,详细辨析湿热受病的原委,阐述各种临床表现及治法。他的独特创见,弥补了温病学说的不足,故后世多宗其说。章虚谷首先加以注释,编入《医门棒喝》,后来王孟英又加按增补,收入其《温热经纬》之中,成为该书五大论之一。此外,薛雪另传有《膏丸档子》《伤科方》《薛生白医案》《扫叶庄医案》(后二书为门人所辑)等书传世。

多年从医,薛雪深知医事之功,人命之重,对医家个中三昧也多有体会。他平生负才傲世,见出俗外,每见一些达官贵人藐视医术,总是愤愤不平,严加痛斥。他在《内经知要·序》中曾痛骂这些人:"而不知奴隶之夫,乳臭之子,一朝而苟得权势,徼幸而世拥多赀,便肆其骄慢之气,役医如吏,藐医如工,家有病人,遂促其调治,并以生死之权责成之,初(始终)不闻扁鹊有云'医能使之起(康复),不能使之复生'乎?"激愤之情溢于言表。然而,身为医人,他对医界种种不良风气从来也直言不讳,不容姑息,对于那些"趋炎奔竟"、"其志不过啖名谋食而已"的末医极端藐视,曾入木三分地揭露其丑态:"茫茫然朝值衙门,退候缙绅,酬立乡党,惟恐大不悦,则谤端百出,飞祸无穷,所以无日不卑躬屈节,寝食俱废,岂有余日孜孜于诵读哉?"他自己则鸡声灯影,敏学不倦,治学态度诚实严谨,对待患者认真负责,他曾说:"为人子者,可以父母、伯叔、兄弟、妻子及诸眷属付之庸医之手呼?故不可不自知。然知之为知之则可,若强不知以为知,不如不知。从来偾(fèn,败坏)事,皆属一知半解之流。"又说为医"务必旁通一贯,由亲亲而兼及于仁民"。薛雪认为明代医家李中梓的《内经知要》比自己所写的《医经原旨》"尤觉近人"、"至简至要"。为有益学界,"方便时师之不及用功于鸡声灯影者",使之"可以稍有准则于胸中"(二语皆出《内经知要·序》），他还苦心诣旨地出资将李著重新刊刻出版，并为之作序，由此又可见薛雪先生眼冷心热的真性情，而其素负盛誉，也不谓无源矣！

　　然而，薛雪一世虽孜孜于医道，却正如其友人袁枚先生所云，"医术非君好，云池水恰清。"他平生"诗、画、医"并称三妙，却旨在闲暇趣味而已，内心真正向往的是，能够凭借自己的胆力才气去济世报国、建功立业。后来由于科途不顺，他抱负未果，壮志未酬，抑郁之气常萦绕心间。比及行医，对官场的恶浊污秽有了清醒认识，对达官贵人的恶习有了深刻了解后，转而一扫仕途之念，乾隆初年两征鸿博（即博学鸿儒）而不就，就反映了薛雪思想上的变化。吴地自古就是山水秀美、逸趣横飞之地，薛雪闲暇之余，唯与二三好友诗酒流连，酬答唱和，而不与发达显贵者相往来。他曾作诗云："我自濡毫写楚辞，如何人唤作兰枝？风晴雨露君看遍，一笔何尝似画师。"（《自题墨兰三首》之一。下同）又说："逢场争说所南翁，向后人文半已空。不是故将花叶减，怕多笔墨恼春风。"世传他喜则画兰，怒则画竹。为免去俗吏医事之扰，又署其门曰："且喜无人为狗监，不妨唤我作牛医。"其愤世嫉俗、孤高清傲之情形诸笔墨，溢于言止。

　　薛学先生一生做真学问，活真性情，当喜则喜，当怒则怒，身兼多能，名士风流，故野史稗钞中有关其轶闻趣事，如潮落寻珠，时或可见，不妨录其二则如下：

　　姜泣群《虞初广志》尝述一事："薛武勇绝伦，尝夜卧，闻庭窸窣作声，启牖（yǒu，窗）视之，贼于暗中以线镖（biāo，同镖）中薛所著履而逸。薛心知非贼，乃访其艺者也。乃铸铜杖一以自卫，题曰：'铜婢'。当时题咏甚多，袁简斋（袁枚号简斋）者集中，有长歌一首，其结云：一时名士皆有歌，祝君偕老专房多，我独谰语君应笑，颇闻铜具唤奈何。盖即咏此也。"先生曾醉毙贼人于非命，此次又有高人夜访探艺，可知勇武之名著于一方，不特医事耳！

　　另据陆以湉《冷庐医话》等书所载，薛雪与叶桂之间一度发生过严重的矛盾。事情的经过是这样的：乾隆年间，苏州一带疫病流行，州府为了控制病势蔓延，在疫区设置了官医局，聘请当地名医轮流坐诊，免费救治贫苦患者。一天，薛雪才到，就有位更夫前来看病，只见他身面浮肿，体色黄白，表情十分痛苦。薛雪为他诊过脉后，摇头告诉他病已不治。更夫听后失魂落魄地走了出来，正赶上叶天士来值班。更夫像是看到了救命稻草，紧跑几步，"扑通"一声跪在叶天士轿前，口中哀哀喊着救命。天士从轿中探出头来，一望之下不禁奇怪道："咦？你不是这片的更夫吗？前两天还听你打更，今天怎么就来喊救命呢？"更夫便把薛雪的话学了一遍。天士沉吟说："你脸上的确一派绝命之象啊！"然后问道："你夏日打更，可曾苦于蚊虫叮咬？"更夫不明就里，如实答道："小的的确难忍，所以有个法子对付……"，更夫还没说完，天士说笑着说："怕不是燃香驱虫吧？"见更夫连连点头，就继续说："你啊，大概是中了蚊香的毒了，我且给你开几付药开解一下吧。"说罢领着更夫进屋开药，更夫服后果然痊愈。这事很快传扬开来，人们难免议论长短。等话再传到叶薛二人耳中，早已不知被多少人添油加醋，说得极不中听了，由此二人渐生嫌隙，后来竟发展到互相抨击、避道而行的地步。天士家中新盖了三间大屋，故意题名"踏雪斋"以示讥讽；薛雪也于南园起宅，亲书"扫叶山庄"四个大字横挂门头，二人就这么针锋相对。然而，薛雪每见叶桂处方而善者，未尝不击节称赏，可见二人个性上虽不相容，学术上还是彼此敬佩的。

几年后，天士的母亲忽然患病，几番精心治疗都不见效，天士为此忧心忡忡。薛学自侧面了解情况后，叹了口气，对人说道："叶母明明是阳明经证，非用峻剂白虎汤不可，天士心中自知，只是爱母心切，不敢决断哪！"这话很快传到了叶桂耳中，敦促他下了决心，于是急煎重剂白虎汤，其母服后果然病愈。事后，叶天士非常感谢薛雪的侧面指点，便把往日积怨抛撇一旁，主动登门拜谢薛雪。薛雪也倍受感动，深感内疚，当即摘下"扫叶山庄"的匾额，并诚恳表示了歉意，于是二位医家尽释前嫌，言归于好。这件事遂在杏林之中传为佳话。

乾隆三十五年（公元 1770 年），一瓢先生去世，享年八十九岁，他平生除了各类医著外。尚有《周易义粹》《扫叶庄诗稿》《一瓢诗存》《一瓢诗话》《吾以吾鸣集》等书问世。他的儿子薛不倚（名中立）、曾孙薛来东（名启潜）皆传医业；门人邵登瀛、吴坤安、金锦、王丹山等皆有医名。

【注】

[1] 佳话虽引人入胜，事实却恐非如此。薛雪师兄沈德潜者，吴地大名士也，与叶、薛皆交善，所著《归愚文钞》中专有《扫叶庄记》载庄名之由来，文曰："扫叶庄在郡城南园，薛征君一瓢著书所也。地在俞家桥，沿流面城，树木蓊

郁，落叶封径，行人迷迹，宛如空林。呼童缚帚扫除，静中得忙，久矣成课业矣。昔有元时俞叟石涧隐居，注《易》于此……今瓢注《易》，又能补俞《易》所未及，屡定屡更，芟(shān，除去)汰疵漏，与扫除落叶相似，则'扫叶'颜其庄者，意成在斯乎!"且叶桂年长而敦厚谦谨，薛雪少盛而洒脱风雅，且常自比横空老鹤之长唳，并不屑以医自见，然则薛叶之隙或许有，庄斋之说恐无凭。不过，此说传布既广，且对能士相处也不无启示，姑且存此，聊博一悦，君子览之，虚实自可知矣。

徐大椿

清初医学界主要有两大学术流派：其一为温病学派。自金代刘完素创火热说后，中经明代吴有性、张凤逵、周扬俊等人的发挥和充实，温病知识渐趋丰富。到了清代，又经叶桂、薛雪、吴瑭、王士雄等人的着力研究和整理，温病学说遂蔚为大观，成为体系；与此同时，另有许多医家，则极力推崇仲景之学，以及《内经》《难经》《神农本草经》等古典著作，刻意发扬医经微义，力主古典医著中的经验已成定法，应当引为准绳，从而形成了"尊经"这另一大流派。而这一学派的中坚人物便是徐大椿。

据《清史稿·艺术传》及袁枚《小仓山房诗文集》[1]等书所载：徐大椿，字灵胎，康熙三十二年(公元1693年)五月十五日生于江苏吴江县下塘一个世家望族。其曾祖徐韫奇，博古通今为一时名士，明亡，杜门著书；祖父徐釚(qiú，指弩牙)，字电发，康熙十八年(公元1679年)举博学鸿儒，以翰林检讨之职纂修《明史》；父亲徐养浩，号蓴(chún，同莼)村，受官同知而不就。书香门第，家学渊源，徐胎灵耳濡目染，深受其益。

徐灵胎人如其名。他自幼禀赋超常，聪强过人，精力也十分充沛。家中经过几代人的积累，藏书极为丰富，这些书便成为灵胎成长过程中的最好伙伴，无论是星经地纪、数术黄老，还是经史文集、兵法乐律，他都嗜读成性，甘之如饴，表现出广泛的兴趣爱好和极强的理解能力。加之天性豪爽、辞辨不穷，使他一直是同龄人中的佼佼者。

灵胎平生历康、雍、乾三代之君，正是清季文人津津乐道的所谓"康、乾盛世"，科举致仕、供职于天子脚下尤其成为绝大多数读书人唯一的人生取向。

所以弱冠那年,灵胎拜同县名儒周意庭先生为师,开始专力攻读经史,同年便成为县里庠生。据他后来所写的《洄溪道情》自述,这一阶段他业儒从师,原本意在科举,欲凭此秉承祖业,再耀门庭,故而改名为大业。然而,进入县学、开始正规学习后,灵胎却大失所望。那时,八股之风已愈演愈烈,官学从内容到形式都走向僵化。为了应付科举,学府日常的学习总是围绕着破、承、起、议等八股俗套打转,毫无新意、乐趣可言,而老师也多是些只懂圈点八股而无真才实学的庸才,学生们大都埋头故纸堆,汲汲于名利,视奇思异想为洪水猛兽。生性洒脱不羁、少怀大志异趣的徐灵胎处身于这样沉闷腐朽的环境中真是倍感压抑。一次岁试,愤之所至,他竟在试卷末尾宣泄般地写道:"徐郎不是池中物,肯共凡鳞逐队游?"这下可大大惹恼了阅卷考官,不但不予通过,连他做诸生的资格也一并取消了。事情发生后,许多人都为之惋惜,徐灵胎不仅未觉有丝毫的悔意,反而因此获得了解脱。他心情愉快地离开了县学,转而依照个人兴趣广治实学,举凡天文史地、历算音律、兵法武术、水利工程等等"靡不宣究"(语见袁传),仿佛是一条曾困于小河中的蛟龙终于回归了大海,恣意遨游中他感到无比舒畅。

灵胎专力习医,始于其三弟罹患痞证之后。为了三弟的病,父亲养浩已遍请名医,灵胎也屡屡参与制药、煎药。家藏医书多达数十种之多,焦虑之下灵胎朝夕翻检,阅之不倦,希望籍此有助于三弟,积久竟能通其大意,有时探玄索微就教于诸医,诸医竟茫然不能作答。就在他学医渐有所得、开始登堂入室时,三弟的痞病却突然恶化,终于不治而亡,一家人沉浸在巨大的悲痛之中。哪知噩梦并未就此结束,在这之后,四弟、五弟又相继染病身亡,受此沉重打击,父亲也悲悼成疾,一病不起。仅仅数年之间,家中病丧之事不断,亲人痛失殆半,作为孝子仁兄,灵胎痛彻肺腑,愧悔交集,由是他愤志于医,昼夜研习,最后通过自学,终于成为一代杏林大家。

考察徐灵胎学医的过程,走过的是一条由博而约、而精的发展道路。他治医,保持了从儒读经的习惯和方法,十分注重医学源流的发展演变。上自《内》《难》《伤寒》,下沿唐宋支派,以至元明各代之书,无不旁搜远绍,广采博收。他在后来所写《医学源流论·涉猎医书误人论》中曾说:"医之为道,乃通天彻地之学,必全体明而后可以治一病。若全体不明而偶得一知半解,举以试人,轻浅之病或能得效,至于重大疑难之症,亦以一偏之见,妄议用药,一或有误,生死立判矣。"为此,他"批阅之书约千余卷,泛览之书约万余卷"(语见《慎疾刍言·自序》),由此奠定了极其扎实丰厚的理论功底。而且灵胎读书,有个显著特点:他本就思路敏捷,又经过早年广治实学的训练,因而头脑冷静客观,非常善于思考,他对知识的学习,绝非机械的继承、量上的积累,而是既能博取百家之长,为我所用,又能力辟各家之短,纠偏弃谬,因而慧眼灵识,每多真知灼见。尤为可贵的是,研究中他始终将临床实践作为检验医学理论正确与否的尺度,认为一个理论是否正确,不在于理论本身能否自圆其说,做到天衣无缝,而在于它是否能够接受实践的检验。他说:"天下之事,唯以口舌争而无从考其信否者,则是非难定。若夫医,则有效验之可征,知之最易。而为医者,自审其工掘(通拙)亦最易。"(语见《医学源流论》)。多年实践中,通过反复观察和验证,他对各家学说的长短优偏有着深刻体会,从而做了大量修正补充、纠偏辟误的工作,而他在立论上也渐渐由博反约,此时徐灵胎的学术水平、实践经验已远非常医可比,他已抓住了医道之要,掌握了问题实质,因而能以简驭繁,融通各家精髓。不过,汇诸说于一身的徐灵胎,有感于元朝以后推衍之说愈演愈烈,为矫其偏,学术上遂极为推崇汉唐时期的医学成就,认为此时的医家著论基本上都出自于实践,用之也效验可征,且方简义精,药味少而切病深;而宋元及后世医家的著论中则谬说夹杂,方药也浮泛不精,用之或效或不效,给临床带来了混乱,所以他奉劝那些对医道一知半解的人应深研经旨,努力加强基础理论的学习。由此,灵胎被后人归入"尊经"学派,并以其所为而成为其中的中坚力量。但是应该看到,徐灵胎溯源正流、推重经旨是与当时医界各守门庭、执论过偏、不精辨证、用药多误的现象分不开的,他尊经的用意所在,不是否定新说,而在于以古之理法约束后世诸方,从而将诸说纳于辨证的规范之中,因而与单纯复古、泥古者并不相同,他本人诸法并用、兼善各家之长便是一个再好不过的明证。

徐灵胎一生的研究重点,乃是中医辨证方法的规范化问题。他生当清初医界诸派并存、纷争不休的特殊时期,又博学多识,胸怀大志,因而一直在探索一统诸说、融会百家的办法。精思历试之后,他充分认识到:万变不离其宗,关键问题还在于把握辨证论治一事上,且自古以来最精辨证者莫过于张仲景,他的书质朴、真确,极富真知灼见而绝少臆测浮辞,最可视为辨证论治的纲领、法度,因而建议将诸家学术汇统于仲景辨证论治的大纲之下,并以此作为自己孜孜以求的研究重点，一生在总结辨证方法、阐发辨证规律，使临床医生的辨证走向规范化方面做出了突出贡献。为此他写下了许多传世名作，比如集中反映他的学术思想及理论建树的《医学源流论》，无论讲经脉脏腑、脉病方药，还是谈治法、书论，无不结合临床辨证论治的要点立论；又如成书于乾隆二十四年（公元 1759 年）的《伤寒论类方》，采用以方类证、证不分经的研究方法，从方治规律的角度来阐述《伤寒论》辨证论治的原则性与灵活性，更是一部别出心裁之作；五年后写成的《兰台轨范》，强调医家临诊应将辨证与辨病相结合，并提出"一病必有主方，一方必有主药"的观点，直截了当地道出了辨证微旨；至于成书于乾隆二十二年（公元 1767 年）的《慎疾（chú）刍言》[2]，更是针对时弊，痛陈己见，大声疾呼医家们在临床实践中务当提高辨证精度。而灵胎先生自己，在这方面便做出了出色的榜样，在他的《洄溪医案》之中，因辨证精确而药到病除的例子随处可见。

比如吴江县西门外有位姓汪的男子，一天出门在外路遇友人，行礼中突然一头栽倒在地，口噤目闭，四肢瘫痪，不省人事。朋友吓坏了，连忙求路人帮忙将他抬回家中，延医诊治。医师按流行的治法，开了人参、熟地等温补药，喂下后病人却没什么反应。汪母在此之前曾患过危症，经灵胎一手治愈，因此对他笃信有加，便请灵胎参加会诊。诊过之后，灵胎对汪母说："这是因虚邪而中了贼风，必须用加减小续命汤治疗。"其他医生一听，均大惊失色，纷纷议论道："壮年人如此明明是大虚之证，怎可妄用猛剂？若听其下药，病人性命必定难保！"汪母心想：别人医术如何，说到底都是耳闻，徐先生医术之高，却是自己的亲身体验。当此关键时刻，若徐先生的医术都信不过，又有谁能相信呢？于是她力排众议，吩咐按徐先生留下的方子给病人服药。隔了一天，灵胎再来病家时，汪生竟伸手拉住他的衣服，抬腿下地，意欲拜谢，可见病情大有好转。灵胎赶忙阻止，示意他仍然躺下，并安慰说："你已大有好转，很想出言感谢我，却无法出声，是吗？你的谢意我心领了。"回头又对汪母说："因为风毒深入，造成他舌根僵硬、调转不灵，即使一时病愈，也难以骤然出声。千万不要因此又误投温补药物，只需等他慢慢恢复就行。"一个多月后，病人果然慢慢恢复了说话能力，百天后各方面都完全恢复。

苏州府有位姓杨的富家子，已经三十多岁了，还浪荡无行，竟私用父亲资产，千金买笑，游于花街柳巷。事情败露后，父亲气愤已极，当庭杖责，打得他皮开肉绽。他本人因做下这等丢脸的勾当，对父亲也是怨怒在心而不敢辞辩。不料竟因此生病，先好像伤寒证，一会儿冷一会儿热，后来渐渐神志昏迷，身体滞重。医生们会诊后均作纯虚之证处理，每日用人参三钱峻补，结果病人痰火更加郁结、身体已僵硬如尸，眼看奄奄待毙。做母亲的在一旁呼天抢地，一会儿厉斥医者无能，一会儿痛骂丈夫狠毒，说是虎毒尚不食子，竟对亲生儿子大打出手云云，做父亲的见此情景，也长吁短叹，后悔得无以复加。一家人正在悲悲切切之间，忽然有位亲戚来访，身后还跟着一位葛巾素袍、身材高大的男子。亲戚忙向众人介绍说："这位便是吴地名医徐灵胎徐先生，病人是生是死让他看看吧。"家人一听是名医徐灵胎，心下虽然以为病人生机已绝，希望渺茫，还是礼貌地请他诊视。灵胎先是把把脉，后又摸摸病人身体，歪头想了一下，竟哈哈大笑起来，一屋人皆惊骇不已，灵胎边笑边解释道："大家环床而泣，无非以为病人必死。其实病者为大板所伤，也可借大板复生。不信你们再打他四十大板，看看如何，在下所笑正是如此[3]。"病人父亲听后，颇不以为然，说道："先生无非笑谈耳！犬子仅吃人参已费千金，尤不见好转，先生若真能治好犬子，自当更以千金为酬。"灵胎摆摆手，神态严肃地说："医者以济命活人为其道，怎能为财利所动。"之后索笔写下一张清火安神极平淡之方，佐以末药一服，稍作嘱咐，遂告辞而去。家人素仰灵胎医名，又有死马只当活马医的心态，于是煎汤喂药，不错其时。谁知三天后奇迹发生了，病人竟开口说话了，一家人欢天喜地，家中气氛为之一变。连服五天后病人即可坐起，一月之后已行动如常。当时正逢牡丹盛开，亲朋好友便在花前设宴相贺，灵胎也在邀请之列，饮至半酣，他故作神色地对杨家子说道："杨君当初服用千金人参却几乎送命，后来用了我的药末才回阳转生，药本岂能不偿乎？"其母舅坐在一旁听后连忙举杯相敬，说："人命大似天，药本理当厚偿，但请先生明示。"灵胎笑道："你想，增病之药尚值千金，去病之药不当倍之乎？"话音刚落，杨家子已面呈惊惶不舍之色，灵胎看在眼里，禁不住捧腹大笑，站起身以手拍背安慰杨家子道："前言不过戏之耳。药本仅八文钱，不过是萝子末而已。"大家不信，正好还有服剩的药末，拿来细看，果然是萝子，众人也忍不住相视大笑，杨父感慨地说道："徐先生以贱药愈危症，无异于点石成金之术，令人敬佩呀！"

还有位淮安富商名叫杨秀伦，七十四岁那年因外感而停食。医家们因为他年纪大，又一向富有，认为非补不纳，这样补了一段时间后，杨老翁更是一闻饭味便恶心，每次看到人们吃饭便要骂："这种臭东西，亏你们吃得下去！"像这样不吃不睡有一个月了，每天仅靠啜点参汤活命，请医多人都不见效。家人十分焦虑，遂驰舟远请吴门名医徐灵胎。灵胎见过病人，沉吟不语，家人不知何故，催问缘由，灵胎这才说道："这个病我能治好。但我立的方子，你们一定不让服，不服则病人必死，而照各位意思立方服药病人也是死，如此不治也罢。"众人急问用什么药？灵胎语气坚定地说："除非生大黄不可！"众人一听，果然大惊失色。随即窃窃私语道："病人不吃不睡一个月了，况年事又高，用这种猛药，如何吃得消？"内有一人见此情景，摆手道："大家先莫议论，姑且等徐先生立下方子再作商议。"灵胎何等聪明，已察觉这位先生用意，概因自己千里而至，主人不得不周全情面，待药煎成后偷偷倒掉就是。于是心生一计，索笔立方后便坐于一旁，主人为了礼貌起见，吩咐按方煮药。药成后，灵胎问："是否呈来我看？"主人不解何意，命小厮端来，灵胎起身就将碗端起，也不同众人说话，快步走向杨老翁屋中，众人诧异极了，忙尾随而至，见灵胎已坐于床侧，正托起病人头部向他口中灌药，众人惶恐不已，碍于情面又开不得口。杨老翁见家人神色怪异，还有人偷偷冲他摇头摆手，只服了半碗，便不肯再服。灵胎将碗放下，回视众人。说："药已服下些许，今夜必有好转，你们只管放心。我且到客房待命如何？"主人一听正中下怀，心想服此猛药尚不知有何结果，留住几日，万一病情有变，正好讨个说法。灵胎心知肚明，只觉好笑，安心在客房歇息。这晚，家人团团围在老太爷屋中观察动静，替他捏着一把汗，没想到老人家气息停匀，竟睡着了，这可是一个月来睡的第一觉啊！一家人以目相接，面有喜色，于是放心退出，留两个丫环值夜。杨翁一夜好睡，并不曾泻。至此，家人方悟灵胎先生的良苦用心。于是主动请治，灵胎让再煎一剂服下，服后病人很快有少许宿垢排出，身子更加平和。第三天早晨，老人久卧思起，竟亲来客房拜谢。谈话间，早膳按例端来，老人坚请灵胎用餐，后见他吃得香，忍不住也向碗内捏了几粒饭放入口中咀嚼，之后侧头发问："怎么不臭呢？"从此后渐进饮食，身体慢慢康复，精神也复原了。众人都称奇不已，徐灵胎说："伤食恶食，人所共知，去宿食则食自进，老少同法，今之医者，以老人停食不可消，止宜补中气以待其自消。此等乱道，世反奉为金针，误人不知其几也。"从此灵胎在淮安一带医名大振。

松江又有位王孝贤，他的夫人素有血证，时发时止，发则微嗽，又因感冒，变成痰喘,以至不能安枕,日夜俯几而坐,病人已难以支撑。当时先是请了常州名医法丹书,因调治无效,又请了徐灵胎。灵胎对法丹书说:"此小青龙证也。"法先生说:"我当然知道。问题是夫人体质虚弱又素有血症,麻黄桂枝等药哪敢用啊?"灵胎说:"病急时就当先制标。若再喘几天,夫人非死不可。况且我先治新病,愈后再治本病也可以嘛。"法说:"可以是可以,不过病家哪里知道这些情况。如果治本病而死,死也无怨;如果用麻桂而死,病家不觉是病本无治,反会认为是误药所致。我是行道之人,不能担此干系。先生若坚持这样治法,我不参与,你独自承当吧。"灵胎听罢,莞尔一笑:"好吧,法先生放心,服后如果有害,由我一人担当,只请法先生不要从中作阻。"于是开了小青龙汤,病人喝罢很快体气平和,一夜安眠。然后灵胎又以消痰、润肺、养阴、开胃之方依次进行调理,病人终于康复。例中的法翁也是医界名流,但因利害关心,终能知而不能行。而灵胎先生以治病救人为愿,果断施治,二人思想境界的高下于此可见。

徐灵胎先生不仅内、外、妇、儿各科兼善,而且治疗手段也十分多样,比如他的《洄溪医案》中还记有这样一则故事:

乌镇有位名叫莫秀东的男子得了一种怪病,痛感先是发于背部,后又达于胸胁,白天饮食如常,暮晚痛发则呼号彻夜,邻里惨闻。治了五年已是倾家荡产。秀东一不堪其苦,二不欲累家,打算自缢而死。他的母亲察觉后,愤然哭道:"你身为一家柱梁,有子女之累,怎能丢下不管。不如我死,免闻哀号之声。"说罢冲出门去,便要寻死,秀东吓得忙奔出追赶。二人的哭闹声早已惊动四邻,人们都跑过来劝阻,好说歹说总算让这对母子暂时打消了自杀的念头。这件事一下子传开了,连莫家住在远处的亲戚也听说了。这位远亲熟知灵胎医名,遂热心引领莫秀东前往徐灵胎处就医。灵胎听罢病情介绍后,也深觉怜悯,他知道此病是淤血留滞于经络所为,只要不间断治疗,完全可以康复。所以不以麻烦为念,坚持让秀东留在家中亲予照料,一月之间,针、灸、熨、揭(tā)[4]、煎、丸之法,无所不用,秀东体痛果然渐轻渐短,终至于消失。受此厚恩,莫秀东感激涕零,而灵胎却风趣地说:"怕是我该感谢你呢!大凡病深者,须尽医技而后奏功。今人只欲一剂见效,三剂不验则另责他医;莫君却始终信我,足堪称我知己,灵胎怎能不心存谢意呢!"在此案中,徐灵胎侍病如亲,恫瘝在抱,显示了一位医家的高尚情操。

灵胎先生“长身广颡(sǎng,额)”(语见袁传),声如洪钟,白须伟然,两目炯炯,一望而知为奇男子。他早年留心经世济民之学,于医之外尚有多方面才能。从医以来常年往来水乡之间,使他对东南一带的水利情况尤为熟悉,以至官府有这方面的工程,也常事先和他商量。雍正二年(公元1724年)州官准备大开堤边河道,深度原计划是六尺,就靠近堤岸起土。灵胎为此跟当局争辩说:“这样不妥!河道挖那么深,费用既大,淤泥又容易滞积;靠近堤岸的泥土一旦崩落,河堤还容易倒塌。”巡抚认为他的话是对的,就改变了工程计划,将深度改浅并缩短路线,且离塘岸一丈八尺才起土,不仅节省了财力,还保全了河堤。又如乾隆二十七年(公元1762年)江浙一带发大水。江苏巡抚庄有恭想加宽与太湖相连的七十二条河道,以便疏泄太湖的下游。先生又一次争辩说:“这样不对!太湖这七十二条支流并非全是太湖的下游,只有震泽(原江苏吴县属地)城的十几条支流,才是通入长江的旧河道、是真正的下游。其余五十多条港汊,长二百余里,两岸墓室民房不计其数,如欲大开,必当劳民伤财;且湖泥恐怕还会倒灌,旋开旋塞。这应是当地民间自己解决的问题,官府不宜代为操办。”庄公把他的话上奏朝廷,天子也认为是这样,于是把工程交给下边去办,百姓未受扰动而工程已然竣工(事见袁传。下段同)。

灵胎先生晚年隐居于洄溪,因自号“洄溪老人”。屋旁有画眉泉,小桥流水,松竹铺纷,景色十分优美;登高远眺,还可望到太湖奇峰,如烟如黛。在这清幽的环境中,灵胎一面整理学术,勤奋著述,一面上山采药,继续为人治病。在这期间,他结识了随园主人袁枚。袁枚于乾隆丙戌年(公元1766年)秋季的某天,左臂忽然短缩不能伸展,诸医所治无效,焦急之下,乃登舟直至洄溪,旁无介绍。“不料名纸(犹言名片)一投,蒙奓(zhà,开启)门延请”,灵胎先生具宴招待,畅谈不拘,临别特赠丹药一丸,袁枚服后,病竟霍然而愈,心中十分惊佩,因而在其身后为其做传,文中说灵胎先生“每视人疾,穿穴膏肓,能呼肺腑与之作语。其用药也,神施鬼设,斩关夺隘,如周亚夫[5]之军从天而下”;又说“人但见先生艺精技绝,而不知其平素之事亲孝,与人忠,葬枯粟乏(捐谷救济穷人),造修舆梁,见义必为,是据于德而后游于艺者也。”对灵胎先生的医术、德操均作了高度评价,验之前例,可知所言并非虚语。

由于德艺俱优,灵胎先生的医名远传大江南北,曾两次被朝廷召请入都,为权臣看病。第二次进京时,他已七十九岁,自知年衰路远,未必生还,便让儿子徐爔(xī,同爔)载棺以行。腊月初一抵京时,果然精力大衰,初四夜间即与世长辞。次年正月,徐爔扶柩返乡,将父亲葬于越来溪牒字圩。老人生前曾自做墓联两副,家人择其一刻于墓门。其联曰:

满山灵草仙人药,

一径松风处士坟。

上联寓示了先生为医学事业所做的毕生努力,下联则是先生清白做人、问心无愧的委婉表白,读来令人神思悠远,慨叹百端。

【注】

[1] 袁枚曾为徐灵胎作传,见载于《小仓山房诗文集》卷三十四。以下引录简称"袁传"。

[2] 刍言:浅陋之言,多用为自谦之词。刍,割草。

[3] 盖因病人服参日久,内火郁结,故灵胎有此一言,无非借板败火之意。

[4] 搨:搨渍。中医外治法之一,指以药煎汤后,乘热湿敷、淋洗、浴渍或熏洗患部,以达疏通腠理、调和气血、驱邪消毒之作用。又作"溻渍"。

[5] 周亚夫:西汉名将,以治军严谨、用兵出奇著称,曾平定吴楚七国之乱。

赵学敏

赵学敏,字恕轩,号依吉,清代医药学家,浙江钱塘(今浙江杭州)人。约生于康熙五十八年(公元1719年),卒于嘉庆十年(公元1805年)[1]。

赵学敏出生于富有家庭,父亲曾任当地的盐场统领,是个善良正直、勤政爱民的好官。一次,海啸骤至,数十万人被淹,他父亲不顾个人安危赶至现场,组织救灾抢险,处理善后,有效地减少了损失;继而秋疫肆虐,百姓苦不堪言,他父亲又捐资助医,为百姓分忧解难。久住沿海地区,他深知水患为害之大,还积极上书有司请求修治海堤,批允后,又亲自督工,历经数年辛苦,率众修成"利济塘",保障了一方人民生命财产的安全。由于他任职期间政绩卓著后被擢升为福建尤溪知县(事见《利济十二种·总序》)。

学敏的父亲是晚年得子,生下学敏、学楷兄弟二人。他本人因素慕岐黄之道,所以对二子的前途曾有这样的打算:长子学敏,修习儒业,走科举之路,日后为官从政;次子学楷,学习医业,将来做一个悬壶济世的好医家。为方便学楷学医,他在家中的"素养园内"开辟了一块不小的药圃,引种各种奇花异草和药物。兄弟二人常常流连其中,指认药物,观察植物形性,了解它们的药用价值,互相探讨争论,真是其乐融融,经常连饭都要家人送到园中来吃。尤其学敏,觉得学医认药比读四书五经做八股有趣的多,于是不顾父亲的呵斥,渐渐将主要精力用在学医方面,父亲也无可奈何,只好听之任之。在他父亲的藏书中,有许多各类医籍,不少还是江闽秘本,邻人黄贩翁又是藏书家,拥有医书万余卷,学敏视之若宝,遂一一阅读。他在后来所写的《串雅·序》中自言:"予幼嗜岐黄家言,读书自《灵》《素》《难经》而下,旁及道藏石室;考穴自《铜人内景图》而下,更及《太素》《奇经》;伤寒则仲景之外,遍及《金鞞》《木索》;本草则《纲目》而外,远及《海录》《丹房》。"可见对医学痴迷的程度。其实,除了医药,学敏的兴趣十分广泛,他"性好博览,凡星、历、医、卜、方、技诸学,间亦涉历之"(语见《利济十二种·总序》)。白天读书意犹未尽,夜间还焚膏以继之。父母心中常为之不忍,对他进行批评。为了逃避责备,畅其所欲,他特地制作了一盏安全油灯,晚上偷偷躲在帐中读书,日久天长,翠帐为之熏黑,眼睛也几乎失明,他却陶醉不已,从中感到无穷的乐趣。读书的同时,他还认真地做好摘录,写下心得,"久而所积溢籝外,束庋阁上,累累几千卷"(同上),这种孜孜不倦的勤奋精神实在令人感佩!随着学养的日渐丰厚,学敏也像古人那样萌生了著书立说的念头,希望通过努力,为杏林踵事增华。为此,他研阅愈勤,实践益深。

诸学之中,赵学敏最感兴趣的是药物学。他对李时珍毕生致力于医药研究的毅力非常敬仰,并且见贤思齐。他治学同样十分严谨,从不人云亦云,善于将来自书本的知识求诸实践的验证。例如药物中,草药为类最广,诸家说法不一,分歧很多。他便在药圃中亲自试种各类药材,与弟弟一起松土、施肥、除草、治虫,仔细观察药物的生长过程,借此获得可靠的第一手资料。像"落得打",据《百草镜》记载,是一种具有消炎止痛作用的药物,"八月开花,苗叶如菊艾"(语见《本草纲目拾遗》。下同)。而学敏在园中亲自栽培后发现它"叶子细碎如蒿艾",于是将实情写下,订正了原书的错误。有一天,家中一位女仆不慎从楼梯上摔下,造成瘀血症状,他便从药圃中采来落得打,捣烂成汁后,让女仆用酒冲服,又将渣滓进行外敷。不久,淤血症状果然消退,通过实践他进一步认识了"落得打"的功效。当然,药圃所集毕竟有限,对于身边没有的品种,他就采取实地考察的方法来解决问题,即便为此风餐露宿,吃尽苦头也在所不惜。比如"水木通"又名"三白草",是一种具有清利湿热、消肿解毒的草药。关于它名称的由来,古书上有不同解释,有的说"三白"是指白叶有三瓣,有的说"三白"指其叶白、花穗白、根须白,究竟孰是孰非呢?赵学敏为此亲赴余姚等地进行调查,在渡曹娥江时,见到有种与古书记载不同的"三白草",草长二尺,叶数也不止三片。经过观察,他发现这种"三白草"并非所有而只是顶上数叶会变白,并且变白的次序也有一定规律,先是近蒂处先白,次则叶中变白,最后叶尖通白,所以"三白草"当是一叶有三白,通过实地观察,他更正了前人的错误认识(事见《本草纲目拾遗》)。就这样他不断用实践中得来的药物知识去印证历代本草中的种种记载,以期辨明真伪,获得真知灼见。

赵学敏个性中秉承了父亲认真负责、执着爱民等许多优点。作为医师,为了能有效提高业务水平,将准确经验及时总结并传示后人,他还非常重视临床资料的保存。经他治疗的病人,他对其姓名、性别、年龄、病因、症状、治则及用药情况等均能如实加以记录,以后则经常随访探问,观察患者的愈病情况,了解药物的治疗效果,并在需要时及时调整治法。即便自己生病不适时,也不放过观察记录的机会。例如丙子年(公元1675年)秋,他患了严重的眼疾,经过半年治疗方才痊愈,他便根据亲身体验写成眼科名著《囊露集》四卷,之所以用"囊露"作为书名,大抵取柏叶露能治眼疾之意。

学敏研讨学问,除了以书为师、以实践为师外,还特别注意向民间广泛求益。中年以后,他毅然走出家园,深入民间,辗转于平湖、奉化、余姚、临安、上虞一带,访亲问友,向"某仆"、"某妪"、"土人"、"渔海人"、"辛苦劳碌人"请教,稍有所得,便欣然记录,直至八十岁高龄时仍保持着这种爱好。他书中许多行之有效的民间医方便是由此而来。比如学敏先生到西溪时,曾住在一户吴姓家里。吴家有一个十五岁的孩子,背部长了不少红瘰(luǒ),有人说是"丹毒",有人说是"蛇缠疮"。当时,人们对于这种由病毒引起的"带状疱疹"还缺乏认识,学敏也错误地认为这是上山砍柴时被虫咬后引起的,于是治疗中便采用一般的药膏进行外敷。没想到两三天后,红瘰不仅不退,反而引起化脓性炎症。又换了一种药膏,仍然没有效果,眼见孩子病势越来越严重,学敏束手无策。正在此时,临近一位老大娘听说后及时赶来,传授了一种用"翠羽草"治疗"蛇缠疮"的经验。"翠羽草"又名"孔雀花",多生长于阴冷潮湿的山石间,具有清热解毒、消瘀止血的作用。学敏即根据老大娘的指点将"翠羽草"捣汁后涂抹病人患处,果然只一个晚上,红瘰便消,学敏后来在《本草纲目拾遗·翠羽草》中曾就此感慨地说:"此草解火毒如此!"在长期的考察、采访过程中,象这样的例子简直不胜枚举。赵学敏逐渐体会到原来民间竟也蕴藏着这么丰富的医药知识!可是他也清醒地看到,这些宝贵的民间经验根本没有得到医界的重视!那些集中掌握了许多偏方验方、走街串巷、不辞劳苦为人看病的铃医,却被人轻蔑地称作"江湖郎中",他们的医术也被国医视为雕虫小技。为此,学敏心中感到十分痛心与不平,他决心以著书的方式冲破医界的传统观念,为走方医生正名,让千百年来一直被视为"小道"的民间医药,登上大雅之堂,所以他将书名定为《串雅》。

为编写《串雅》,他继续广泛收集社会上流传的种种验方,虚心向广大铃医求教,这其中对他帮助最大的是走方医赵柏云。柏云是学敏的同宗族人,在治疗牙病、眼病、虫病、点痣等方面有着丰富经验,乾隆戊寅(公元1758年)年,他航海从广东中山归来,曾寄居于学敏家三个月。他深知走方医术的价值,也饱尝了走方医生的辛酸,得知学敏要为走方医正名,便慷慨地将自己多年的经验通过口授方式传给了学敏。学敏深感其道理深奥,方简治奇,实有整理必要,于是,在此基础之上,又参照自己以前从《百草镜》《救生海》《养素园》《江闽方》等等书中收集到的许多资料,分门别类对它们进行整理,存其可以济世者,于次年写成《串雅》一书。

《串雅》分为内外两编,各有四卷。《串雅·内编》按走方医的术语,以截(使邪外出)、顶(催吐)、串(泻下)及单方四类编次,每类之下又分总治、内治、外治、杂治等内容。书中高度评价了走方医"操技最神,而奏效甚捷"的长处,将其用药特点归纳为贱、验、便三字诀。"贱"即"药物不取贵也"(见《串雅内编·原序》。下同);"验",即"下咽即能去病也";"便",即"山林僻邑仓促即有"。书中记载的许多民间验方便集中体现了这三个特点,诸如用五倍子研末填脐中可以治疗盗汗,用荸荠汁滴眼可以治疗红眼睛,用吴茱萸研末调醋贴两脚心(涌泉穴)可以治疗咽喉炎,用刀豆子烧成灰冲服可以治呃逆不止等等方法,临床确有疗效,至今仍然为群众所喜用。《串雅·外编》专述时病、疫疬、杂症、暴死(厥)、虫疾、外科、妇科、儿科、虫蛇咬伤等各类疾病的治法,甚而兼及花木、禽兽、虫鱼之病。书中首先介绍了民间防病经验,集录了除蚤、灭虱、驱蝇、禁蚊、除臭虫等驱除害虫的措施。比如将浮萍、闹羊花研为末,清明日取鳖血和二药调匀,擦在房门上可以禁蚊;用"楝树一枝,将酒糊涂之,悬挂空处"可以避蝇蚊等等。当时虽然对于各种流行病的传染媒介还不十分清楚,但是通过这些措施,确能起到消灭疾病传媒的实际作用。《串雅·外编》还记有不少民间急救法。例如救溺用骑牛法,解药毒用防风,昏厥症用放血法等等,使用中确实方便有效。此外,本书重点介绍了民间使用针、灸、熏贴、蒸、洗、熨、吸、引火、填塞、保生等外治法的经验。诸如治疗猢狲痨(小儿营养不良症)用针法,治疗干霍乱(即绞肠痧)用灸法,治疗鹅掌疯用薰法,治疗小儿赤眼用贴法,治疗风湿用蒸法,治疗急惊风用吸法(吹鼻法),等等,这些方法都具有简便、经济、有效、安全的特点,至今仍有着使用价值。《串雅》一书成为我国最早的走方医学专著,二百多年来以其特色鲜明的内容体现着独特的价值。

在药物研究、医疗实践中,赵学敏越来越认识到,自明代李时珍著《本草纲目》后,百余年间的药物又有了新的发展,种类增多,物种不断变异进化,因此有必要及时整理收录,以补前人缺漏。于是在《串雅》成书后,他开始着手于《本草纲目拾遗》的编写。他在该书的《凡例》中自述写作目的是:"专为李氏之遗而作,凡《本草纲目》已登者,或治疗有未备,根实有未详,仍为备之。"为此他披阅文献古籍六百余种,其中涉及医家二百八十多家,经书三百四十余家,并先后走访了二百余人,历时四十余载,至嘉庆八年(公元1803年)终于撰成《本草纲目拾遗》十卷。书中共载药物921种,其中716种是《本草纲目》所未收载或形态、治法叙述不详者,可说是继《本草纲目》之后药物学的又一次总结。

在调查药物的过程中,赵学敏先生一贯采取实事求是的科学态度,"宁从其略,不敢欺世也。"(语见《本草纲目拾遗·凡例》)有一次,他为弄清具有舒筋活血作用的鸡血藤的形态,特地写信给在云南为官的长子索要标本,结果发现这些从四川、云南带回的鸡血藤,形态与众不同,他一时难以定论,也不想草率断言,便在本书"鸡血藤"条下注道:"惜不能亲历其地,为之细核,附笔于此,以俟后之君子考订焉。"他治学态度之严谨由此可见一斑。书中还继续发掘整理了大量的民间验方,这些单方、验方也都经过了慎重挑选。比如有一次至奉化,他听说"六月霜"具有解暑毒的功效,便"以百钱买得六月霜一束"带回,在临床试用取效后仍不放心,直到"屡试皆效"才收录进去。又如"鸦胆子"具有杀虫解毒的作用,是治疗阿米巴痢疾的要药。学敏先生经过多次观察试验,发现由鸦胆子组成的至圣丹,在治疗痢疾方面有显著效果,便在书中首次记录了它的药效,并写道"此方不忍隐秘,笔之于书,以公世用。"再如具有抗菌作用的"千里光",能够治疗各类由急性炎症引起的疾病,民间普遍认为它是清热解毒的良药,以至俗有"有人识得千里光,全家一世不生疮"之语,赵学敏《本草纲目拾遗》中也将其收入,并称它为"外科圣药"。在《本草纲目拾遗》一书的条目中,"亲试神效"、"屡试神效"、"用之皆效"、"后治数人多效"一类的话屡屡可见,充分反映了赵氏在医学研究中科学求实的可贵精神。

《本草纲目拾遗》一书收罗十分广泛,以至边防外纪诸书、西洋教士所述以至药房、药方、商号广告加上耳闻目见与亲手所种之奇异药草等,靡不采掇。是他第一个将西药中的消强水、刀创水(碘酒之类)、冲鼻水(嗅剂之类)载入书中;也是他第一个将产于南美等地的"金鸡纳"(奎宁的原植物)在治疗疟疾方面的作用载入书中。"胖大海"是产于越南、印度、泰国、马来西亚等热带地区的药物,临床上用它治疗干咳失音、咽喉燥痛,这一点如今已众所周知,然而,第一个记载"胖大海"药用价值的也是赵学敏。它不仅在书中记述了"胖大海"清热解毒的功效,还介绍了它在主治吐衄、下血、赤眼、牙痛、痔疮漏管、干咳无痰、骨蒸内热等方面的作用,并总结道"诸疮皆效,功难尽述"。其他尚有"西洋参"等五十来种。

除增补《本草纲目》中未载未详者外,学敏还对李著中叙述错误或失当之处予以纠正。比如药物分类上,因不主张头顶骨入药而取消"人"部,增《本草纲目》所无之"藤""花"二部,又将"金石"部析为"金"部与"石"部,使药物分类更为科学。其如《本草纲目》中贝母不分川象[1],大枣不分南北,以致功用相歧、传误不浅之处,统统予以补正。赵学敏在书中还提示人们应以生物进化的观点来观察、认识生物的变化和发展。比如他说"如石斛一也,今产霍山者,则形小而味甘;白术一也,今出于潜(霍山古称)者,则根斑而力大,此皆近所变产"(语见《本草纲目拾遗·小序》),又说"物生既久,则种类愈繁"(同上),这些深刻的见解产生于达尔文物种起源说之前一百年,实属难能可贵。

学敏先生一生孜孜于医道,不求闻达,唯愿济世,因此对于当时医界中的种种不良习气深恶痛绝。他不仅对普通医师队伍中那些"率以医为行业,谓求富者莫如医之一途"(语见《串雅·绪论》)的行径严加鞭挞,对那些"乘华轩、繁徒卫"(语见《串雅·自序》。下引皆同)、"游权门、食厚奉(俸的古字)"却无真才实学的国医也极其蔑视,常予以辛辣讽刺,将其斥为"窃虚誉"、"侈功德"之流。先生不平凡的一生中,除写有以上三书外,还撰有《医林集腋》十六卷、《素养园传信方》六卷、《祝山录验》四卷、《本草话》三十二卷、《花药小名录》四卷、《升降秘要》四卷、《摄生闲览》四卷、《药性元解》四卷、《奇药备考》六卷,遵其父亲遗愿题名为《利济十二种》,可谓著述宏丰,遗宝身后。可惜二百多年间,由于兵乱不断,这些书已大半亡佚,仅有《串雅》与《本草纲目拾遗》仍流芳于世,使我们尚得以寻珠探宝于其中,那么,掩卷之余,又怎不令人追想先生当年鸡声灯影的勤奋,感念他嘉惠后人的无量恩德呢?

【注】

[1] 此生卒年采用的是黄玉燕《赵学敏生平及年表》一文(载于2013年《第四届中韩传统医学基础理论学术大会论文集》)的说法。

[2] 贝母有川贝母和浙贝母之分,因分别主产于四川和浙江而得名。其中浙贝母又名象贝母。

王清任

在浩如烟海的中医古籍中，有一本薄薄的册子名叫《医林改错》，是清代医家王清任所写，反映了他医学上的主要成就。全书虽然只有短短三万字左右，因为内容涉及到许多解剖学知识，所以是作者在特定历史背景下承受着巨大压力才写成面世的。也许今天的读者会感到奇怪：研究解剖有什么压力呢？我们不妨交待一下相关的背景：

"解剖学"在医学院校的课程设置中，自然是一门非常重要的必修课，"一个医生如果不明解剖就算不得一个真正的医生"，这个常识性观念早已深入人心。不过很多人都认为，"解剖学"是自西学中引进国门不久的新兴学科，是地道的外来户，殊不知它在我国已有两千年的发展史了。

从现存文献来看，"解剖"二字早在《灵枢·经水篇》中就出现了，《内经》中的《肠胃》《经筋》《骨度》《脉度》等数篇都是记述解剖学的专章，对人体骨骼、部位、脏腑、血管等均有长度、重量、体积、容积的详细记载，这说明中医的解剖学确实发端很早。然而，随着东汉以后儒家思想逐渐在意识领域中占据统治地位，解剖学的研究开始被医家视为畏途。统治者为维护道统，确立君君臣臣父父子子的社会秩序，极力鼓吹"身体发肤，受之父母，不可毁伤"（语见《孝经》）等一系列扭曲的礼法教义，因此严禁解剖、刳剥一类事情的发生，甚而出现了人命关天的刑事案件，法律也不允许件作通过解剖相关尸体来提供破案线索。当时，这种陈规陋习在人们的观念中是如此根深蒂固，以致一旦有谁胆敢触犯，舆论不容，法律也将严惩。《南史·顾恺之传》中就记载了这样一个故事：南朝时，沛郡相县（今安徽濉溪）有个叫唐赐的人，因为经常喝酒，患了一种疑难奇症，死时竟吐出二十多条虫子。临终前，他要求妻子张氏解剖自己的尸体,以弄清究竟得了什么病。后来张氏遵嘱而行,"刳腹"观之,发现原来丈夫的五脏已全部糜烂了。这件悄悄进行的事情不知怎么传了出去,一时舆论为之大哗,官府为之震怒,张氏一夜之间就成了遭人唾骂的恶妇,最后以不道、不孝("十恶"中的第五条、第七条)的罪名被处以极刑,连儿子唐副也因未加劝阻而被牵连处死,一家三口就这样星离雨散了,当时礼法的残酷性由此可知。不难想象,这种社会背景的制约性何其强大,所以解剖学在我国虽然发端很早,发展却极其缓慢。到了清代中晚期,封建制度已走向没落,清王朝为"挽回"颓败的厄运,更是大力加强专制统治,学术界由此形成了一种埋头故纸、惟汉是尊、述而不作、信而好古的学风,致使科学文化几于窒息。受此影响,医学界也盛行着"言必本于圣经,治必尊乎古法"(语见《医学源流论》)的做法,将"医乃仁术,不宜刳剥"的世俗观念奉为戒律。然而,就在这举世同风、牢不可破的恶劣环境下,王清任这位魄力非凡、胆识超人的医家却置封建礼教设置的重重障碍于不顾,从医学的实际需要出发,勇敢地投身于解剖学这个困难重重的研究领域,并且纠正了前人认识上的不少错误,为久滞不前的传统解剖学的进步做出了可贵贡献。

王清任,一名王全任,字勋臣,乾隆三十三年(公元1768年)出生于直隶玉田(今河北玉田县)一户富裕人家。不知是源于体质较弱还是受了什么人的影响,他从小就迷上了武术和医道,于是,他的主要时间被动静相宜地一分为二:或苦练武术,或勤奋学医。这样长期坚持的结果是他练就了两样本领:首先,他年纪轻轻就考上了武秀才,不仅拳艺棍术上十分善长,还精于骑射;同时,他掌握了扎实的医理,业余行医于乡间竟颇获好评。起初,王清任所想的还是以武通仕、建功扬名,为此他花钱纳粟捐了个"千总"(清代正六品武官)的小官。然而,走进衙门之后,王清任才陡然发觉现实和理想的差距竟如此之大,天性磊落光明的他,任职期间亲眼目睹了官场中的种种堕落和腐败,感到震惊又非常沮丧,尤其看到那些草包无能之辈凭借靠山就能平步青云,而自己一身武艺却无人赏识,到头来还得靠纳粟捐钱才谋得一职,他心里更是烦恼不平。他很快认识到,处身这种黑暗污浊之地还想济世利民简直是白日做梦,所以没过多久他就辞官而去,专力业医了。古人云"不为良相,便为良医",济危扶病中他确实认识到了自身的价值,感到了真实的快乐。

也许出身武人，培养了王清任率真坦诚、大胆求实的个性，这使他的思想较少受到"圣经贤传"的约束，他治学，即善于吸取前人成果又善于质疑思索，绝对不盲从盲信、人云亦云。他习惯于将书上得来的知识放到实际中去反复验证，合则从之，不合则弃之，因而获得许多真知灼见，医技也渐趋成熟。大概到三十岁时他的医术已是名著乡里了，人们都赞他大器早成、造福乡民，殊不知在他心里却有一个久存的遗憾。前文提到过，王清任行医，实际上开始于十年前的二十岁，那时他就已经读了不少医书并渐渐注意到医籍中存在着一个重大问题，那就是：他发现流传下来的古人有关脏腑位置和功能的种种描述及图形不仅失之粗略而且竟处处矛盾。在后来的《医林改错》一书中他曾详细记录了当时的种种疑惑，他说：古人论脾属土，既说主静而不宜动，何以又说脾闻声则动，动则磨胃化食，脾不动则食不化？论肺，既说下无透窍，何以又说肺中有二十四孔，行列分布，以行诸脏之气？论肾，既说两肾为肾，中间动气为命门，何以又说左肾为肾，右肾为命门？论肝，既说肝左右有两经，何以又说肝居左，左胁属肝？论心，既说意、志、思、虑、智五者都藏于心，何以又说脾藏意智、肾主技巧、肝主谋略、胆主决断？论胃，说饮食入胃，精气从贲门即胃上口上输于脾肺，宣播于诸脉，殊出情理之外，如此等等，不一而足。王清任痛心地想：医人治病，本当先明脏腑，否则"本源一错，万虑皆失"（语见《医林改错》。下同），而今先贤论述竟如此混乱，教后人又何以为本？若将错误认识用于临床又怎能不贻害病人呢？因此，当时他就下定决心要通过自己努力搞清脏腑的真实情况。可是，要获得解剖知识又不能通过解剖的方法，这又谈何容易呢？所以，十年间他虽百般留意，"竭思区画"，亦"无如之何"。

就在这时，王清任的生活中发生了一个意想不到的重大变化，事情的经过是这样的：王清任的家乡有一条河流，河上的桥被称作鸦鸿桥，是沟通河流两侧、联系村子内外的主要通道。可是，当时的玉田县知县却硬要把鸦鸿桥收为"官桥官渡"，这样老百姓过桥渡船都要交费。这项明显是敲诈民财的不合理制度在当地民众间引起了公愤，于是，为了维护乡民们的利益，王清任毅然出面，为民请愿，结果自然是得罪了县太爷。那县官怀恨在心，便唆使王清任那些经治不愈或不治而亡的病家去县衙告状，企图陷害于他，这使得到风声的王清任被迫离开故土，远走他乡[1]。据有关史料所载，王清任离开家乡后主要住在北京,他凭借医术往来京师,颇受公卿推许,可见他的医术在人才济济的京城也已达到相当水平。大约嘉庆二十五年(公元1820年)之后,他开始长住北京,开设药铺"知一堂"。在京时他与四额附(驸马)那引成(人名)最为交好,结为异性兄弟,他携妻带子在其府中寓居达数十年之久直至去世。按旧日的习俗来看,背井离乡本不是什么好事,然而王清任却因此开阔了眼界,增长了见识,而且他久而未决的脏腑研究也出现了新的转机。

之前的嘉庆二年(公元1797年),王清任行医路过滦州(今河北滦州市)稻地镇(一作稻田镇),一进镇他就感到气氛不对。原来,当地小儿中正在流行一场严重的温疹痢病,几乎家家户户都有病孩死亡,悲痛的哭声时时可闻。当时,贫家因无力安葬儿女,多以草席包裹挖坑浅埋,义塚中每天弃尸一百多具。遇到刮风下雨天气,坟坑表面浮土四散,尸体便暴露无遗。成群的野狗又常到坟地觅食,被狗开膛破肚的小孩尸体随处可见,刺鼻的恶臭强烈地弥漫在这一带,知情的路人都避道而行,不得已经过时也是掩鼻疾趋。王清任听说后,心情十分沉痛,同时他也不无悲哀地想:只有通过这种方式来观察人体脏腑了。于是,他在稻地镇住了下来,每天一大早就赶赴义塚,不避污秽臭浊,仔细观察那些露出内脏的小儿尸体。犬食之余,大抵有肠胃者居多,而有心肝者仅十分之三,需要人不停地跑来跑去互相参看,才能看出点眉目。如今在洁净的教室中学习解剖知识的学人们是很难想象当年王清任处身于白骨累累、腐臭熏蒸、烂肉铺地的恶劣环境中,是怎样克服呕吐、眩晕等生理反应,专心致志地进行观察的。可是为了探究真理,获得真知,他硬是连续十天盘桓于坟场,竭力找寻较为完整的小儿尸体。就这样他先后找到三十余具,并进行了仔细研究和对照。每天晚上,当他回到旅店时,人们都用异样的眼光看着他,仿佛他是一个疯子,然而他不在乎,他得赶紧把记在脑中的脏腑图形画在纸上以免忘记,有时碰到记不准的地方,就再去验证,为此当他离开稻地镇时,已有十几张这样的图形了。可以说,这十天的经历使王清任基本弄清了十年都悬而未解的疑惑,进一步认识到古书中所绘脏腑图形不唯与实际情况多不吻合,即使件数多寡也不相符,因而产生了著书正误的念头。只是胸中膈膜一片,看时都已破坏,究竟在心上心下,是斜是正,未能验明真情,为此他感到十分遗憾,一直在寻机解疑。

　　大约两年后,正在奉天府(今辽宁沈阳一带)行医的王清任偶然听到一条消息,说是辽阳州(奉天府属地,治所在今辽阳市老城)有位年轻妇女因患疯病打死了自己的丈夫和公公,现已押至省城准备执行剐刑,于是他打听了地点赶去亲见。可是等他到时,"忽然醒悟,以彼非男子,不忍近前"(语见《医林改错》)围观的群众早将西关刑场挤得水泄不通,他只得踮起脚尖遥相注目,身子还被迫随着人群浮沉进退着。不一会儿行刑结束,人群一哄而散,王清任只看到刽子手拿着犯人的脏腑从眼前走过,依稀感觉它们与小孩的脏腑没什么两样,至于横膈膜是什么样子,还是没有看到。

　　因为死刑犯中以砍头居多,上面这种情况毕竟少见,所以,为了进一步研究解剖知识,推敲脏腑功能,王清任平时就饲养家畜进行解剖实验,观察推想它们与人体结构的异同,这使他成为我国历史上第一个做动物解剖实验的医学家。

　　二十年后的嘉庆二十五年(公元 1820 年),王清任已长居北京。一天,他又听说有个打杀亲母的重犯要凌迟处死,便匆匆赶至崇文门外的刑场。这次虽得近前看到了脏腑,但是膈膜已破,仍无法确定其形态、位置。

　　在这一漫长的观察探索过程中,王清任承受了我们今人难以想象的巨大压力。世人们见他经年往返于坟间墓穴杀人场上,留恋于残尸败骨死人堆旁,还每每持刀提剪血淋淋地解剖动物,都把他看作是反常的怪物、不可理喻的疯子,尤其那些孔孟之徒和卫道士们更是口诛笔伐,骂他是离经叛道、"教人于胬胳堆中、杀人场上学医道"(语见《世补斋医书》)的忤逆狂徒。面对社会舆论的重压,王清任感到孤独却从未想到过退缩,他曾针锋相对地说:"著书不明脏腑,岂不是痴人说梦;治病不明脏腑,何异于盲子夜行!"(语见《医林改错》)他坚信自己的想法是对的,努力也是值得的。

　　转眼又是道光九年(公元 1829 年),王清任已是一位六十多岁的老人了,他的《医林改错》也数易其稿,然而,为了那片薄薄的横膈膜,书籍却一压再压、未能出版,王清任深感一篑未成的遗憾!这年年底,机会终于来了。有一天,王清任去安定门替一位恒姓病人看病,座中他偶然提到,自己留心了四十来年也未能将人体膈膜审验明确。当时刚好江宁布政使恒敬在座,听后遂大声说,他常年镇守哈密,领兵于喀什噶尔,见过很多诛戮于沙场的尸体,熟知膈膜一事。王清任听后真是大喜过望,忙寻纸索笔向恒敬请教,恒敬便为他细细讲明并画了图形,至此,这一多年留存胸中的谜团才算冰释瓦解,不难想象,当时王清任心中有多么欣慰。因为书中涉及的问题都已明朗,所以,王清任很快便将再次修改过的稿子交给了书商汪子维,第二年(道光十年),这本来之不易的书终于出版!

王清任很清楚,《医林改错》一经问世将和自己一样招来许多非议,因此他在该书《脏腑记叙》中胸怀坦荡、问心无愧地写道:"今余刻此图,并非独出己见,评论古人之短长,非欲后人知我,亦不避后人罪我。惟愿医林中人,一见此图,胸中雪亮,眼底光明,临证有所遵循,不致南辕北辙,出言含混,病或少失,是吾之厚望。幸仁人君子鉴而谅之!"文中既表明心意以消释误会,又真实地表达了自己惨淡经营此书的意义所在,其情可感,其行可嘉!成书第二年,这位杏林革新家、新医的发轫者便病逝于北京。之后,他的妻子扶柩归乡,他的著述也随之散失殆尽,唯一部《医林改错》流传至今。

王清任的《医林改错》由上下两卷组成,书中作者以率直豁达的文笔、谦虚审慎的态度、实事求是的作风明确阐述了自己的学术思想和理论见解。其内容大体可分为两部分,相应体现了王清任在医学领域中的两大成就。全书虽不足三万字,内容却十分充实。

首先,他将古书中有关人体脏腑的描述归纳成十二图,又将自己实地观察到的人体绘成十三个图,两相对照,一目了然,并配以简洁的文字说明,从而纠正了古书中诸如肝有七叶、肺下有二十四行气孔、气管直入心脏、尿从大便渗出等许多错误说法,基本廓清了某些前人未知未详的人体器官及其解剖部位。是他发现了许多医书上从未提到过的重要器官,诸如腹主动脉(书中称为卫总管或气管)、上腔静脉(荣管)、颈总动脉(左右气管)、肾动脉、肠动脉、肺泡(麒麟菜)、幽门括约肌(遮食)、总胆管(津管)、胰脏(总提)、十二指肠入口(津门)及横膈膜、大网膜等等,尤其他对胰管的发现,更是对祖国医学的一大贡献。他还正确分析了一些重要的生理病理现象,其中论灵机记性在脑不在心、痘疮并非胎毒、抽风不是风等见解尤属新颖透辟。此外,"会厌"遮盖喉门的作用也是他首次提出的,他还发现了视神经并指出视神经与脑的关系,从而叙述了对脑功能的看法。所有这些重要发现使他将中医解剖学向前大大推进了一步。

其次，王清任对中医的气血学说作了重要发挥。还在早年观察人体脏腑的过程中，王清任就发现了尸体内淤血殊多的现象，由此联想到医家治疗淤血的重要性，为此他从理论和实践两方面对人体淤血现象进行了长期深入的研究，并逐渐形成了一套淤血证治的完整体系。他认为："治病之要诀，在明白气血，无论外感内伤……所伤者无非气血"（语见《医林改错》。下同）。而淤血的原因，一则是气虚无力推动血液致使血留为瘀，一则为邪气所致，比如"血受寒则凝结成块，血受热则煎熬成块"等等。他将自己治疗气虚及血瘀的丰富经验不断加以总结，归纳了四十种气虚证和五十种血瘀证，并创立了补气活血和逐瘀活血两个治疗原则。在上述原则指导下，他先后发明了血府逐瘀汤、通窍活血汤、膈下逐瘀汤、少腹逐瘀汤、身痛逐瘀汤、通经逐瘀汤、补阳还五汤、癫狂梦醒汤、急救回阳汤等三十多首重要方剂。与前人相比，他对瘀血证认识之深刻、对活血化瘀方法运用之纯熟已达到了无人比及的地步，这使许多别人无从下手治疗的疑难病症在他手里易如反掌地便被治好，比如，在他的《医林改错》一书中就载有以下三则例子：

当时的江西巡抚阿霖公患了胸不任物症，夜卧必须露胸才行，否则即使覆上一层薄布也会彻夜不眠，从六十七岁到七十四岁已患病七年；又有另一女子患胸任重物症，晚上必得一女仆坐于胸上方能入睡，自二十二岁患病已有两年。两位患者都不堪其苦，先后找到王清任治疗。王清任在仔细分析了病情之后，都采用自制的血府逐瘀汤进行治疗，三五剂后两人俱获痊愈。

又有一位直隶布政司素纳公，年届六十尚无子嗣，于是发愁地向王清任请教办法。王清任一一问明情况后，仍让他的妻子服用少府逐瘀汤。三个月后，其妻果怀身孕，次年便为素家添了个男丁。

如今，王清任这些实践多年、确有良效的方剂已更为广泛地运用于临床，现代医家们师法其意，用活血化瘀法治疗心脑血管疾病已取得令世人瞩目的成效，回首当年，王清任开源在先，的确功德无量。

如果说，王清任的活血化瘀学说及其相应方剂至今仍是《医林改错》一书中的精华，那么，比起今天种种精致无比的解剖图谱和人体模型来，他那些倾注毕生心血绘制的人身脏腑图形不仅大大落后了，而且不可避免地存在一些认识上的错误。然而,这却丝毫无损于他科学精神的伟大! 他作为一个封建社会的医家,处身于当年尊孔复古的社会环境下,却胆敢逆潮流而动,冲破几千年传统观念的桎梏,从一个医生的良心和责任出发,置种种恶毒谩骂与人身攻击于不顾,几十年孜孜于真理的追求,他那超人的胆识、顽强的意志、锐意进取的魄力和坚持真理的可贵精神却标炳千秋、永不褪色!

【注】

[1] 事见查文安《王清任的生平事迹》一文(载于 1984 年《王清任学术思想讨论会资料汇编》)。

陆以湉

陆以湉,字敬安(一字薪安),号定圃。清代浙江吴兴清溪人(一作桐乡人),于嘉庆六年(公元1801年)出生于一个仕宦家庭。他自幼读经,习举子业,二十多岁时便开馆授徒。道光丙申十六年(公元1836年)三十五岁时他考中进士,被朝廷授以县令之职,分至湖北武昌。

陆以湉人如其名。他生性淡泊清雅,不爱慕功名仕途,曾作诗明志道:"凫鹥(fú yī,凫和鸥泛指水鸟)小队降心从,学步邯郸苦未工。三复昌黎盘谷序[1],出山深悔负初衷。"(诗出《冷庐杂识》。下同)又云:"红尘滚滚扑征衫,堕落何由骨换凡?宦海波涛深莫测,几人安稳得收帆?"可见他对入仕作官非常后悔。其父陆元镈也担心政界风波险恶,于子不利。因此定圃赴武昌任职未满一年,便辞去县令一职,回到家乡,仍操开馆授徒的旧业。道光己亥年(公元1839年),他改任台州教授,甲辰年(公元1844年)九月,因父亲去世辞官服丧。五年后的己酉年(公元1849年)二月,吏部又补选他为杭州府教授。任职十年后的咸丰十年(公元1860年),太平军攻占杭州,他以母老请求归家,居住于笠泽[2]之旁,以教授童蒙为业,与诸名士诗酒流连。后来携家至上海,被李鸿章聘为忠义局董事。太平军退出杭州后,他应浙江巡抚蒋益澧之邀,出任杭州紫阳书院讲习,兼任山长。同治四年(公元1865年)因病去世,享年六十五岁。

陆以湉平生杂学广览,学识渊博。"凡研究学识,必穷理索奥,务达其旨"(语见《冷庐医话·补编·弁言》)。因为弟弟陆以灏患伏暑,医生误诊为伤寒而死,儿子陆金章患内风,又以外风误治而亡,定圃悲痛之下,遂发愤习医,对于医学的理法方药,均精研深造,以此生发出许多真知灼见。定圃一生,勤于笔耕,著书多部。咸丰六年(公元 1856 年)他在杭州学舍时,写成《冷庐杂识》八卷。此书以平日见闻,随笔漫录而成。咸丰八年(公元 1858 年),又将自己积累的对于医事的所见所知所想,"随笔记述,分门别类"(同上),撰成《冷庐医话》一书。全书共分五卷,卷一论医范、医鉴、慎疾、保生、慎药、求医、诊法、用药;卷二论古人、今人、古书、今书;卷三、四、五论病,以辨证为主,凡述一证必推究其虚实原委,指摘医家利弊,言语精辟而确凿,颇能给人以启迪,由中也可看出陆氏在学术方面的个人识见。比如他临证注重问诊,在书中说"脉理渊微,知之者鲜,推问可究病情",又说"《伤寒论》六经提纲大半是凭乎问诊";同时也强调舌诊,认为"临症视舌,最为可凭,然亦未可执一"。他评论医家,多切中肯綮。如云赵献可喜用"六味",张景岳喜用参附,立言一偏,遂滋流弊,因而主张"详查其失,节取其长"。他治疗经验丰富,处方用药俱精,指出方药中如有一味与所治病证不合,就会给病人造成损害,诸如此类,论述十分精广。

陆以湉去世后,乌程人庞元澂得其遗稿,于光绪二十三年(公元 1897 年)将此书刊行于世,一时间大受欢迎,成为医话类题材中有较大影响的一种。后来,近人曹炳章又将此书收入《中国医学大成》丛书中,不仅于每条之后增加按语,还将陆氏《冷庐杂识》中有关医药的内容摘出,编成《冷庐医话补编》一卷,附刊其后。除上述两书外,陆氏尚写有《再续名医类案》(见庞元澂《冷庐医话》跋)若干卷,采摭丰富,足以补江瓘《名医类案》和魏之琇《续名医类案》二书之未备。又有《冷庐诗话》八卷等书,足见定圃先生学问之博、著述之勤了。

【注】

[1] 昌黎《盘谷序》:指韩愈的《送李愿归盘谷序》。韩愈祖籍昌黎,世称韩昌黎,友人李愿回盘谷隐居时他写下此文,以倾吐其长期求仕不顺的抑郁不平之气,并表达对友人隐居之乐的美慕。

[2] 笠泽:指太湖。嘉庆丙子年(公元 1816 年)时陆以湉曾随母舅周厦松在此读书。

吴师机

中医外治是与内服汤药相对而言的一种治疗方法,在我国有着悠久的历史,在群众中也广为流传。比如艾灸一法,大约起源于春秋战国时期,距今已有两千多年之久;再如刮痧,千百年来行于大江南北全国各地历久不衰;又如熨法,当初虢国太子昏迷不醒时,扁鹊为他针刺百会穴使其醒转,又令弟子制作药包交替熨其两胁之下,太子竟然起坐(见本书《扁鹊》一文),可见,外治法运用得当,具有非同反响的神奇疗效,故而在民间深受欢迎。然而,由于历代庙堂医家大多重内服而轻外治,致使这一古老方法一直得不到充分挖掘和整理,这不能不成为一个很大的遗憾。直到清代医家吴尚先(字师机),才独具慧眼地认识到外治法的独特价值并毕生致力于这一领域的研究,创造性地使用以膏药为主的外治法来通治各科疾病,取得了显著效果,他本人也因此被人们誉为"外治之宗""膏药专家";他还写下传世名作《理瀹(yuè)骈文》,对各种外治法进行了一次系统总结,为中医外治法的继承和发展做出了重大贡献。

先说吴尚先这部《理瀹骈文》[1]。它是我国历史上第一部论述外治疗法的专著,书名原叫《外治医说》,后据《子华子》"医者,理也;药者,瀹也"一句而改,意思是说:医是理论方法的综合;瀹是以汤煮物,也即药也。又因本书正文是用四字一句的骈体文写成,因而书名叫作《理瀹骈文》。在书中,吴尚先不仅以《内经》为本,阐述了外治的理论根据,而且具体论述了多种外治法的运用。他认为"外治之理,即内治之理;外治之药,亦即内治之药。所异者,法耳。"(语见《略言》。下皆同此)外治可"与内治并行,而能补内治之不及。"就是说,外治内治的道理一致,只是给药途径不同罢了,两者各有优势,不可偏废。他还不无所指的告诫人们,采用外治法,也必须"明阴阳,识脏腑""先求其本",然后才谈得上施治,认为这正是"外治之学,所以颠扑不破"的原因所在;反之,"若不考其源流,徒恃一二相传有效之方,自矜捷径秘诀而中无所见",必致遇难而束手。他恳切地指出:"膏可以统治百病,人皆讥之……不知此亦偏见耳。"他根据自己的亲身体验说服这些人道:"余初亦未敢谓外治必能得效,逮亲验万人,始知膏药治病无殊汤药。用之得法,其响立应。"他在书中广集前贤所涉、民间所用及个人历验,介绍的外治方法多种多样,除膏药以外,还有敷、熨、罨(yān,冷敷或热敷)、涂、熏、浸、洗、擦、搭、抹、嗃(同嗅)、搐、嚏、吹、吸、捏、呷、坐、塞、踏、卧、刷、摊、点、滴、烧、照、缚、扎、刮杀、火罐、按摩、推拿等数十种之多。同时提倡根据不同的病情和部位进行上、中、下三部分治。具体来说,对于上部病(胸以上),可用涂顶、覆额、罨眉心、点眼、塞耳、擦项及敷手腕、膻中、背心等法;中部病(脐以上),可用敷脐、熨脐、熏脐、蒸脐、填脐等方法;下部病(脐以下)可用坐浴、坐熏、熏洗以及摩腰、暖腰、兜肚、敷膝、熏腿、贴腿肚、掐脚跟、掐足心等方法。书中收集的单方和治法多达五百余种,内容十分丰富,大多简便易行,具有很高实用价值。因而,《理瀹骈文》一书成为医家研究、应用外治法不可多得的重要参考。

尤为别致的是,自古医家著书,总是就病论病,而吴尚先在该书"附篇"中还为"聪明读书人"开了治"心病"八方,读来绕有趣唯又引人深思,不妨节录如下,以为借鉴:

一曰"立志",即"人要立志做正人君子,有德行气节,人人钦敬。不可趋于下流,卑鄙苟且,寡廉鲜耻,丧行败名,为人谈笑。"

二曰"存心",即"心要整肃,不可放荡,时时以礼仪自防;心要宽厚,不可刻薄,处处以情理相体。久之,邪妄少、忿嫉平、胸中清静,满腔皆慈祥矣。"

三曰"谨口"即"言总以寡为贵,不要无事寻话说。至公门、内客席间,在我无意,在人有心,造孽构衅甚易。好谈闺阃(kǔn,内室),终有家丑,动笔更当三思。"

四曰"用功",即"博观经史,所以明理应事,无论出处,皆为有益之学。若终日闲散,虚度可惜,不学无术,那免是非得失、迷惑颠倒?且逸则思淫,或眈于声色货利,昏昏然日在醉梦之中,精神更难振策矣,遇变鲜有能作为者。"

五曰"安分",即"荜(同筚)门蔬布,并不为辱。勤苦所获,却无忧患,且可长久。富贵岂能强求？无庸羡慕,亦无庸妒忌。若逆理损德而致,更是寒心。"

六曰"择交",即"贤士宜亲,匪人宜远。与贤士居,遂为贤士;与匪人游,遂为匪人矣。倘或有所牵累,虽悔何及？"

七曰"改过",即"人孰无过？过而知改,则一朝之悔悟,即转凶为吉之机。圣人原许人自新。禅家受戒,历陈生平所犯罪过,不论大小,皆予开释,亦如此。惟须勇猛精进,若自欺自恕,蹉跎至于将死,则不可挽回矣。"

八曰"积善",即"积善之家,必有余庆。……要在实心实力,奉行不懈,世世相承,无间断而已。"

并指出以上八方"系于兵乱后阅历而知者,事皆有所指","作此以共(供的古字)警醒云"。八方之后又有《暗室箴》一篇,认为表面堂皇无足为贵,暗室无欺才是正人君子。箴文之后又附《灵山吟》一诗,表达了自己对"名利争夺场"的厌恶之情,内有"雨余观太虚,荡荡青万里。此时真旷然,尘心尽如洗。荒园寂无人,水流花自开。鸣鸟如友生,好音风送来"几句,读来满纸清新,深得五柳先生遗风。由上可见,吴尚先的思想颇受佛道二家影响,但他意在鼓励人们讲道德、做君子,其良苦用心弥足珍贵。尤为可贵的是他的言论决非空洞说教而是自己身体力行的座右铭,他一生悬壶济世、一心向善,用自己的所作所为在实践上为人们做出了榜样,我们不妨简要回顾一下他的生平:

吴师机,原名安业,又名樽,字尚先,晚年亦著杖仙,自号潜玉居士。清代钱塘(今浙江杭州)人,生于嘉庆十一年(公元1806年),卒于光绪十二年(公元1886年)。尚先自幼习儒,道光十四年(公元1834年)中举,官至内阁中书。但他对于功名不甚挂怀,所以次年大比之岁,他千里迢迢赴京会考,却以微疾不试。此后,他更是绝意仕宦,寓居广平(今河北广平县)达八年之久。甲辰年(公元1844年)举行"大挑"(一种选录下第举人之制),人们见吴尚先博学多识,本身又是举人,都劝他去参加,他却不为所动,表示"愿读数卷书,此处非所耽"(语见《灵山吟》)。此后不久,他即随父亲笏庵先生南归,寓居在江苏扬州,平日以诗文自娱外,兼学为医。走南闯北十来年,吴尚先历事渐深,对于民间疾苦也有了深切了解,尤其涉及医事的一些问题,引起了他的关注。自古有病问医,本是天经地义,可是现时中的情况却要复杂许多。当时的社会矛盾已非常尖锐,百姓在重重盘剥下生计普遍艰难,衣食之需尚无以维持,看病更成为一种少有的奢侈;还有不少地区,交通不便,药源缺乏,即便手持仙方,也无从备齐,哪里还谈得上疗效呢?而生活中又有那么多庸医,不精医理,妄用汤头,致使民命夭亡,遗害无穷。目此种种,悲天悯人的吴尚先,常常感到忧虑和不安。正因为如此,他在扬州很快沉迷于外治法的研究,认为外治法简单、廉价、比较安全等优点恰恰有助于解决上述问题。

咸丰三年(公元 1853 年),太平天国起义军攻占了南京、扬州,许多居民纷纷逃往乡下以躲避战事的侵扰,吴尚先和弟弟吴官业也随侍母亲搬到江苏泰州东北的俞家垛居住。大概从这一时候起,他开始广制膏药为人治病。当时苏北里下河地区(包括今泰州市、兴化、高邮、泰县、江都、宝应等县市),方圆数百里,附近村庄一千五百多个,乡民们祖祖辈辈居住在湫隘卑湿之地,大多患有心腹之疾与头面身体肌肤之病。当地农民又有沤田的习惯,每年春天一到,就涉水田进行耕种栽插,所以得风湿性关节炎、风湿性心脏病的人比比皆是,加之血吸虫病的流行,患鼓胀病的人亦复不少。广大乡民身处社会最底层,遭受着层层压迫,求个温饱尚不可得,哪有余钱延医备药呢?因此许多人终其一生饱受病痛折磨,却困于力之无如何,委而不治;即便有稍稍能治者,历数医而无验,也往往自惜药费而罢手。看到这种情况,吴尚先深觉怜悯,以为"其情其理万万不忍坐视"(语见《略言》)。他心想:自己学习外治法已近十年,颇有心得和妙悟,此际若能设法将内服汤头变作外治薄帖,使方简效优而价廉,对于广大贫病患者来说,不是一件功德无量的大好事吗?他的想法得到了家人们的支持,所以他很快在家中办起了诊所,具体针对当地情况,精心熬制各种膏药,再配以其他外治疗法,展开独具特色的医疗活动,并且规定凡无力买膏药者一律免费施舍。消息传出,果然有一批批病人相率登门求治。吴尚先对他们热情接待,详察证候,然后各自施以相应的膏药。刚开始,人们都对这种特殊疗法感到怀疑。因为人之常情,莫不以汤药为稳妥,身痛久病之人远道来诊,最后只得到几剂薄贴,心意上总有不足。及至回家试用,几帖下来,病势竟脱然如失,其间的惊喜和意外不难想象。不少人抑制不住内心的激动,登门拜谢,对这种"不烦饮药"(语见吴官业序。下同)、获效迅捷的治疗手段给予由衷的赞美。于是,一传十,十传百,亲告亲,友告友,吴尚先及其膏药的声誉不胫而走,每天登门求治者数量大增,竟至由开业之初的一二十、三四十人发展到日日数百人。尚先的弟弟吴官业曾著文写道:"凡远近来者,日或一二百人,或三四百人,皆各以时聚。有舁有负,有扶掖有提携,或依或蹲,或立或跪,或瞻或望，或呼或叫，或呻或吟，或泣或涕，拥塞于庭，待膏之救，迫甚水火。斯时在旁观者，莫不慨息，以为绘流民之图，开赈饥之局，不过如是。"这段话，把当时就诊病人之多、情状之复杂以及川流不息之盛况，做了一番生动的描述，足见吴尚先所施行的外治疗法，以其独特的魅力赢得了广大群众的欢迎和信赖。

尚先先生做人，讲究的是暗室无欺，与人为善。他再三强调膏药修和虽无人见，却"不可鬻（yù，卖）良杂苦，自失其真。更不可乘人之急，挟货居奇，以蹈恶习。"（语见《略言》）所以，他配置膏药从选材到最后制成，其间的一道道工序均严格把关，及至看病时，却又半卖半送，初不以盈利为计，他以一人之精力日日应诊数百人，对每一位患者都认真处理，其间的辛苦，不难想象。他的一生以救世活人为念，对于自己花费巨大心血研究出来的膏方、药方，从来没有想到过保守秘密，反而行诸文字，向人推介，凡此种种行为中我们不难感受到，尚先先生的医德和人品何其高尚！今天，那些以为膏药无碍人命便胡乱炮制作为牟财捷径的时髦医生们，对照这位膏药宗师，不当扪心自问，面壁三思，好好反省反省吗？

【注】

[1] 此下诸多引文除特别说明外，均出自该书，故在出现时只注篇名。

何鸿舫

何鸿舫，原名昌治，后改长治，字补之，号鸿舫、髯翁、横泖病鸿、松南医隐等，以鸿舫一号最为著名。生于清代道光元年辛巳（公元 1821 年），殁于光绪十五年己丑（公元 1889 年），为清代末叶江南有名的医家、书法家，平生工诗，擅画，嗜豪饮，善度曲，尤以医名世。

《礼记》有云："医不三世，不服其药。"可见世医之为人钦重由来已久。何氏一门自南宋即以医世其家，先祖何彦猷，官至大理寺丞，因言岳飞无罪而于绍兴年间被劾，遂弃官避居于镇江，开始以医立世。其子孙辗转迁至松江、奉贤一带，有一支定居于江苏青浦县（今属上海市）重固镇，鸿舫即此裔也。其高祖何香萍、祖何元长、父何书田均以医文并重于时，至鸿舫已是第二十四世医了，殊可谓家学渊深，源远流长，为历代世医中之少有[1]。何鸿舫"祇（zhī，敬辞）承家学，又灵敏善会"（语见《覆瓿（bù，小瓮）室丛书》），益以力学，故学识经验，高人一筹，随机应变，有如神助，于医界广负盛名三十载。其家居重固北市回龙桥塊（tù），门临清流，塘直数里，清季南汇（原上海市南汇县）名士张啸山撰《怀旧杂记》曾描述当时病家远近求治的情景："每日各地舣（yǐ，停船靠岸）舟候诊者，至妨澣汲。"澣，浣也。当时民间洗涤漱饮皆取之河滨，停岸求诊之船过多，则妨碍民间用水，可见当年求医盛况。今有近人海上漱石生孙玉声著《退醒庐余墨》，内中不仅详述当年随母问诊的经过及见闻，且于鸿舫先生之音容笑貌、性情嗜好也多有传神勾勒，语言亲切有味，读来如临其境，兹录于下，以佐视听：

"何鸿舫先生以医名，居青浦之重固镇。忆余幼时，侍先母疾买舟赴诊，曾造其庐。门临清流，有船数十舣于岸侧，皆病人求治而来者。登其堂，张额累累（谓鸣谢匾额之多），盖何氏为世医，至先生已二十四代矣。诊察室在内进，房屋轩敞，花木扶疏，先生据案为人治疾，群弟子环侍室中，聆其诊断，而开方则亲自下笔，决不假手于人焉。先生貌体修伟，须髯斑白如戟，拂拂过胸，而精神殊为矍铄，声若洪钟，语言更爽利无匹，且多诙谐。视先母所患病，诸医皆以为风，而先生则独断为虚，言'此非风也，乃系空也，须服补剂，然谚言药补不如食补，回家后宜多食牛羊肉等滋补之品，则病自减轻。'乃手书一方，嘱于门口之寿山堂药肆配药。寿山堂肆中风炉炭火毕具，凡病家之远道来者，胥（xū，皆）于此煎药以服，交口称便。而药价殊不昂，盖为便病家计，非为牟利计也。先母方中之药，记为潞党参、大熟地等，服后在舟酣睡精神颇形恬适。翌日，登岸复诊，先生更断为虚，以原方略为加减，令再服一剂。嘱余谓：'以后太夫人之疾，当纵情娱乐，借以颐养身心。'余母子闻言唯唯。宿重古舟次三夜，连转二方，先生言'可返申（上海），以后不妨通函调理，惟勿误信为风'而别。先母深然其言，自是不服疗风之药，体气赖以渐康。"

上例中先生思精辨当，应手著效，无怪乎程门雪赞其"出色当行，名医实学，非浪得虚名者可比也。"（《何鸿舫编年药方墨迹》题跋）从其医案来看，何氏无论于内伤、外伤、湿疮、痿症、胎前产后、小儿惊风还是于咳嗽、吐血、骨热之肺痨、气撄努力之劳倦，以及肝脾俱伤之臌疾等等方面均积有丰富的治疗经验，每有如桴应鼓之神奇疗效；同时，也表明鸿舫先生对百姓疾苦有着相当的了解。清季青浦县属血吸虫病严重流行的地区，何鸿舫医案中屡屡言痞、言下血、防鼓胀者极多，可知此病当时已蔓延无疑。鸿舫先生摸索出一套行之有效的方法，主张治在肝脾，法重温疏，既有法度，又富变化，可谓名家手眼，不同凡响。

然而，何鸿舫于医也曾走过一段坎坷矛盾的路程。他才情雄厚，志量自高，又游心众艺，早年雅不欲以医名世。三十八岁前曾广为交游，又"尝佐戎幕，思负其奇以驰骋当世，遇无一可，不得已而隐于医"（语见《何鸿舫医案》胡序），逗留于松江、上海、宝山等地度其寓医生涯，常有"读书不官乃作医"（见其刻章）之不平。咸丰八年戊午（公元1858年）他三十八岁那年，承业兄长何昌福溘然病逝，患者不知，仍云集门前，鸿舫深为怜悯。此前好友张啸山就曾力劝其摒众艺而专于医以求实用，当是之时，鸿舫既为友言所动，又虑数百年祖业无继其后者,更出于对患者的一片恻隐之心,乃于是年返重固老宅专力为医,接续先祖基业。他既深负家传又厚有学识功底,一旦返博务精,则势如破竹,事半功倍,时无几何已卓然成家,名满江南了。

从医三十余年,鸿舫先生全活者甚众,内中不乏文人雅士形诸笔墨者,如吴郡名士陆景笙著《景景医话》即详录何氏为其母其兄疗疾之事,其间音容应答,绘声绘色,不妨引之于下,再见先生妙术于一斑:

"先慈汪氏得痿症,不起床者经年。已卯秋[2],外叔祖汪安斋病,迓名医何鸿舫先生于重古,先慈转延其诊治。先生与先大母舅汪子缉本交好,先君亦与稔。至是诊毕,责余昆季曰:余与君家系世交,此病起时,何以不早告,致困床蓐者经年,幸也今尚可治。遂索纸书方者二,一先服数剂,一接服数十剂。复屈指计曰:明年仲春可起行矣,届时侍尔太夫人来重古,当为转方。当时听其言,信疑参半,姑服其方,日有气色,至正月,可扶床以行,二月而不扶亦能行,异哉。于是赴重古转方,且致谢焉。余是以知医之能起废疾矣。"

"已丑秋[3],五兄叔和应秋试,患湿疮,将入闱,求速愈,用'一扫光'治之愈,实劫剂也。旋返嘉兴(寓于禾郡汪氏所),疾复发,变为痢,禾医治之匝月,痢止而口糜呃逆,神倦无力,不思食,有欲脱之象。余素服何医之神,遣仆持函往邀。时禾医有曰:病去矣,体虚甚,宜进补,用阿胶等,药煎成而为猫所倾。傍晚,何先生至,诊脉良久,忽仰首曰:'三焦均未通,奈何?'旋检前所服方,依次阅之至末页,见阿胶方,忽拍案曰:'此方服否,服则不救矣。'告以未之服。何曰:'未服则犹可。'因谓余曰:'口糜,湿滞重蒸也;呃逆,下不通,反乎上也;不思食,湿滞阻塞也,大实若羸,三焦均窒,须导之,仍痢乃佳。'并曰:'病不去则终死,余不作酬应方,当宿舟候信,服余剂,夜仍痢则有生机,明当再诊。设通之而不通,余剂适更速其毙,期在明日。余亦明早返棹矣。'言之甚决,余忧甚,彻夜无寐。天微明,内室门启,有婢出。亟询之,曰昨夜又痢十一次。狂喜,亟登舟告何先生,先生亦喜,登岸再诊。诊毕曰:'可以生,但需时日耳。'又曰:'余女病甚危,须急返,待余治,故婿同来。'婿亦急促其翁返,坚留之,不可。余曰:'我不知医,先生去,无继其任者,是先生生之而复弃之也,奈之何?'先生寻思良久,曰:'有松江王松亭者余门下士,在禾行医,盍觅之?'遣仆四出,未几,王医来,何乃疏方二纸,一为痢未净之方,一为痢已清之方,纸背列药几满,见何证,有何脉,则增减何味,盖一方而不啻数十方焉。将方交王医,一一为王豫言将来之情状，且谓必依次下五色痢，初青，黑次之，黄次之，赤次之，白又次之，无害。询其故，曰：'积应脏色也，肺位最高，白积下则痢清矣。'又屈指计曰：'某日晨必神沉欲脱，勿药勿扰，静俟之，无害'。询其故，曰：'霜降节令也，气先三日至，常人不觉，而病人则必加剧耳。'既而王医守其方治之，尽如其言，愈。余是以知医之能杀人能生人矣。余之究心于医术，自见何先生愈我母、我兄病而始。"

上面两则医案出自病人家属的感受，自然翔实可信。何氏于瘰症能克期起行、于噤口痢又能凭其远见予订加减之法并"尽如其言"，则鸿舫先生之远见卓识、精湛医技，令人观止。

然而，何鸿舫虽医业鼎盛，名重江左，但所遇不惬，胸中常存一股郁悒之情，见求治者日日塞其庭，曾喟然叹曰："此岂壮夫事哉！"先生剧于饮，白天敬业恪职，滴酒不沾，夜晚必痛饮一番，或是终因豪气未平，借此杯中物，以浇胸中块垒耳，宜其自号"松南医隐"，诚有深意哉。

何鸿舫体貌修伟，长髯过胸，豪饮剧谈有古侠客之风，平生爱忠臣、尚节烈。明末松江义士陈子龙乃崇祯年间进士，明亡后遁为释僧，结太湖兵欲起事，未成，投水而死，年仅四十。鸿舫之父何其伟深为惋惜，将其遗书三十五卷细加校刊并付梓出版，为士林所珍视。鸿舫直承父志，咸丰十年庚申（公元1860年）夏岁，为避战乱，何奉母携家，侨寓上海颛桥，于此避难之际，别无长物，乃负此累累大板随行以存护之，其褒忠之志令人感佩。他的《还如阁诗存》有《读前明陈忠烈公诗敬题》一诗，是为聚义抗倭而殉难的昆山诸生而作，诗云："书生能杀贼，独勇竟成仁，群仗先锋力，谁援苦战身；遗孤万言疏，幽恨卅年申；试咏生前作，还如碧血新。"其怅恨痛惜之情跃然纸上。

凡爱邦忧国者必爱其民。作为一代名医，何鸿舫之爱民恤命充分体现在对患者无微不至的关怀上。他为方便患者抓药，于家侧亲开寿山堂药肆，药优且廉，不以营利为计。肆中多置药罐、炭炉，免费出借病家，籍此使病人能将所配药物尽快煎服起效，求诊者莫不交口称便。六十多年前，上海徐重道中药店首先举办了接方送药和代客煎药的业务，大受病家欢迎，同业中争相效仿，岂知此举实为鸿舫先生所首开。遇有生活困难的病人时，何鸿舫不仅不收诊费，还温言宽慰，在其药方上加盖图章，由寿山堂免费提供药物。他坐堂应诊的椅侧，还常常放置一只柳条钱斗，里面装有成串的铜钱，每当贫病交加之人前来问诊,他除一文不收外,还常拿出一串钱来,给予病人随带的孩子或是同来的陪属,恐其不受,为之饰词曰买些"过药"[4]吃,既善为周济,还于言止中照顾其感受,心细如发处如对亲人。何家候诊室中的凳子,既长且阔,也是鸿舫先生吩咐特制的,说是使病人坐得舒服些,坐不动的也可以躺着,足见其心意之周到。

此外,他对医嘱的重视在历代医家中也是十分突出的。他常劝病人回家勿饮"橄榄茶",病人以"乡间买不到橄榄,也没钱买"答之,鸿舫听罢,掀髯大笑,说是不可饮"铁橄榄茶"也。旧时乡间用烧稻草的砖灶,于两锅之间有一铁制汤罐,其形长圆如橄榄。罐中之水常温而不沸,一般供洗涤而不宜引用,而乡人贪便常以之解渴。出于卫生要求,鸿舫加以劝阻。作为名士显医,他能随时提醒乡民百姓克服不良卫生习惯,实属不易。他的医嘱不仅出于口头,更形于笔墨,写入药方的案语中,如对消化道病人戒其"少食为要"、"切忌生冷"、"不节食恐延成鼓"、"切忌卤冷油腻";对多步、气屏、力伤者告其"须节劳"、"节力为要,免致临节重发";对吐血、劳症患者劝其"宜节养,免致春中重发"、"节烦为要"、"达观勿郁"等等,殷殷叮咛,谆谆嘱咐,表现出这位名医对劳动人民的深厚感情。

何家累世为医,据旧时人讲其老宅宽宏堂皇,颇有气概,原为状元府邸,达观贵人时来盘桓,可知生活优裕。可是他并未因此养尊处优摆架子。三十年间,除了在重固老宅候诊,他还常驾一叶扁舟,频繁往来于上海南市之姜衍泽药店、漕河泾、颛桥及宝山县之罗店镇、嘉定县之戬(jiǎn)浜桥、松江城内沈园等地,四处寓医。青浦及邻地多水乡,为了患者,鸿舫甘于忍受船舱蓬底之局促,常年奔波于渠塘水路之上赴病疗疾。他工作的时间,从上午七时(辰刻)直至晚上十一时(亥刻),一天竟达十六小时之多,他能以如此充沛之精力、饱满之热情常年为患者认真服务,其高尚之医德、精诚之作风实堪惊佩!

鸿舫先生少时天资绝人,灵敏善会,精力充盈,又无可挥洒,于是广治博学,遂成杂家,于诗词书画曲并相称善,行医之余,以此自娱。其诗才气高迈,得《诗品》疏野之趣,每每有佳句怡人,如"密林分野色,残石补云根"、"秃树鸦为叶,疏林霜作花"、"清绝半湖月,萧然独夜舟"、"凉风吹旷野,清露滴空房"、"情与孤月远,梦与白云深"、"云山自写花前障,笋蕨常分竹外庖"、"饭罢自消长日课,睡余时听隔溪春"、"柳条挂得东风住,二月春寒却似秋"等等,其间灵犀妙语，不一而足。同时，他还擅长集句，常见"集陶"、"集杜"、"集唐"之类，且善集散文为诗，可见功底深厚。诸艺之中，书法尤为鸿舫先生所长。其字胎息颜真卿，得法于王羲之，而于《兰亭》用力最深，字体雄浑苍劲，大江以东，自谓独绝。又善书擘窠（bò kē，指扁额所用大字书体）大字，笔力遒劲，力透纸背，见者称快。其处方每必亲书，不假门人之手。方笺用纸考究，常为各种染色笺甚而花笺，颜色有豆沙、淡青、湖绿、姜黄等十余种之多，图章印泥也别致有趣、风格多样，加之处方精当，用药有味，书法凝厚透劲，谓之"四美具、二难并"，应属当之无愧。故其"殁后，人宝其书，或得寸笺方案者，珍若球璧。"（语见《青浦县续志·文艺》）民国初年，日人对它特别爱好，每到上海古玩市场大量收购，每纸有售至数元鹰币的，其药方为人珍视如此，的确属杏林之佳话、艺苑所罕闻也（本段诗出《还如阁诗存》）。

　　先生童年不幸因病眇其一目，长成之后，由此引出许多谑语笑谈。有人戏呼他为"大驼子"，原因是见过他写对联时的姿态，说是头俯得极低，肩背高耸，执笔近于下，远看象一只大驼子在桌子上嗅什么东西，待写好立起，方又恢复挺拔轩昂之原貌。又说他留须既长，目又短视，"据案作书，须髯拂纸作簌簌声"，殊不知其目力不济，乃左目偏废之故。由于工于书法，世人多所苛求，先生常须以偏残之独目，于烛光摇曳下，伏案作书以应无厌之求，此中苦况，又令人十分同情。

　　鸿舫先生身既伟岸，饮酒海量，声音也如洪钟大吕般响亮，平生多诙谐风趣之举。其生前有钱则造屋，量钱多少决其大小，格局偏于杂乱，人问何以不论大小格局，则告之曰："分批造则各自分立，便于子孙拆卖耳"。虽只一语，尽显其旷达本性。另据何时希《何书田年谱》载，光绪十二年丙戌（公元1886年）鸿舫先生六十六岁时曾苦于足疾，坚卧一月有余，闷极赋诗曰："曾立山巅与水涯，白头裹足卧荒斋。敢言抱膝隆中对，不会趋时跛亦佳。……戏言酒病先伤足，屈曲真同醉蟹蠬（同僵）。踞（jù）坐[5]无营白发骚，客来羡听屐（jī，木头鞋）声高。离披策杖循墙走，真被邻家妇女嘈。"诗中"不会趋时跛亦佳"等句，亦庄亦谐，一笑之余颇可玩味。又，清俗孩童束发于顶，缠以红头绳，则辫发翘然指天而发尖略微披散，观之颇可笑。鸿舫裔孙何时希先生曾撰文载一趣事：时希外祖六七岁时亦曾头顶小辫子，傍晚常去鸿舫先生家观其饮酒之酣态，屡见先生箕（jī）踞[6]于钱柜之上，赤足无履，将笔夹于足趾丫间，既饮酒，且读书,不时取笔伏案批注。每见时希外祖至,则以桌上鸡汤煮茨菇喂之,戏称此肴为"小辫子",一手又必揪其辫约老小同呼"小辫子",尔后哈哈大笑,声震屋瓦,孩子闻此巨响惊逃而去。然而,虽畏其笑,贪其鸡汤茨菇之味美,又不忍不去。其老少童趣,读之令人忍俊不禁。

鸿舫先生生前因忙于诊务,又寄兴于诗词书画,在医学方面,未有系统著作问世。幸赖其药方墨迹于其生前生后得到广大病家、医界和收藏家的爱好,从而大量保存下来,得以整理影印,公诸于世。其裔孙何时希先生所辑有《何鸿舫医案》二卷、《何鸿舫药方真迹》三卷,陆晋笙所选《重固三何医案》下卷也收入其医案三十九例。此外另有《还如阁诗存》二卷。先生既以医文名世,从学者自然如影随形。其药方多于左下角处钤其名号图章。光绪二年丙子(1876年)他五十六岁后,始印侍诊之门人弟子姓名于左,计有宝山沈子庚、常熟孙署卿、松江徐少卿、苏州陆方石、常熟陈叔田及其长子虚白等约三十多人,广布于江苏、浙江、安徽等省的南汇、青浦、金山、嘉定、嘉善、平湖、苏州、芜湖一带,足见其医学方面影响之广。

前辈风仪,令人意遐。鸿舫先生去今未远,其轶闻佳话尚历历存人耳目,上所述诸般只如鼎中一脔,读者尝之,或可知先生此生鼎中之味矣。

六一翁程门雪先生曾有诗赞曰:"每于烂漫见天真,草草方笺手自亲,不独医林仰宗匠,即论书法亦传人。"就让这首诗作为本篇的结束语吧。

【注】

[1] 本节关于世系的记录参自何时希《名医何鸿舫事略及墨迹》一书(学林出版社1988年版),下文橄榄茶、寿山堂药肆、大驼子、小辫子等几处描写也多有参用。

[2] 己卯秋:此指光绪五年己卯秋,即公元1879年。

[3] 己丑秋:此指光绪十五年己丑秋,即公元1889年。

[4] 过药:中药味苦,一般于服药之后吃些糖食水果以压之,谓之"过药"。

[5] 踞坐:伸开两只脚,双膝弓起坐着。这种姿态带有倨傲不恭、旁若无人之意。

[6] 箕踞:古人席地而坐,随意伸开两腿,像个簸箕,是一种不拘礼节、傲慢不敬的坐法。

参考文献

1. 左丘明.左传:春秋经传集解[M].杜预,集解.上海:上海古籍出版社,1997.

2. 左丘明.国语译注[M].邬国义,等,译注.上海:上海古籍出版社,1994.

3. 冯梦龙.东周列国志[M].蔡元放,校订.济南:齐鲁书社,1993.

4. 司马迁.史记[M].长沙:岳麓书社,1988.

5. 陆贾.新语[M].范钦,订,范大沖,校刻.天一阁刊本影印本.

6. 吕不韦.吕氏春秋[M].高诱,注.上海:上海古籍出版,1990.

7. 范晔.后汉书[M].北京:中华书局,2007.

8. 罗贯中.三国演义[M].春明,校.上海:上海古籍出版社,2009.

9. 陈寿撰.三国志[M].裴松之,注.北京:中华书局,2006.

10. 张仲景.伤寒论[M].钱超尘,等,整理.北京:人民卫生出版社,2005.

11. 张仲景.金匮要略[M].何任,等,整理.北京:人民卫生出版社,2005.

12. 皇甫谧.针灸甲乙经[M].黄龙祥,整理.北京:人民卫生出版社,2006.

13. 王叔和.脉经[M].上海:上海科学技术出版社,1961.

14. 房玄龄,等.晋书[M].北京:中华书局,1974.

15. 葛洪.王明校释.抱朴子内篇校释[M].中华书局,1985.

16. [晋]葛洪撰.肘后备急方[M].北京:人民卫生出版社,1982.

17. 任应秋.通俗中国医学史话[M].重庆:重庆人民出版社,1962.

18. 李延寿.南史[M].北京:中华书局,1987.

19. 褚澄.褚氏遗书[M].卢祥之,等,校补.北京:人民军医出版社,2012.

20. 永瑢,纪昀.四库全书总目[M].北京:中华书局,2003.

21. 萧子显.南齐书[M].北京:中华书局,1972.

22. 张君房.云笈七签[M].济南:齐鲁书社,1988.

23. 姚思廉.梁书[M].北京:中华书局,1973.

24. 陶弘景.本草经集注[M].北京:人民卫生出版社,1994.

25. 令狐德棻,等.周书[M].北京:中华书局,1971.

26. 李延寿.北史[M].北京:中华书局,1974.

27. 姚僧垣.集验方[M].高文铸,辑校.天津:天津科技出版社,1986.

28. 陶宗仪,等.说郛[M].北京:北京市中国书店,1986.

29. 南京中医学院.诸病源候论校释[M].北京:人民卫生出版社,1980.

30. 刘昫,等.旧唐书[M].北京:中华书局,1975.

31. 欧阳修,宋祁,等.新唐书[M].北京:中华书局,1975.

32. 俞震.古今医案按[M].上海:上海科学技术出版社,1959.

33. 孙思邈.千金方[M].刘更生,张瑞贤,等,校点.北京:华夏出版社,1998.

34. 李昉,等.太平广记[M].北京:中华书局,1961.

35. 孙光宪.北梦琐言[M].上海:上海古籍出版社,1981.

36. 王惟一.铜人腧穴针灸图经[M].中国书店影印本.北京:中国书店,1987.

37. 周密.齐东野语[M].张茂鹏,点校.北京:中华书局,1983.

38. 刘跂.学易集[M].商务印书馆补印本.北京:商务印书馆,1960.

39. 脱脱,等.宋史[M].北京:中华书局,1977.

40. 钱乙.小儿药证直诀[M].王萍芬,张克林,点注.南京:江苏科学技术出版社,1983.

41. 浙江省中医药研究所,湖州中医院.医方类聚校点本[M].北京:人民卫生出版社,1982.

42. 唐慎微.证类本草[M].尚志均,等,校点.北京:华夏出版社,1993.

43. 曾敏行.独醒杂志[M].上海:上海古籍出版社,1986.

44. 王树芬.太医名医奇案赏析[M].北京:中国中医药出版社,1996.

45. 苏轼.东坡志林[M].王松龄,点校.北京:中华书局,1981.

46. 庞安时.伤寒总病论(附札记)[M].北京:商务印书馆,1956.

47. 洪迈.夷坚志[M].何卓,点校.北京:中华书局,1981.

48. 徐春甫.古今医统大全[M].崔仲平,等,主校.北京:人民卫生出版社,1991.

49. 赵彦卫.云麓漫钞[M].傅根清,点校.北京:中华书局,1996.

50. 上海师范大学古籍整理研究所.全宋笔记:第六编[M].郑州:大象出版社,2013.

51. 陆心源.仪顾堂书目题跋汇编[M].冯惠民,整理.北京:中华书局,2009.

52. 王贶.全生指迷方[M].叶磊,校注.郑州:河南科学技术出版社,2014.

53. 张杲,俞弁.医说:附续医说[M].上海:上海科学技术出版社,1984.

54. 许叔微.许叔微伤寒论著三种[M].陈治恒,等,点校.北京:人民卫生出版社,1993.

55. 许叔微.普济本事方[M].上海:上海科学技术出版社,1978.

56. 黄之隽,等.乾隆江南通志[M].赵弘恩,监修.扬州:广陵书社,2010.

57. 李心传.建炎以来系年要录[M].北京:中华书局,1956.

58. 周南.山房集:涵芬楼秘笈第八集[M].上海:商务印书馆,1919.

59. 毕沅.续资治通鉴[M].北京:中华书局,1979.

60. 钱超尘.伤寒要旨药方考注[M].北京:学苑出版社.2009

61. 刘完素.素问病机气宜保命集[M].北京:人民卫生出版社,1963.

62. 刘完素.素问玄机原病式[M].南京:江苏科学技术出版社,1985.

63. 脱脱,等.金史[M].北京:中华书局,1975.

64. 邵相,樊深.(嘉靖)河间府志[M].崔广社,等,点校.保定:河北大学出版社,2017.

65. 刘祁.归潜志[M].崔文印,点校.北京:中华书局,2007.

66. 张子和.儒门事亲[M].上海:上海科学技术出版社,1959.

67. 宋濂.元史[M].北京:中华书局,1995.

68. 李杲.东垣试效方[M].上海:上海科学技术出版社,1984.

69. 续修四库全书编委会.续修四库全书[M].上海:上海古籍出版社,2002.

70. 李杲.内外伤辨惑论[M].北京:人民卫生出版社,1964.

71. 李杲.脾胃论[M].文魁,等,整理.北京:人民卫生出版社,2005.

72. 宋慈.洗冤集录[M].贾静涛,点校.上海:上海科学技术出版社,1981.

73. 刘克庄.后村先生大全集[M].王蓉贵,等,点校.成都:四川大学出版社,2008.

74. 陆心源.宋史翼[M].北京:中华书局,1991.

75. 贾静涛.中国古代法医学史[M].北京:群众出版社,1984.

76. 真德秀.四部丛刊初编:真文忠公文集[M].上海:商务印书馆,1926.

77. 魏之琇.续名医类案[M].北京:人民卫生出版社,1982.

78. 陈自明.妇人大全良方[M].余瀛鳌,点校.北京:人民卫生出版社,1985.

79. 陈自明.外科精要[M].薛己,校注.北京:人民卫生出版社,1982.

80. 杭州市地方志编纂委员会.(万历)杭州府志[M].北京:中华书局,2005.

81. 邵远平.元史类编:续弘简录[M].台北:广文书局有限公司,1968.

82. 朱震亨. 格致余论[M]. 毛俊同, 点注. 南京: 江苏科学技术出版社, 1985.

83. 危亦林. 世医得效方[M]. 田代华, 等, 整理. 北京: 人民卫生出版社, 2006.

84. 张真如. 朱丹溪学术考论[M]. 北京: 中国中医药出版社, 1994.

85. 王纶. 明医杂著[M]. 薛己, 注. 王新华, 点校. 南京: 江苏科学技术出版社, 1985.

86. 张廷玉, 等. 明史[M]. 北京: 中华书局, 1974.

87. 盛如梓, 李翀, 镏绩. 庶斋老学丛谈 日闻录 霏雪录[M]. 北京: 中华书局, 1985.

88. 李梴. 医学入门[M]. 北京: 人民卫生出版社, 2006.

89. 陶珽. 续说郛[M]. 台北: 新兴书局, 1964.

90. 黄暐. 蓬窗类记: 涵芬楼秘笈第二集[M]. 黄尧圃, 校跋. 商务印书馆影印本. 上海: 商务印书馆, [出版时间不详]

91. 都公谭. 皋言[M]. 北京: 中华书局, 1985.

92. 张宁, 杨循吉, 都穆. 方洲杂言 苏谈 听雨纪谈[M]. 北京: 中华书局, 1985.

93. 陆粲. 庚巳编[M]. 北京: 中华书局, 1985.

94. 郭琇, 叶燮, 等. (康熙)吴江县志[M]. 刻本. 1684(康熙二十三年).

95. 万全. 幼科发挥[M]. 北京: 中国中医药出版社, 2007.

96. 万全. 万氏家藏育婴秘诀[M]. 武汉: 湖北科学技术出版社, 1986.

97. 顾景星. 白茅堂集[M]. 顾普, 等, 校录. 刻本. 1755(乾隆二十年).

98. 张慧剑. 李时珍[M]. 上海: 上海人民出版社, 1978.

99. 李时珍. 本草纲目[M]. 北京: 人民卫生出版社, 1978.

100. 杨继洲. 针灸大成[M]. 靳贤, 补辑重编. 黄龙祥, 整理. 北京: 人民卫生出版社, 2006.

101. 闻性道. (康熙)鄞县志[M]. 上海: 上海书店, 1993.

102. 赵献可. 医贯[M]. 陈永萍, 校注. 北京: 人民卫生出版社, 2005.

103. 高士鹏, 杨振藻, 钱陆灿, 等. 康熙常熟县志[M]. 南京: 江苏古籍出版社, 1991.

104. 喻昌. 寓意草评注[M]. 钟新渊, 评注. 上海: 上海科技出版社, 1988.

105. 国粹学报社. 古学汇刊[M]. 台北: 力行书局有限公司, 1964.

106. 喻昌. 尚论篇: 外四种[M]. 上海: 上海古籍出版社, 1991.

107. 傅山. 霜红龛集[M]. 太原: 山西人民出版社, 1985.

108. 阮葵生. 茶余客话[M]. 北京: 中华书局, 1960.

109. 徐珂. 清稗类钞[M]. 北京: 中华书局, 2010.

110. 傅山. 傅青主女科[M]. 上海: 上海人民出版社, 1978.

111. 李元度. 国朝先正事略[M]. 易孟醇, 点校. 长沙: 岳麓书社, 1991.

112. 叶廷琯.吹网录 鸥陂渔话[M].黄永年,校点.沈阳:辽宁教育出版社,1998.

113. 柯琴.伤寒来苏集[M].赵辉贤,校注.上海:上海科技出版社,1986.

114. 潘华信,朱伟常.叶天士医案大全[M].上海:上海中医学院出版社,1994.

115. 梁章钜.浪迹丛谈[M].福州主:福建人民出版社,1983.

116. 青城子.志异续编[M].北京:北京市中国书店,1994.

117. 张培仁,陆长春等.笔记小说大观:第十八册[M].扬州:江苏广陵古籍刻印社, 1983

118. 吴炽昌.正续客窗闲话[M].石继昌,点校.长春:时代文艺出版社,1987.

119. 叶桂.温热论:附湿热病篇[M].潘静娟,点校.上海:上海第二军医大学出版社, 2012.

120. 姜泣群.虞初广志[M].上海:上海书店,1986.

121. 吴金寿.清代三家医案合编[M].李鸿涛,等,点校.北京:学苑出版社,2014.

122. 袁枚.随园诗话[M].扬州:江苏广陵古籍刻印社,1998.

123. 薛雪撰,洪丕谟,等,点校.医经原旨[M].上海:上海中医学院出版社,1992.

124. 沈德潜.归愚文钞[M].刻本.[出版社不详细],1764(乾隆二十九年).

125. 袁枚.小仓山房诗文集[M].周本淳,校.上海:上海古籍出版社,1988.

126. 徐灵胎.洄溪道情[M].上海:大新书局,1935.

127. 徐大椿.慎疾刍言[M].南京:江苏科学技术出版社,1984.

128. 徐大椿.伤寒论类方[M].李铁君,校注.南京:江苏科技技术出版社,1984.

129. 徐灵胎.兰台轨范[M].上海:上海科学技术出版社,1965.

130. 徐灵胎.洄溪医案:医学源流论[M].北京:中国书店,1987.

131. 赵学敏.串雅全书[M].鲁照,等,辑.北京:中国中医药出版社,1998.

132. 赵学敏.本草纲目拾遗[M].北京:人民卫生出版社,1983.

133. 王清任.医林改错[M].李天德,等,整理.北京:人民卫生出版社,2005.

134. 陆以湉.冷庐杂识[M].崔凡芝,点校.北京:中华书局,1997.

135. 陆以湉.冷庐医话[M].北京:中国中医药出版社,1999.

136. 吴师机.理瀹骈文[M].赵辉贤,注释.北京:人民卫生出版社,1984.

137. 熊月之.稀见上海史志资料丛书[M].上海:上海书店出版社,2012.

138. 何时希.名医何鸿舫事略及墨迹[M].上海:学林出版社,1988.

139. 何长治.清代名医何鸿舫医案[M].何时希,编校.上海:学林出版社,1982.

140. 陆晋笙.景景医话[M].刻本.苏州:吴郡陆氏,1916

141. 何长治.还如阁诗存[M].刻本.青浦:何振宇,1893(清光绪十九年)

142. 钱崇威,戴克宽,等.青浦县续志[M].刻本.苏州:陈海泉,1934.

143. 何时希.清代名医何书田年谱[M].上海:学林出版社,1986.

144. 吕宗力.中国历代官制大辞典(修订版)[M].北京:商务印书馆,2015.

145. 黄三元.中国历代名医列传[M].台北:八德教育文化出版社,1981.

146. 曾时新,叶岗.名医治学录[M].广州:广东科技出版社,1981.

147. 陈邦贤.二十六史医学史料汇编[M].北京:中医研究院中国医史文献研究所,1982.

148. 傅维康,等.医药史话[M].上海:上海科学技术出版社,1982.

149. 秦伯未.清代名医医话精华[M].北京:中国书店,1983.

150. 蔡景峰.中国医学史上的世界记录[M].长沙湖南科学技术出版社,1983.

151. 梁乃桂.医家与医籍[M].北京:人民卫生出版社,1983.

152. 中国医籍提要编写组.中国医籍提要[M].长春:吉林人民出版社,1984.

153. 李士禾,等.历代名医传略[M].哈尔滨:黑龙江科学技术出版社,1985.

154. 杨士孝.二十六史医家传记新注[M].沈阳:辽宁大学出版社,1986.

155. 陈梦赉.中国历代名医传[M].北京:科学普及出版社,1987.

156. 叶怡庭.历代医学名著序集评释[M].上海:上海科学技术出版社,1987.

157. 丁光迪.中医各家学说:金元医学[M].南京:江苏科学技术出版社,1987.

158. 金东辰,孙朝宗.医林典故[M].济南:山东科学技术出版社,1987.

159. 陶御风,朱邦贤,洪丕谟.历代笔记医事别录[M].天津:天津科技出版社,1988.

160. 中国中医研究院中国医史文献研究所.中医人物词典[M].上海:上海辞书出版社,1988.

161. 徐衡之,姚若琴.宋元明清名医类案[M].天津:天津市古籍书店,1988.

162. 李云.中医人名辞典[M].北京:国际文化出版公司,1988.

163. 张志远.中国历代名医百家传[M].北京:人民卫生出版社,1988.

164. 龙月云.古代名医的学风与建树[M].长沙:湖南科学技术出版社,1988.

165. 严世芸.中国医籍通考.[M].上海:上海中医学院出版,1990.

166. 薛清录.全国中医图书联合目录[M].北京:中医古籍出版社,1991.

167. 刘国柱.中国医学史话[M].北京:北京科学技术出版社,1994.

168. 王希哲,关祥祖.《永乐大典》医药趣闻[M].北京:人民卫生出版社,1994.

169. 鲁兆麟,陈大舜.中医各家学说[M].北京:中国协和医科大学出版社,2000.

170. 胡玉缙.续四库提要三种[M].吴格,整理.上海:上海书店出版社,2002.